Atlas of Immediate Dental Implant Loading
种植即刻负重策略与方法

（西）米格尔·佩尼亚罗查–迪亚戈（Miguel Peñarrocha-Diago）

主编 （意）乌戈·科瓦尼（Ugo Covani）

（西）路易斯·夸德拉多（Luis Cuadrado）

主译 邱 憬

北方联合出版传媒（集团）股份有限公司

辽宁科学技术出版社

沈 阳

图文编辑

张　浩　刘玉卿　张　雪　赵圆媛

First published in English under the title

Atlas of Immediate Dental Implant Loading

Edited by Miguel Peñarrocha-Diago, Ugo Covani and Luis Cuadrado, edition: 1

Copyright © Springer Nature Switzerland AG, 2019

This edition has been translated and published under licence from Springer Nature Switzerland AG.

©2023，辽宁科学技术出版社。

著作权合同登记号：06-2020第115号。

图书在版编目（CIP）数据

种植即刻负重策略与方法 / （西）米格尔·佩尼亚罗查–迪亚戈（Miguel Peñarrocha-Diago），（意）乌戈·科瓦尼（Ugo Covani），（西）路易斯·夸德拉多（Luis Cuadrado）主编；邱憬主译.—沈阳：辽宁科学技术出版社，2023.4

ISBN 978-7-5591-2901-7

Ⅰ.①种…　Ⅱ.①米…　②乌…　③路…　④邱…　Ⅲ.①种植牙—口腔外科学　Ⅳ.①R782.12

中国国家版本馆CIP数据核字（2023）第024698号

出版发行：辽宁科学技术出版社
　　　　　（地址：沈阳市和平区十一纬路25号　邮编：110003）
印　刷　者：凸版艺彩（东莞）印刷有限公司
经　销　者：各地新华书店
幅面尺寸：210mm×285mm
印　　张：23
插　　页：4
字　　数：460千字
出版时间：2023年4月第1版
印刷时间：2023年4月第1次印刷
策划编辑：陈　刚
责任编辑：苏　阳　殷　欣
封面设计：袁　舒
版式设计：袁　舒
责任校对：李　霞

书　　号：ISBN 978-7-5591-2901-7
定　　价：298.00元

投稿热线：024-23280336
邮购热线：024-23280336
E-mail:cyclonechen@126.com
http://www.lnkj.com.cn

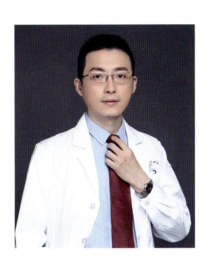

邱憬

口腔医学博士

教授，主任医师

博士研究生导师

美国哥伦比亚大学牙学院博士后

南京医科大学附属口腔医院种植科副主任

　　现任中华口腔医学会口腔医学计算机专业委员会委员、中华口腔医学会口腔材料专业委员会委员、江苏省口腔种植专业委员会副主任委员、国际骨再生基金会（NOG）中国区执委、国际口腔重建基金会（FOR）专家组委员、国际牙医师学院（ICD）院士。入选江苏省高校"青蓝工程"中青年学术带头人、江苏省"六大人才高峰"、江苏省"青年医学人才"梯队。主持国家自然科学基金面上项目3项、江苏省重点研发计划项目1项、江苏省自然科学基金项目1项以及市厅级课题3项。发表学术论文60余篇，其中SCI收录30余篇。参编专著3部。授权国家发明专利3项、软件著作权1项。多年来，荣获江苏省高校科学研究成果奖2项、江苏医学科技奖3项、江苏省医学新技术引进奖5项。

译者名单
Translators

主译

邱　憬（南京医科大学附属口腔医院）

参译

明盼盼（南京医科大学附属口腔医院）

邵水易（南京医科大学附属口腔医院）

朱文卿（南京医科大学附属口腔医院）

苏　珊（南京医科大学附属口腔医院）

于小宇（南京医科大学附属口腔医院）

唐凯洺（南京医科大学附属口腔医院）

汤泽华（南京医科大学附属口腔医院）

张文思（南京医科大学附属口腔医院）

汤海燕（南京医科大学附属口腔医院）

柳　姚（南京医科大学附属口腔医院）

陈　蔚（南京医科大学附属口腔医院）

叶笛笛（南京医科大学附属口腔医院）

编者名单
Contributors

Rubén Agustín-Panadero Prosthodontics and Occlusion Unit, Department of Stomatology, Faculty of Medicine and Dentistry, University of Valencia, Valencia, Spain

Javier Aizcorbe-Vicente Oral Surgery Unit, Department of Stomatology, Faculty of Medicine and Dentistry, University of Valencia, Valencia, Spain

Andrea Sánchez Becerra i2 Implantología Dental and Learning Center, Madrid, Spain

Juan Carlos Bernabeu-Mira Oral Surgery Unit, Department of Stomatology, Faculty of Medicine and Dentistry, University of Valencia, Valencia, Spain

Cristina Cuadrado Canals i2 Implantología Dental and Learning Center, Madrid, Spain

Luis Cuadrado Canals i2 Implantología Dental and Learning Center, Madrid, Spain

Carmen Carda-Batalla Department of Pathology and Health Research Institute of the Hospital Clínico (INCLIVA), Faculty of Medicine and Dentistry, University of Valencia, Valencia, Spain

Ugo Covani Department of Surgical, Medical, Molecular and Critical Area Pathology, University of Pisa, Pisa, Italy

Luis Cuadrado i2 Implantología Dental and Learning Center, Madrid, Spain

Marco Degidi Private Practice, Bologna, Italy

Pablo Domínguez-Cardoso Prosthetic Unit, Department of Stomatology, Faculty of Dentistry, University of Sevilla, Sevilla, Spain

Alberto Fernández-Ruiz Private Clinical Practice, Clínica Fernández, Ibiza, Spain

Enrica Giammarinaro Department of Surgical, Medical, Molecular and Critical Area Pathology, University of Pisa, Pisa, Italy

Giovanna Iezzi Department of Medical, Oral and Biotechnological Sciences, University of Chieti-Pescara, Chieti, Italy

Arturo Llobell-Cortell Oral Surgery Unit, Department of Stomatology, Faculty of Medicine and Dentistry, University of Valencia, Valencia, Spain

Carlo Mangano Private Practice, Gravedona, Como, Italy

Simone Marconcini Department of Surgical, Medical, Molecular and Critical Area Pathology, University of Pisa, Pisa, Italy

José Javier Martín-de-Llano Department of Pathology and Health Research Institute of the Hospital Clínico (INCLIVA), Faculty of Medicine and Dentistry, University of Valencia, Valencia, Spain

José Mª. Martínez-González Department of Medicine and Oral Surgery, Faculty of Dentistry, Complutense University of Madrid, Madrid, Spain

Oral and Maxillofacial Surgery, University Complutense of Madrid, Madrid, Spain

Natalia Martínez-Rodríguez Department of Medicine and Oral Surgery, Faculty of Dentistry, Complutense University of Madrid, Madrid, Spain

Giovanni B. Menchini Fabris Department of Surgical, Medical, Molecular and Critical Area Pathology, University of Pisa, Pisa, Italy

Reginaldo Mario Migliorança Department of Implantology, Sao Leopoldo Mandic Institute and Research Center, Campinas, SP, Brazil

Berta García Mira Oral Surgery Unit, Department of Stomatology, Faculty of Medicine and Dentistry, University of Valencia, Valencia, Spain

Ana Orozco-Varo Prosthetic Unit, Department of Stomatology, Faculty of Dentistry, University of Sevilla, Sevilla, Spain

María Peñarrocha-Diago Oral Surgery Unit, Department of Stomatology, Faculty of Medicine and Dentistry, University of Valencia, Valencia, Spain

Miguel Peñarrocha-Diago Oral Surgery Unit, Department of Stomatology, Faculty of Medicine and Dentistry, University of Valencia, Valencia, Spain

David Peñarrocha-Oltra Oral Surgery Unit, Department of Stomatology, Faculty of Medicine and Dentistry, University of Valencia, Valencia, Spain

Vittoria Perrotti Department of Medical, Oral and Biotechnological Sciences, University of Chieti-Pescara, Chieti, Italy

Adriano Piattelli Department of Medical, Oral and Biotechnological Sciences, University of Chieti-Pescara, Chieti, Italy

Biomaterials Engineering, Catholic University of San Antonio of Murcia (UCAM), Murcia, Spain

Vicente Ruz-Domínguez Private Clinical Practice, Clínica Drs. Ruz, Montilla, Cordoba, Spain

Cristina Canals Salinas i2 Implantología Dental and Learning Center, Madrid, Spain

Javier Sanz-Alonso Department of Medicine and Oral Surgery, Faculty of Dentistry, Complutense University of Madrid, Madrid, Spain

Antonio Scarano Department of Medical, Oral and Biotechnological Sciences, University of Chieti-Pescara, Chieti, Italy

Blanca Serra-Pastor Prosthodontics and Occlusion Unit, Department of Stomatology, Faculty of Medicine and Dentistry, University of Valencia, Valencia, Spain

Jamil Awad Shibli Department of Periodontology and Oral Implantology, Dental Research Division, Guarulhos University (UnG), Guarulhos, SP, Brazil

David Soto-Peñaloza Oral Surgery Unit, Department of Stomatology, Faculty of Medicine and Dentistry, University of Valencia, Valencia, Spain

Paolo Toti Department of Surgical, Medical, Molecular and Critical Area Pathology, University of Pisa, Pisa, Italy

目录
Contents

第三部分 即刻修复

第四部分 种植即刻负重的数字化工作流程与方法

扫二维码查阅
参考文献

第一部分

即刻负重的生物原则
Biological Principles of Immediate Loading

第1章　口腔种植学中的即刻负重绪论
Introduction to Immediate Loading in Implantology

Enrica Giammarinaro, David Soto-Peñaloza,
Javier Aizcorbe-Vicente, Miguel Peñarrocha-Diago,
Ugo Covani, David Peñarrocha-Oltra

缩写

CL	常规负重
DL	延期负重
EL	早期负重
IL	即刻负重
INFL & IR	即刻无功能负重和即刻修复
IR	即刻修复
ISQ	种植体稳定性系数
IT	植入扭矩
OL/NOL	殆向负重或非殆向负重

关键信息

在过去的几十年中，随着对骨生物学的深入理解以及种植技术的发展，种植外科和修复方案取得了显著的进步。为了缩短治疗周期并且适应新的患者需求，早期负重与即刻负重被引入了口腔种植学。

负重方案的演变：延期负重、早期负重、即刻负重

Brånemark经典方案将种植修复分为两个阶段：

E. Giammarinaro · U. Covani
Department of Surgical, Medical, Molecular and Critical Area
Pathology, University of Pisa, Pisa, Italy
e-mail: covani@covani.it

D. Soto-Peñaloza · J. Aizcorbe-Vicente · M. Peñarrocha-Diago
D. Peñarrocha-Oltra (✉)
Oral Surgery Unit, Department of Stomatology, Faculty of
Medicine and Dentistry, University of Valencia, Valencia, Spain
e-mail: miguel.penarrocha@uv.es; david.penarrocha@uv.es

第一阶段只包括种植体植入，在上下颌分别经过3~6个月的潜入式无干扰愈合之后（Adell et al. 1981; Albrektsson et al. 1986）；第二阶段允许种植体进行负重（Randow et al. 1999; Gapski et al. 2003）。该方法背后的基本原理是：在愈合早期，骨–种植体界面的功能性应力导致初期稳定性不足，可引发种植体微动，进而诱发纤维组织而不是新骨的形成（Brunski et al. 1979; Lioubavina–Hack et al. 2006），最终出现种植体的临床失败。

然而，在等待期的不适、不便和焦虑仍然是患者面临的挑战。患者的主要诉求是减少从手术到最终修复整个过程的时间：在新鲜的拔牙窝中植入种植体，并进行即刻修复。

关于种植体即刻负重，最早可以追溯至20世纪60年代早期，来自Leonard Linkow的报道。他描述了根形和叶状种植体的即刻负重方案（Linkow and Mahler 1977）。1979年，Philippe D. Ledermann建议在至少11mm高的骨区植入4颗非潜入式下颌骨内种植体，并建议立即采用夹板固定的修复方式进行负重（Ledermann 1979）。对于全口无牙颌患者，该方案显示了良好的远期疗效。122名患者的415颗种植体，在1~72个月的功能期后，成功率为92.34%。在后期的一篇文献中，该学者总结了20年经验，报道了411例患者的523颗种植体，平均功能期7.23年，种植体的存留率依然是92%（Ledermann 1996）。

Schnitman等探讨了采用即刻固定局部修复体而不影响无牙颌种植体长期存留率的可能性

M. Peñarrocha-Diago et al. (eds.), *Atlas of Immediate Dental Implant Loading*, https://doi.org/10.1007/978-3-030-05546-2_1

（Schnitman et al. 1990）。

笔者在下颌骨前部植入5~6颗种植体，在颏孔远端植入2颗种植体。术后立即将基台连接至2颗远中种植体和1颗前部种植体。在3颗非潜入式种植体上负重1个即刻固定修复体，其余潜入式种植体作为对照。结果表明，总体种植成功率不受负重程序的影响。

然而，当初诸多临床研究报道的种植体存留率和实际负重时间之间存在很大差异。Brånemark认为，对即刻负重的认知差异很大，可能是由于在最佳负重方式上缺乏共识。他提出了旨在缩短无牙颌治疗周期的"当日牙"概念，使用一种在种植手术时对种植体和预成修复体组件采用刚性连接的标准化方法。他报道，该方法在6~36个月的功能期后，种植体的成功率为98%（Brånemark et al. 1999）。

总的来说，早期的即刻负重处于一个谨慎和探索时期，倾向于仅在致密、高质量骨条件中应用。

自从即刻负重被报道以来（Linkow 1977; Ledermann 1979），出现了更多的改进和创新以丰富对这一概念的认识。Aparicio等（2002）报道了西班牙种植学会（SEI）的第一个即刻负重共识声明，具有里程碑式的意义，因为这是对标准化即刻负重定义的尝试，并成为即刻负重概念演变的一个起点，即通过国际上各口腔种植学会的研究小组以及研究团队的临床研究、综述和共识不断丰富对即刻负重的认识（Degidi and Piatelli 2003; Cochran et al. 2004; Nkenke and Fenner 2006; Esposito et al. 2007; Weber et al. 2009; Gallucci et al. 2014）。图1-1描述了即刻负重概念演变的时间线。

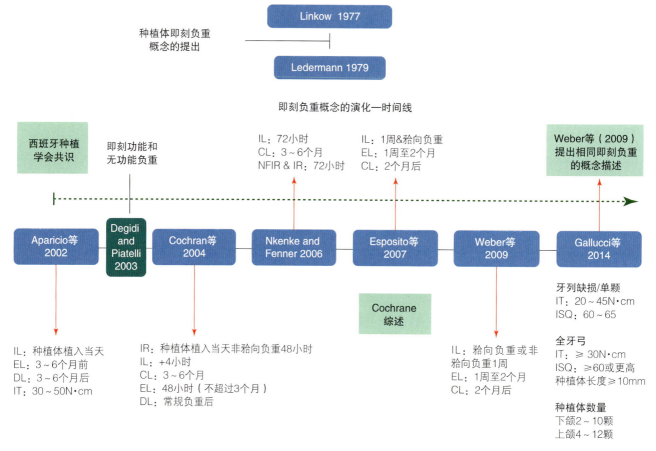

图1-1　即刻负重概念的演化。缩写：即刻修复（IR）：与对颌牙无咬合接触。即刻负重（IL）：修复体与对颌牙有咬合接触。早期负重（EL）：在一段时间内，修复体与对颌牙有咬合接触。常规负重（CL）：在常规愈合期后行二期手术，再进行修复。延期负重（DL）：比常规愈合期再延迟一段时间。即刻无功能负重和即刻修复（INFL & IR）：临时修复体不承担咬合力，仅以美学和软组织成形为目的。殆向负重或非殆向负重（OL/NOL）：植入扭矩（IT）、种植体稳定性系数（ISQ）、种植体植入（IP）、月（mo）、周（w）

即刻负重的种植体

即刻负重种植体（猞向负重或非猞向负重）是指种植体植入后1周内进行功能性修复的种植体。更新的种植体负重术语见表1-1。即刻负重意味着种植体将暴露于口腔环境并承受功能负重。因此，需要考虑到一些生物学假设。

- 种植体表面在口腔内暴露不会影响骨结合。
- 即刻负重不会影响骨结合。
- 理想的骨愈合时间是不必要的。

更进一步，可以说功能应力是一系列生物学反应的关键触发点，这些反应不仅加速了最初的骨愈合过程，而且改变了种植体周围的骨结构。

这些假设获得了多项临床前研究和临床研究的支持，即设计良好的负重力传递至种植体，甚至会促进早期阶段的骨愈合，更有利于骨和软组织的长期健康（Romanos 2015）。Schroeder等的开创性实验发现，功能性负重可以增强骨-种植体的物理化学性结合（Schroeder et al. 1978）。新鲜的骨质在粗糙表面上累积，可能是由直接传递至骨的力引发的。进一步的临床检查在临床实践中应用了这一概念。下颌骨后部进行即刻负重的临床检查显示，种植体的临床和放射学结果与延期负重相似。这意味着，如果考虑到一些重要的需求，即使在骨质相对较差的区域，种植体也可以进行即刻负重。理想的初始稳定性是低密度骨种植长期成功的先决条件。适当的初始夹板可以改善预后，特别是在骨质不佳的情况下。对文献的批判性评价表明，无负重的骨愈合期不再是必要的。

即刻负重的理由

根据种植学的标准流程，种植体在骨结合期（下颌骨3~4个月，上颌骨6~8个月）应该是无负重的，以防止在骨和种植体之间形成纤维瘢痕组织，并取得可预见的高成功率（Albrektsson et al. 1981）。采用种植体支持的全口义齿修复无牙颌的标准方案已取得了良好效果（Peñarrocha-Oltra et al. 2014b）。

当仅涉及后牙时，患者通常不会抱怨这种耗时的方法。然而，当他们失去了一个颌弓的所有牙齿或失去了美学区域的牙齿时，他们不愿意等待太长的时间（Crespi et al. 2007; Peñarrocha-Oltra et al. 2014b; Tarazona et al. 2014; Barone et al. 2016）。在全口无牙的情况下，临床牙科医生应有效地应对患者的社会和心理需求，在骨结合期为他们提供临时修复体。然而，许多患者抱怨这些临时修复体的不适，因为它们的功能很难达到患者的预期（Testori et al. 2003）。如果只缺一颗牙或几颗牙，可以用卡环固定的活动修复体替换。有时患者无法忍受可摘局部义齿，临床医生则将局部义齿粘接在邻近的牙齿上，起到临时固定效果，但这些义齿必须在预备牙冠时取出，之后再重新粘接。这些临时修复体的美学性和功能性往往也很差。此外，颈部处理时应在黏膜周围仔细修整，以防止损伤软组织愈合。

患者对美学和功能的需求日益增长，这推动了种植修复技术的发展，以缩短从种植体植入到修复负重的时间。即刻负重方案使患者在种植手术后1周佩戴种植体支持的固定修复体成为可能，并避免了二次手术（Testori et al. 2003; Sanz-Sanchez et al. 2015; Esposito et al. 2013; Yan et al. 2016）。

即刻负重在不同情况下的应用

表1-2概述了文献报道的不同临床情况下即刻负重种植体存留率。

表1-1　ITI实际应用的即刻负重概念

负重方案	
即刻负重	在种植体植入1周以内，修复体以咬合负重或非咬合负重方式与种植体连接
早期负重	在种植体植入1周至2个月以内，修复体连接到种植体上
常规负重	在种植体植入2个月以后，修复体连接到种植体上

表1-2　文献报道的不同临床情况下即刻负重种植体存留率

即刻负重方案	种植体存留率（%）	参考文献
拔牙后即刻植入种植体	96	Del Fabbro et al. (2015)
全牙弓重建		Peñarrocha-Oltra (2013)
—上颌	96	
—下颌	98.2	
穿颧种植体	95.8 ~ 100	Wang et al. (2015)
All-on-4	97.6 ~ 100	Soto-Peñaloza et al. (2017)
单颗种植体		Yan. (2016)
—前牙区	97.6 ~ 100	
—后牙区	91.7 ~ 100	

拔牙后即刻负重的种植体

为了进一步提高患者的生活质量并完成一个精简的治疗方案，拔牙后即刻和早期负重的方法被采用（Barone et al. 2006）。拔牙后即刻植入种植体并负重可缩短愈合期，减少手术次数，降低患者的不适感，影响拔牙后的牙槽骨改建，并且允许临床医生对种植体周围软组织进行塑形和修整。当然，这种方案虽然比较先进，但操作起来比较困难，因为剩余骨壁薄，而且种植体和剩余骨之间存在较宽的距离。

种植体植入的种植窝和拔牙窝在几何形状上完全不同。因此，延期种植和拔牙后即刻种植的愈合过程是不一样的。特别是，在新鲜的拔牙窝内植入种植体，其早期修复阶段需要的时间更少（Wang et al. 2017; Li et al. 2017; Pei et al. 2017），这种独特性可能与两个因素有关：（1）拔牙后即刻植入的种植体周围有牙周韧带残余，可加快愈合；（2）不规则的骨-种植体接触降低了拔牙后即刻植入种植体的应变应力（Yuan et al. 2018）。许多组织学研究结果支持了这一观点，即在拔牙后即刻负重的种植部位，伤口愈合的环境比在植入位点钻孔后植入更为有利。

Barone等开展了一项为期7年的临床研究，结果显示种植体植入拔牙窝内并即刻修复的成功率为 94.6%（Barone et al. 2016）。笔者认为，拔牙后即刻植入并且即刻修复的种植体在长期评估中具有良好的临床效果和稳定的组织状态。

2015年，Del Fabbro等通过Meta分析发现，种植体在已愈合牙槽嵴内的存留率（IS = 99.4%）高于拔牙后植入种植体的存留率（IS = 95.6%）。然而，在新鲜拔牙窝内植入种植体后即刻修复具有良好的种植预后。因此，这种临床方法可以安全采用，可以缩短总体治疗周期，并且提高患者满意度（Del Fabbro et al. 2015）。2017年，Zhang对即刻负重与非即刻负重在临床和影像学中的非劣效性进行Meta分析（Zhang et al. 2017），发现两者在种植体存留率和边缘骨丢失方面没有差异。因此，即刻负重在种植体和患者两方面均体现出非劣效性。

拔牙后种植即刻负重流程见图1-2a ~ s。

全牙弓修复体的即刻负重

Thomason等在2007年的系统综述中指出，无牙颌患者的修复治疗可以显著改善其生活质量（Thomason et al. 2007）。此外，种植义齿修复的患者满意度高于传统可摘义齿修复。从临床疗效的角度看，无牙颌种植义齿的负重方案可见，即刻负重的应用，可有效减少治疗时间，提高患者的生活质量，更快地恢复口腔功能。利用即刻负重的固定修复体治疗全口无牙颌是一种很好的方法。

2014年，Papaspyridakos等的系统综述发现，负重方案对下颌种植体固位的全牙弓修复体存留率没有影响（Papaspyridakos et al. 2014）。Niedermaier开展了一项为期7年380例种植体支持即刻负重全口固定义齿治疗患者的队列研究，结果显示，上颌种植体的存留率为96%，下颌种植体的存留率为98.2%，骨质疏松和吸烟患者的种植体存留率则明显较低（Niedermaier et al. 2017）。

与下颌骨相比，上颌骨具有更多的松质骨结构，因而对于上颌的即刻负重方案往往非常谨慎。然而，下颌和上颌的存留率没有显著差异。上颌即刻负重的固定全牙弓修复体的存留率为

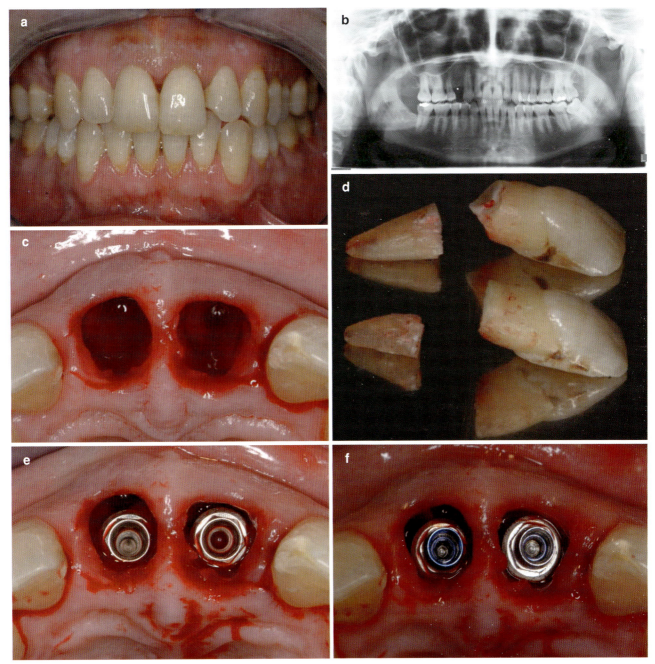

图1-2 （a）在临床检查中，对中切牙牙冠部分的活动度进行评估。（b）全景片示11和21根部横向骨折。（c）微创拔牙。（d）拔除的折裂牙齿。（e）植入牙槽窝内的种植体咬合面观（Phibo TSA®，Phibo Dental Solutions, Sentmenat, Barcelona, Spain）。（f）定位并拧入连接种植体的修复基台。（g）临时基台就位。（h）置入预制的螺丝。（i）预备临时修复体穿孔后，检查就位过程中有无干扰。（j）将自固化树脂填入临时修复体内以固定修复体。（k）临时修复体修形和抛光。（l）临时修复体的螺丝固位以及螺丝孔填塞。（m）临时修复体就位以及缝合的正面观。（n）术后1周拆除缝线。（o）在骨结合完成后进行最终修复，可见良好的软组织轮廓。（p）软组织结构正面观，具有充足的角化龈。（q）为了获得良好的前牙区美学效果，采用氧化锆修复体。（r）最终修复完成后的临床照片。（s）最终修复后的全景片

图1-2（续）

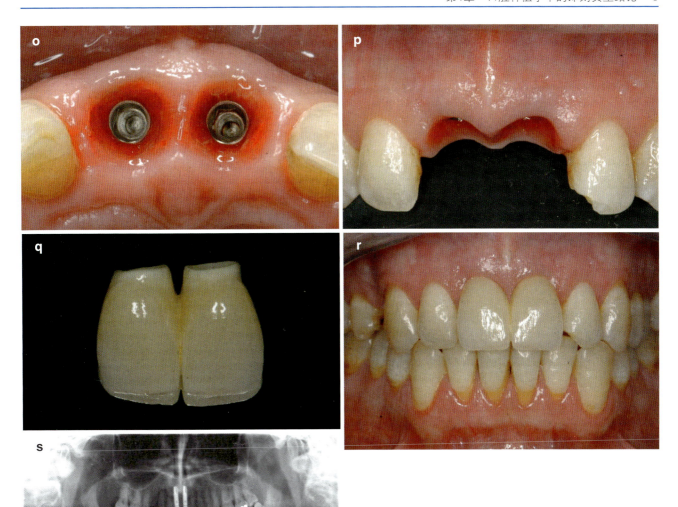

图1-2（续）

87.5% ~ 99.2%，不同研究之间存在较大的异质性（Peñarrocha-Oltra et al. 2014a）。即刻负重和常规负重在边缘骨吸收方面也无差异。一般来说，如果在患者选择、手术和修复体安装过程中符合足够的标准，那么上颌的即刻负重全牙弓修复体是一种成功和可预测的治疗，并且针对患者的疗效优于常规负重（Peñarrocha-Oltra et al. 2014b）。最常见的并发症是临时修复体折断，这通常与先前存在的磨牙症有关。

2014年，De Bruyn总结了全口无牙颌即刻负重的证据（De Bruyn et al. 2014）。当植入4颗或更多种植体时，下颌种植体的失败率为0 ~ 3.3%。而上颌4 ~ 6颗种植体的失败率达7.2%，但是当种植体数量增加时，其失败率降低至3.3%。图1-3a ~ y所示为即刻负重的全颌重建。

即刻负重与穿颧种植

在萎缩的上颌骨中，由于牙槽骨吸收和上颌窦气化，种植体的有效骨量受到限制。诸如上颌窦提升和植骨程序的骨增量技术是恢复萎缩上颌骨体积的方法，允许种植体植入骨吸收区域（Esposito et al. 2014）。然而，对患者来说，这些程序需要额外手术、失败率增加，并且需要相当长的时间，直到最终修复体制作完成。

对于严重萎缩的上颌骨，相对于骨重建手术而言，穿颧种植是一种创伤较小的选择。采用4颗穿颧种植体或2颗穿颧种植体与2颗标准上颌前部种植体相结合的方法，可成功实现重度萎缩的上颌功能重建。

一篇关于1541颗穿颧种植体的文献综述报道了97.8%的存留率（Goiato et al. 2014）。其中，大多数即刻负重的穿颧种植体采用了改性的种植体表面，以达到初期稳定性。

Wang等对4种穿颧种植体支持修复体的可靠性进行了系统评估，即刻负重方案下的存留率为95.8%～100%（Wang et al. 2015）。

2017年，Agliardi报道了4颗穿颧种植体或2颗穿颧种植体与2颗常规种植体固位上颌全牙弓修复体的6年随访结果。种植体的存留率为100%，患者对功能、美学和发音的满意度较高（Agliardi et al. 2017）。这种方法的主要不足之处是要求医生具备较高的技术水准。为了确保治疗的成功，术前应进行仔细的计算机断层扫描和诊断。

即刻负重与All-on-4治疗理念

长期缺牙的无牙颌常常妨碍种植体的植入。恢复萎缩无牙颌的一种微创选择是使用较少的种植体并使其形成多边形的布局。All-on-4概念是在2003年提出的，主要是指采用两颗轴向负重的颌骨前部种植体和两颗倾斜的颌骨后部种植体（Maló et al. 2003）。远端种植体的倾斜可以减少修复体的悬臂长度，从而降低种植体周围的骨应力（Horita et al. 2017）。

无牙颌研究的长期数据表明，4颗种植体支持的固定修复体与更多种植体支持的固定修复体具有相似的结果（Gallucci et al. 2009）。Soto-Peñaloza等近期的系统综述阐明了All-on-4治疗理念的指征、手术程序、修复方案、患者满意度和主要并发症（Soto-Peñaloza et al. 2017）。笔者报道了种植体的成功率为94.8%～100%，而存留率为97.6%～100%。获得足够的初始稳定性是决定第一年负重期间种植体存留率的最重要因素。种植体的初始稳定性通常与植入扭矩有关，植入扭矩指种植

图1-3　（a）临床口内照片，上颌殆面观。（b）口内临床照片，下颌殆面观。（c）三维手术规划软件Implametric®。上颌种植体定位前面观。基于规划的种植体定位，数据传送至牙科技工室用于带金属套管手术导板的制作。（d）三维手术规划软件Implametric®。上颌种植体设计定位于中切牙、尖牙、第一前磨牙和第一磨牙。（e）三维手术规划软件Implametric®。基于CT扫描和软件设计，计划在下颌种植6颗种植体。（f）放置上颌手术导板，并检查其稳定性。（g）通过金属套管，标记种植位点。（h）环切钻切除种植位点的牙龈软组织，然后预备种植窝洞，使用平行杆检测平行度。（i）上颌种植体植入后的术中咬合面观（Phibo TSA®，Phibo Dental Solutions, Sentmenat, Barcelona, Spain）。（j）为即刻负重安装穿龈修复基台。（k）安放临时塑料帽；只利用前部6颗种植体进行即刻负重。（l）用白色树脂复制患者的全口义齿，再在修复体的每颗种植体位置打孔。（m）下颌术中前面观。同上颌一样，放置手术导板，检查其稳定性，并标记种植位点。（n）远中松弛切口，翻全厚瓣。（o）预备种植窝洞，使用平行杆检测平行度。（p）下颌在颏孔前植入4颗标准直径种植体，远端植入2颗大直径种植体（Phibo TSA®，Phibo Dental Solutions,Sentmenat, Barcelona, Spain）。（q）下颌植入种植体后移除种植体携带器。（r）为即刻负重安装穿龈修复基台。（s）安放临时塑料帽，缝合。（t）放置橡皮障，以避免固定临时修复体时的树脂溢出。（u）磨改具有4个孔洞的临时修复体，口内试戴修复体，避免塑料帽阻挡。（v）最后对临时修复体进行抛光以防细菌生物膜堆积，并保留用于固位的重衬空间。（w）安装临时修复体。对固位结构边缘和树脂溢出部分进行抛光后，根据厂商的螺丝产品说明，选用短螺丝固定临时修复体。（x）上下颌安装临时修复体后的前面观。（y）种植体植入后的全景片

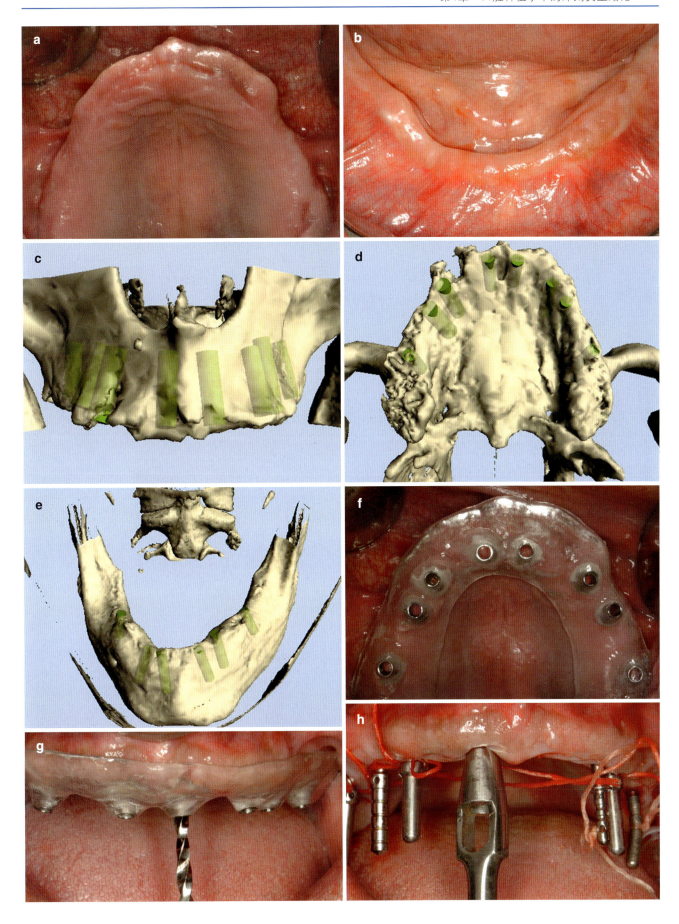

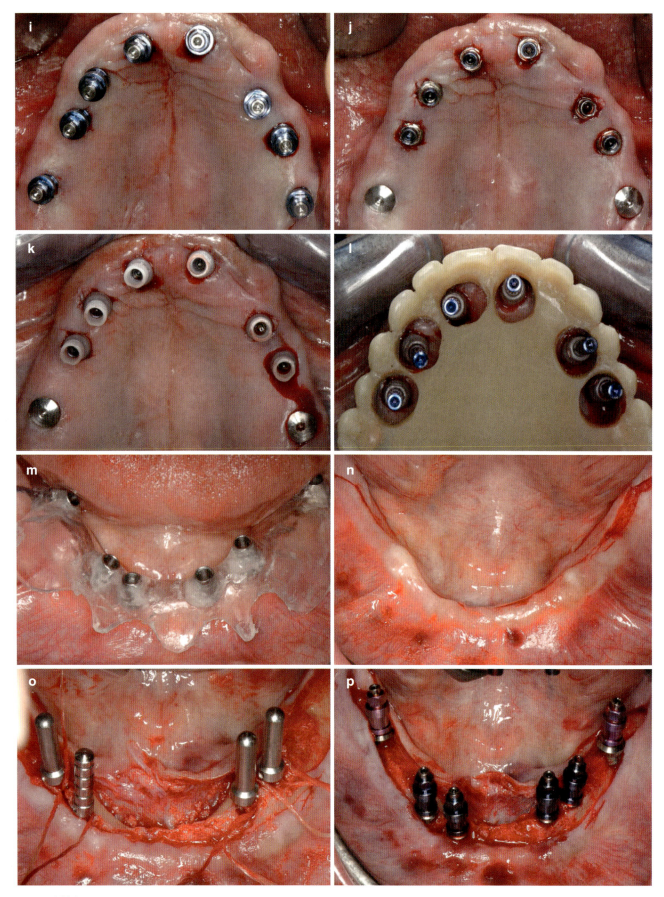

图1-3（续）

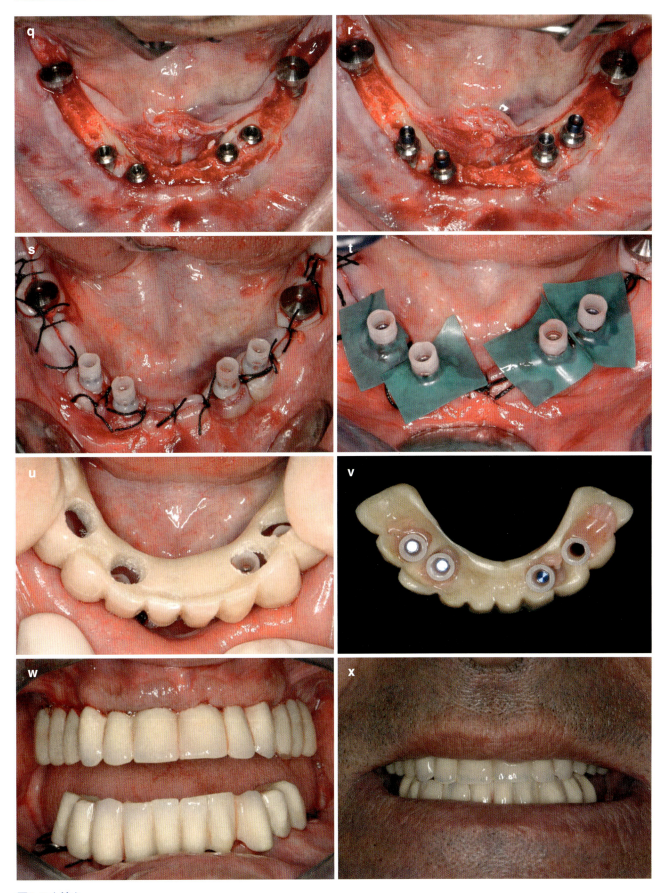

图1-3（续）

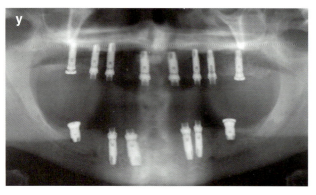

图1-3（续）

体植入时的旋转阻力（Anitua et al. 2015）。尽管凭借直觉，高植入扭矩会使螺纹与骨更牢地接触，但许多临床前以及临床研究表明，这并不一定与最初的稳定性相关（Marconcini et al. 2018）。高水平的植入扭矩可能会超过骨的弹性限度，导致骨压缩性坏死，增加边缘骨吸收的风险。因此，临床医生在为All-on-4种植体植入位点备洞时，应高度重视植入扭矩值。

即刻负重的单颗种植体

2016年，Yan发表了一篇系统综述，将即刻种植方案与传统的单颗牙种植方案进行比较，观察美学区种植体周围的软硬组织变化（Yan et al. 2016）。结果显示，采用即刻种植和延期种植方案时，上颌骨前部的边缘骨吸收和软组织外观（在龈乳头填充方面）没有显著差异。Weigl和Strangio在2016年也提出了类似的观点：在平均随访31.2个月后，即刻负重的成功率高达97.96%，存留率高达98.25%（Weigl and Strangio 2016）。

与基线相比，边缘骨吸收和邻间隙龈乳头的平均变化小于1mm。上颌前部种植体周围黏膜改变小于0.95mm。一些潜在的危险因素会造成口腔黏膜退缩，例如已存在的颊侧骨缺损、颊侧骨壁薄、薄型生物型的软组织以及种植体位置不佳。因此，学者们提出了不同的治疗策略，以抵消可能发生的组织变化，包括使用自体结缔组织移植，异种移植材料

填充周围种植间隙，以及不翻瓣手术（Barone et al. 2016）。

Moraschini和Barboza进行了一项Meta分析，比较下颌后牙区单颗种植体在即刻负重和常规负重后的中期存留率、边缘骨吸收和并发症（Moraschini and Porto Barboza 2016）。结果显示，种植体存留率和边缘骨吸收没有差异。即刻负重组和常规负重组经过平均31.2个月的随访期后，种植体的存留率分别为91.7% ~100%和96.6% ~100%。单颗种植体的即刻负重可伴有或不伴有咬合接触。最近的一项系统研究表明，咬合接触对种植体的存留率没有明显影响，存留率为85.7% ~ 100%（De Bruyn et al. 2014）。

结束语和未来趋势

Troiano等在2018年的系统综述中报道了11项实验数据，包括了两段式种植体和一段式种植体的分析比较（Troiano et al. 2018）。在后期，种植失败和边缘骨吸收均无显著差异。然而，即刻负重会增加早期失败的风险（1年内）。必须指出的是，仅靠坚持科学适应证和指南并不足以实现成功的种植治疗。专业的种植外科医生、完整的病历、正确的诊断，以及与患者的有效沟通，对于即刻负重的成功至关重要。这些条件对于早期种植失败尤为重要，早期种植失败往往与种植方案设计错误或缺乏临床经验有关。

在不断演化的技术支持下，现代种植牙科的发展趋势正在转向数字化工作流程。数字化技术与CAD/CAM技术的应用，可以降低骨移植手术的必要性，并允许在极度萎缩的颌骨进行以修复为导向的种植。这样做能够有效减少医生和患者的椅旁时间，并节约种植治疗的成本。颌骨前部区域的数字化即刻负重技术有助于获得最佳的美学效果以及种植体支持修复体的面部融合。必须指出的是，导板外科手术和数字化设计需要一个学习过程。

第2章　钛种植体骨结合过程中的骨生物学基础

Basic Bone Biology Healing During Osseointegration of Titanium Dental Implants

David Soto-Peñaloza, José Javier Martín-de-Llano,
Carmen Carda-Batalla, Miguel Peñarrocha-Diago,
David Peñarrocha-Oltra

缩写

3 integrin	$\alpha_v\beta_3$整合素
BIC	骨–种植体接触率
BMP	骨形成蛋白
BMU	基础多细胞单位
CaP	磷酸钙
DC–Stamp	树突状细胞表达的7种跨膜蛋白
FGF	成纤维细胞生长因子
GLAST	谷氨酸转运蛋白
HA	羟基磷灰石
HVC	哈弗氏管
IGF	胰岛素生长因子
LB	层状骨
LL	骨板
M–CSF	巨噬细胞集落刺激因子
NFATc1	T细胞活化核因子1
OBM	有机骨基质
OSCAR	破骨细胞相关免疫蛋白样受体
PGE2	前列腺素E2
PGI2	前列环素
RANKL	核因子κB受体活化因子配体
SLA	大颗粒喷砂和酸蚀
Src	原癌基因酪氨酸蛋白激酶
TGF–β	转化生长因子β
WB	编织骨

关键信息

- 颅骨的大部分骨骼，包括颌骨，是由第一鳃弓的间充质细胞直接形成，没有预先形成软骨。这种类型的成骨称为膜内骨化，它有3种主要的细胞类型（骨细胞、成骨细胞和破骨细胞），分别负责机械传导、骨基质分泌和骨吸收。

- 编织骨（WB）是非层状的，以Ⅰ型胶原纤维的随机分布为特征，是胚胎发育和骨折修复过程中出现的第一类骨组织。它通常是暂时的，而后被层状骨代替。

- 层状骨（LB）是由含骨单位的多层钙化基质构成的骨功能单元，也称"哈弗氏系统"。后者指由同心骨板层构成的复合体，其中骨细胞之间由容纳细胞突起的骨小腔互相连接，并通过缝隙连接与相邻细胞相连。

- 骨结合是种植体植入和维持过程中的一个动态过程，以骨吸收和再附着为特征。骨结合的程度部分受到种植体表面结构和一些变量（如种植体宏观设计、表面处理设计、天然骨特征、植入时间点以及负重特性等）的影响。

- 动物模型的早期骨结合效率两倍于人类。

D. Soto-Peñaloza · M. Peñarrocha-Diago ·
D. Peñarrocha-Oltra (✉)
Oral Surgery Unit, Department of Stomatology, Faculty of
Medicine and Dentistry, University of Valencia, Valencia, Spain

J. J. Martín-de-Llano · C. Carda-Batalla
Department of Pathology and Health Research Institute of the
Hospital Clínico (INCLIVA), Faculty of Medicine and Dentistry,
University of Valencia, Valencia, Spain
e-mail: j.javier.martin@uv.es; carmen.carda@uv.es

© Springer Nature Switzerland AG 2019
M. Peñarrocha-Diago et al. (eds.), *Atlas of Immediate Dental Implant Loading*, https://doi.org/10.1007/978-3-030-05546-2_2

引言

1892年，Julius Wolff推断：骨骼是一种动态组织，能够适应外部环境的物理需求（Wolff 1986）。骨被认为是具有血运的动态活性组织，在整个生命过程中不断变化，是身体中的"结缔组织"之一，由细胞及细胞外基质组成（Davies 2003）。

种植体的骨响应

牙种植体可以在硬组织和软组织层面上进行整合。骨结合这一术语与种植区域内钛表面和周围骨组织之间持久的功能性连接有关。无论有无功能负荷，骨结合均是在数周的愈合周期中形成。瑞典科学家Per-Ingvar Brånemark及其同事（Adell et al. 1970; Southam and Selwyn 1970）首次发现了骨与种植体直接接触的骨结合现象，瑞士科学家Andre Schroeder等则在组织学上证实骨结合是一种"功能性连接"（Schroeder et al. 1976, 1978, 1981），该团队首次在非脱钙组织学切片中观察到钛种植体周围的骨-种植体直接接触。

种植体表面和骨之间的这种紧密连接可能部分是由于钛氧化层与骨之间通过蛋白多糖的相互作用（Listgarten et al. 1992）。随后几年，进一步的动物实验发现，不同的材料和表面结构可以形成骨结合（Schenk and Buser 1998; Salvi and Lang 2001）。再经过多年的持续研究，获得重大发现，如粗糙表面种植体是如何获得更高的骨-种植体接触率和更好的生物力学稳定性（Berglundh et al. 2003; Abrahamsson et al. 2004; Shalabi et al. 2006; Le Guéhennec et al. 2007）。因此，为了增强对牙种植体植入后骨愈合过程的理解，本章包含了相关基础骨生物学理论的文献综述和种植体植入骨组织后骨愈合过程的关键点解析。

骨生物学与骨结构学基础

骨骼系统起源于中胚层和神经嵴的间充质发育。骨形成具有两种途径。大多数骨骼，包括中轴骨（脊柱和肋骨）和肢体骨（四肢），是先形成软骨，再由骨代替，称为软骨内骨化。与之相反，大多数扁平骨，如颅骨中的大部分骨，直接由第一鳃弓的间充质细胞形成，而没有先形成软骨，这种成骨类型称为膜内骨化（Maruyama 2011）。

骨组织是一种特殊的结缔组织，由骨架结构提供支撑和机械稳定性。骨组织使身体能够承受适当的负荷和运动，而运动是通过杠杆系统来实现的，杠杆系统将肌肉收缩产生的力量倍增，并将其转化为身体的运动（如下颌的侧向运动和咬合力）。骨含有容纳骨髓的空腔，而血液细胞在骨髓中形成，并且是营养素的重要来源（如生长因子、蛋白、成骨前体细胞等）。此外，骨组织还具有存储作用：钙、磷酸盐及其他离子以可控方式释放或贮存，维持机体的稳态。骨功能的多样性源于其复杂结构，它由被称为"骨基质"的细胞外钙化物质和3种主要细胞（骨细胞、成骨细胞和破骨细胞）构成，骨基质和细胞都具有特定功能以维持骨组织的健康。

骨组织的矿物质与有机纤维（Ⅰ型胶原纤维嵌合在由蛋白多糖、糖蛋白和无机矿物组成的基质中）互相交织在一起，两者都与骨组织的机械抗力有关（Currey 1969a）。胶原纤维形成的纤维束能抵抗拉力，而矿物质提供的硬度能抵抗弯曲力和压应力（Currey 1969b）。矿物质主要以磷酸钙（CaP）或羟基磷灰石（HA）晶体的形式与胶原纤维结合，在骨基质的序列矿化过程中起到提高骨组织硬度的作用。

骨代谢产物不能通过钙化基质扩散。骨细胞和微血管之间的物质交换是通过管壁极薄的圆柱形小管和细胞质外延来调节，将矿化组织内无法随意运动的"骨细胞"与表面有序排列的细胞以不可逆方式连接。所有的骨组织都以内外层排列，如骨髓腔周围的"骨内膜"和外表面的"骨膜"。

骨解剖学基础

宏观上，骨可分为密质骨（皮质骨）（占总骨量的80%）和松质骨（小梁状或海绵状骨）（占总骨量的20%）。松质骨位于皮质骨深部，有许多相互连接的腔。皮质骨由纵向围绕血管的同心圆基质层组成，在哈弗氏系统内，它们之间主要是未改造的间质骨，这些间质骨构成了骨的框架，比皮质骨强度低，提供代谢支持。密质骨形成骨单位中的同心圆结构，其同心圆层围绕着为骨骼维持提营养、神经和血液供应的中央管或称为哈弗氏管。在骨表面，边界由重建过程的新生线或"新生"骨形成，源自骨折愈合的概念（Davies 2003）。

基于经典组织学，骨组织可以根据胶原纤维的空间方向进行分类，通过显微镜观察可以辨别出两种不同类型的骨：纤维编织骨和纤维平行骨（非板层状或板层状）（Currey 1969a）。编织骨在受伤或增生时会迅速形成结构不良的基质，而平行纤维状或板层状骨在较慢的贴壁速度下形成，其中有序排列的基质提供了更高的骨强度，其矿化程度也关系到骨骼的硬度和强度（Traini et al. 2006）。

骨基质中胶原纤维排列方向的差异与机械载荷和修复方案有关（Riggs et al. 1993; Traini et al. 2005b）。Nakano等通过猴动物实验报道，咬合力和咀嚼力对磷灰石晶体中C轴的优先排列变化有显著影响（Nakano et al. 2002）。这一发现部分说明，由于骨组织特殊的非均质性来自胶原纤维排列，当骨基质生成时，作为骨质量指数的磷灰石晶体方向和成骨细胞方向似乎决定了磷灰石晶体的非均质性（Matsugaki et al. 2015）。与组织相关的非均质性体现了不同压力环境下（不同加载矢量方向）的不同力学特性。

编织骨

编织骨（WB）为非板层状，以Ⅰ型胶原纤维的随机分布为特征，是在胚胎发育和骨折修复中首先出现的骨组织类型，如种植位点钻孔后的骨修复。编织骨富含骨细胞，骨细胞位于大小形状各异的骨陷窝中，表明快速非可控的骨形成和较高的骨转换。除了极少数机体部位（如颅骨接缝处或肌腱的嵌入处），这种情况一般是暂时性的，后续会由

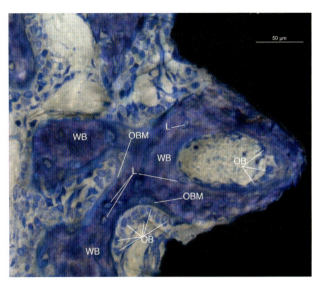

图2-1　光镜下观察兔动物模型中种植体植入后愈合2周时的编织骨（WB）形态。成骨细胞分泌的有机骨基质（OBM）沉积形成结构紊乱的新生骨，纤维基质散布于不规则分布的编织骨中，可见骨细胞内嵌于骨陷窝中（L）。MG Inhex, Ticare® implants, Mozo-Grau, Valladolid, Spain

层状骨替代。编织骨的胶原纤维排列不规则，矿物质含量较低，容易被X射线穿透，骨细胞占比高于成熟层状骨。编织骨形成更快，但强度低于层状骨（图2-1）。

层状骨

成人的大部分骨（皮质骨或小梁骨）为层状骨（LB），以钙化基质形成多个板层状或片状结构为特征，排列方式为平行排列或集中于中央管周围。Ⅰ型胶原纤维平行排列于每个片层中，其纤维方向节点在连续板层中呈垂直转换（约90°）。在双折射偏光显微镜下，可见层状骨内高度有序排列的胶原结构（亮层和暗层交替出现是由于层状骨中胶原纤维的方向变化，类似于胶合板中的木材纤维），其分布与层状骨的强度密切相关。

骨单位是一个骨功能单位或"哈弗氏系统"，是指围绕一个包含血管/神经/脂肪组织和内皮的中央小管的同心层状复合体，而每个同心板层之间存在腔隙，其中的骨细胞通过小管相互连接，包含细胞的树突状突起，并通过缝隙连接与相邻细胞的突

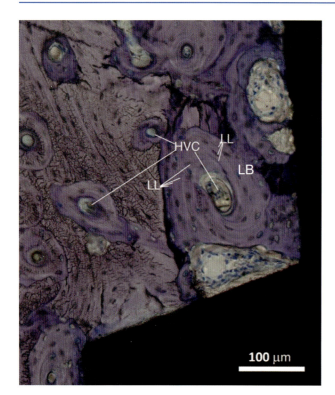

图2-2　光镜下观察兔动物模型中种植体植入后愈合8周时的层状骨（LB）形态。组织学切片显示骨改建单位"骨单位"中有围绕哈弗氏管（HVC）（血管支持）的同心圆骨板（LL）。MG Quattro, Ticare® implants, Mozo-Grau, Valladolid, Spain

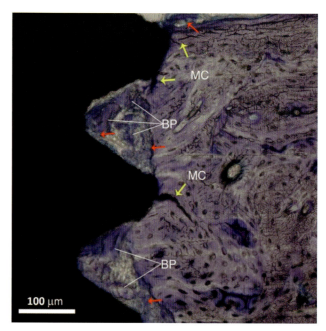

图2-3　兔动物模型种植体植入后愈合2周时的光镜图片。骨-种植体界面显示了骨与种植体表面之间的机械锁结，这种机械锁结确保了种植体的初期稳定性。在这一时期，靠近种植体螺纹（黄色箭头）的微裂纹（MC）以及愈合腔内的陈旧性骨颗粒（BP）表明，该区域的高应力导致骨屈服强度超出生理极限。其特征为愈合腔内活跃的骨改建和邻近的微裂纹（红色箭头），并与界面骨改建相一致。甲苯胺蓝染色。MG Quattro, Ticare® implants, Mozo-Grau, Valladolid, Spain

起相连。骨单位的所有细胞均从中央管的微血管系统获得营养和氧气。中央管被4~10个同心圆层包围，与骨髓腔、骨膜和其他骨单位通过横向穿通或沃克曼管相连，它仅有很少的同心板层。当基质在已存在的血管周围沉积时，所有的中央和穿通管随之一起形成。在完整的骨单位中散布着许多形状不规则的平行骨板，称为间骨板，这是在骨生长和重建过程中被破骨细胞破坏的骨板残留（图2-2）。

骨改建

　　成人骨骼的骨替换过程称为骨改建。当旧骨被破骨细胞去除时，由于负荷条件不变，成骨细胞在同一位置沉积新骨。皮质骨主要起机械作用，松质骨主要起维持内环境平衡和造血的作用。当骨老化不能行使功能时，会开始被替换。骨改建总是从静态骨表面开始，成骨细胞的两种终末分化形式之一的扁平衬里细胞从骨髓中分离出来。衬里细胞负责

信息传递，被告知需要进行骨改建后，实施或介导激活4个步骤：位点的选择和预备、单核破骨前体细胞的招募、新毛细血管的生成、破骨前体细胞募集至所选位点并融合成多核破骨细胞（Parfitt 1994）。

　　骨改建过程通过皮质骨的骨单位重建和松质骨的半骨单位重建导致的骨结构改变不断推进，其中包括破骨细胞在骨"切割锥"上进行的骨吸收，以及随后标志成骨细胞活动形成新骨基质的"闭合锥"（Parfitt 1994）。骨改建的目的是维护骨骼系统的机械功能健全和修复局部损伤。它是通过持续的成熟骨吸收和新骨形成的交替过程实现的，该过程意味着破骨细胞的循环募集和激活以及随后启动的成骨细胞对骨吸收位点的修复。在"基础多细胞单位"（BMUs）的协同作用下，成年人的骨组织不断地被破骨细胞降解和成骨细胞重建。破骨细胞作用形成一个骨吸收陷窝，再由成骨细胞生成的新骨填满（van Oers et al. 2008）。骨改建如图2-3所示。

骨细胞、破骨细胞和成骨细胞

骨细胞

骨细胞是骨骼中最多的细胞，长期以来被认为能够感受和响应机械和内分泌刺激，并协同成骨细胞和破骨细胞功能。骨硬化素的抑制因子主要在骨细胞中表达，并在合成代谢的作用下下调，这一发现阐明了骨细胞影响成骨细胞活性的机制（Bellido 2014）。成骨细胞在骨形成过程中位于骨基质的骨陷窝–骨小管系统中，通过缝隙连接与其他骨细胞和表面衬里细胞进行信息交换。骨细胞伸展的树状突起以及形成骨陷窝–骨小管系统在骨改建中发挥着重要作用（Zhang et al. 2006）。已有研究表明，骨细胞作为机械刺激感受器，可以确切感受到机械形变的变化率（应变）。骨细胞超微结构的变化表明，施加在骨结合种植体上的机械负荷增加了种植体周围骨中球形骨细胞的数量，且种植体颈部周围骨细胞的树突长度增加。因此，骨细胞对骨结合种植体传导的机械负荷反应增强可能与骨合成代谢的上调有关（Sasaki et al. 2015）。

骨细胞对机械负荷的反应是通过一系列旁分泌信号发生的，包括前列环素（PGI2）、前列腺素E2（PGE2）、一氧化氮和胰岛素生长因子（IGF），这些信号在骨骼负荷产生变化后被骨细胞激活。此外，有研究发现，谷氨酸转运蛋白（GLAST）的表达与大脑中的表达量相似，但由于骨组织中剪接变异体GLAST-1a的存在，加载负荷后其在成骨细胞和骨细胞胞膜中的表达量增加（Mason et al. 1997; Mason and Huggett 2002），提示兴奋性氨基酸可能在应力应变的机械转导中发挥作用。

骨细胞凋亡在空间和时间上都与骨疲劳引起的微损伤和随后的皮质骨改建有关。具体来说，骨组织中疲劳微裂纹周围的骨细胞发生凋亡，而包含凋亡骨细胞的区域与随后被破骨细胞吸收的区域是一致的（Cardoso et al. 2009）。之前的发现可在一定程度上解释了该现象：骨细胞，而不是成骨细胞或衬里细胞，是核因子κB受体活化因子配体

（RANKL）的主要来源，而RANKL是松质骨骨改建中破骨细胞形成所必需的（Xiong et al. 2015）。

破骨细胞

破骨细胞通过附着在骨基质上形成封闭带来吸收骨。破骨细胞是一种巨大的多核细胞，可穿透50～70μm的致密骨，能够吸收的骨体积相当于成骨细胞生成的骨量。破骨细胞中存在大量的线粒体和高尔基体，但内质网和核糖体很少。

尽管破骨前体细胞的确切属性仍存在争议，破骨细胞通常被认为是由骨髓中的单核造血细胞形成的。破骨细胞活性的调控非常复杂，涉及许多因素（包括激素、如甲状旁腺激素、1，25-二羟基维生素D3、降钙素等以及一些局部因素）。这些因素通过破骨细胞产生的次级信号发挥作用，将骨吸收与骨形成相结合。骨吸收终止的机制包括转化生长因子β（TGF-β）的激活、钙传感器的存在以及破骨细胞的凋亡。

为了通过骨吸收维持骨内平衡，在成骨细胞或骨细胞产生的RANKL和巨噬细胞集落刺激因子（M-CSF）的刺激下，造血细胞分化为破骨细胞（Takayanagi 2007）。RANKL促进T细胞活化核因子1（NFATc1）的表达和激活，NFATc1是破骨细胞形成的转录因子和主调控因子，能上调各类分子的表达以促进破骨细胞分化和骨吸收，如树突状细胞表达的7种跨膜蛋白（DC-Stamp）、破骨细胞相关免疫蛋白样受体（OSCAR）、α、β₃整合素、原癌基因酪氨酸蛋白激酶（Src）、组织蛋白酶K（Ikeda et al. 2006; Asagiri and Takayanagi 2007; Takayanagi 2007）。在分化过程中，破骨前体细胞相互融合、扩散，形成一种细胞外独特的肌动蛋白结构——肌动蛋白环（Zaidi et al. 2003; Jurdic et al. 2006; Takahashi et al. 2007）。破骨细胞与骨基质紧密结合，用肌动蛋白环封闭骨吸收区，并形成褶皱状边界，分泌骨吸收因子，如质子和组织蛋白酶K（Marchisio et al. 1984; Soriano et al. 1991; Boyce et al. 1992; Zaidi et al. 2003; Horne et al. 2005; Jurdic et al.

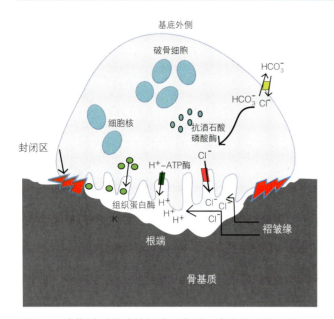

图2-4 功能活跃的破骨细胞示意图。成熟的破骨细胞是一种多核巨细胞，覆盖在骨表面，可以降解骨基质。顶端膜朝向骨面，与骨面围成的封闭区域构成一个孤立区。肌动蛋白环确保破骨细胞强力附着于基质表面。HCl的分泌使骨吸收区域发生酸化，骨基质脱矿。破骨细胞表达的抗酒石酸磷酸酶（TRAP）通常作为破骨细胞的标志。图片经Kubatzky等许可采纳（Kubatzky et al. 2013）

2006; Takahashi et al. 2007）。因此，肌动蛋白环的形成和褶皱状边界是骨吸收必需的（Marchisio et al. 1984; Soriano et al. 1991; Boyce et al. 1992）。破骨细胞结构如图2-4所示。

成骨细胞

成骨细胞是一种单核、纤维母细胞样的细胞，以单细胞层排列在骨表面。成骨细胞每天形成相当于其自身体积的骨基质。骨基质主要由 I 型胶原和一些非胶原蛋白组成，如唾液蛋白、骨钙素和骨结合蛋白（Rodan and Harada 1997）。成骨细胞也分泌高浓度的生长因子如TGF-β和IGF到基质中。由于所涉及的因素复杂，对于成骨细胞分化的控制目前还知之甚少。

骨组织对负荷的适应性变化已被部分阐明（Rubin and Lanyon 1987）。在压力作用下，皮质骨较厚，骨密度增加，但骨单位较小，骨质更新少，而在张力作用下皮质骨较薄，骨单位较多，骨质更

新多（Skedros et al. 1994a, b）。骨矿化程度也存在差异，受张力区域的骨矿化密度低于受压力区域（Currey et al. 1996）。究其原因，致密骨的抗拉屈服是由应变决定的，而屈服后的行为是由矿物质含量决定的，所以矿物质含量越高，屈服的量越少，屈服后的应力和应变增加越少（Currey 2004）。皮质骨孔隙度与压力或张力加载模式的关系已被研究。维持任何骨量水平都需要持续的骨负荷调节刺激（Lanyon 1996; Liu et al. 2018）。而且，不同的负荷加载环境也会对骨基质内的骨胶原纤维方向施加影响。在种植体周围，受压骨有斜向的横行胶原纤维，而受拉骨有纵向的胶原纤维（Traini et al. 2005a, b. 2009；Deleado-Ruiz et al. 2015）。

骨结合现象：种植体周围骨愈合过程的各个阶段

骨结合是种植体植入和维持过程中的一个动态过程，其特征是骨吸收和骨再附着。骨结合程度部分地受种植体表面形貌的影响（Abrahamsson et al. 2004）。该过程是通过生物信号、蛋白质以及与免疫炎症、骨形成、血管生成和神经生成反应相关基因的表达来协调与调节的（Ivanovski et al. 2011）。如今，国际口腔种植学会（ITI）认为，任何能与骨组织相结合的生物相容性材料都可以实现骨结合，包括商用纯钛、钛合金、氧化锆等。

骨结合可以分为3个不同的愈合阶段，并在止血、炎症、增生和重建等过程中相互转换，是不同类型细胞间相互交流和作用的结果（Terheyden et al. 2012）。

根据Davies等学者的实验结果（Davies 1998），骨内种植体的愈合分为3个阶段：骨传导、"新生"骨形成和骨改建。这些并不仅是种植体周围骨愈合所特有的，也是骨改建和骨折愈合过程中逐步发生的结果，因而可以被视为骨愈合和再生的重要标志。骨传导与骨形成的结合将导致接触性成骨。骨组织的长期重建受到不同刺激的影响：最重要的是愈合部位的生物力学，因此该位点与其

他位点有所不同。由于骨小梁是在种植位点的预备过程中受损的，因此骨折愈合和种植体周围的骨愈合有许多相似之处（Davies 2003）。

接触成骨：骨传导和新生骨的形成

只要提供合适的种植体表面与骨接触，经过骨传导和新生骨形成这两个愈合阶段，就可以实现接触成骨。Osborn和Newesley（1980）对接触性成骨和跳跃成骨的区别进行了深入的探讨。接触性成骨和跳跃成骨指的是骨生成和植入材料表面之间的距离关系。尽管它们的分类与不同的种植材料类型有关，与组织学观察的生物学机制无关，但这仍然为理解骨结合机制奠定了良好的基础（Davies 1998）。

骨传导：接触成骨的关键

第一个也是最重要的愈合阶段是骨传导。骨传导过程依赖成骨细胞通过种植体周围残余的血块向种植体表面募集和迁移。骨传导最重要的环节之一，是激活血小板在种植体表面产生的连锁效应，通过血小板衍生生长因子的释放和血浆中的分子（如TGF-β1、酸性成纤维细胞生长因子、凝血酶、BMP-2和BMP-7）促进成骨细胞定向迁移。骨传导也发生在正常的骨小梁改建中。在这种骨改建中，分化的成骨细胞来源于未分化的血管周围结缔组织细胞（血管周细胞）（Jaworski 1981）。

新生骨形成

Osborn和Newesley（1980）的研究对认识接触性成骨非常重要。然而，他们的工作忽略了一个关键的现象：在成为成熟的成骨细胞之前，成骨细胞在分化过程中形成了最早的矿化基质。在正常的骨改建部位，成骨细胞分泌一种初始基质以分隔新骨和旧骨。123年前一位德国解剖组织学家von Ebner首次描述了这种分界面，他创造了术语

"Kittinien"，即新生线，来描述新骨和旧骨之间的矿化界面基质。虽然形成了新骨，但"新生骨形成"一词仅限于描述骨形成过程中由新分化的成骨细胞引起的生物级联事件。

骨结合的早期过程

骨结合的一系列过程包括血凝块形成、肉芽组织形成、临时基质形成、编织骨形成、平行纤维骨形成以及最终的层状骨形成（Salvi et al. 2015）。种植体就位后，螺纹与原始骨接触，螺纹的齿距与原始骨形成机械锁合，提供了基本的初期机械稳定性（Raghavendra et al. 2005; Lioubavina-Hack et al. 2006）。螺距和种植体之间的空隙形成了几何界限清晰的伤口腔（Abrahamsson et al. 2004），腔内充满血凝块，其特征是纤维蛋白网中存在红细胞、中性粒细胞和单核/巨噬细胞，并包含大量间充质细胞、基质成分和新形成的血管结构（Davies and Hosseini 2000; Salvi et al. 2015）。

初期稳定性和界面重建的愈合途径

可以说，实现临床骨结合最重要的条件之一是种植体植入期间的初期稳定性（Lioubavina-Hack et al. 2006）。首先，种植床预备后的周围骨壁可以对种植体产生一定的机械锚固作用，以及在植入过程中与种植体螺纹和齿距形成了机械锁合。初始锚固力的大小与骨本身的特性、种植体设计、患者特征和手术技术密切相关（Meyer et al. 2004），这些因素均在一定程度上调节了种植体周围矿化组织的应变大小（Petrie and Williams 2005; Isidor 2006; Gottlow et al. 2012）。应变与骨界面应力及传递的摩擦力直接相关，临床上又称为植入扭矩（N·cm）（Huang et al. 2011; Chowdhary et al. 2015）。尽管这是骨组织与植入物之间唯一的机械锁合，但在生物学上并无相互作用（Halldin et al. 2011; Norton 2013）。因此，初期稳定性不应被视为骨结合，它是种植体系统骨传导的结果。

植入扭矩是临床指示即刻负重等程序的必要条件。人们常错误地认为，植入扭矩越高、初期稳定性越好（Esposito et al. 2008; Javed and Romanos 2010）。"初期稳定性"这一概念来自这样一个理论背景，即认为骨矿化组织是一种弹性材料，应变和种植体稳定性呈线性关系（Halldin et al. 2011）。尽管如此，过度的微裂纹形成和骨组织压缩性坏死会触发种植体周围的骨改建，当超过骨的屈服应变时，则导致种植体的初期稳定性下降（Chamay and Tschantz 1972; Halldin et al. 2011）。在种植窝预备过程中也可以检测到较小的裂纹（<100μm）（Warreth et al. 2009）。当种植体置于过小的种植窝时，常常会检测到较长的裂纹（Bartold et al. 2011）。此外，如前所述，骨疲劳会诱发成骨细胞凋亡，发生于存在微裂纹的区域，疲劳后的破骨性吸收也与成骨细胞凋亡区域相吻合（Verborgt et al. 2000）。这是由于如果施加的应变值超过骨的生理阈值，会导致塑性变形，产生大量微裂纹，进而改变骨的原有力学性能（O'Brien et al. 2005; Halldin et al. 2014）；反之，当应变低于骨的生理阈值时，则发生弹性变形。

虽然微裂纹的形成被认为是骨改建的一个重要现象（Bentolila et al. 1998），但过多的微裂纹会通过未修复的微裂纹相互连接而产生宏观裂纹（骨折）的风险（Burr et al. 1997,1998）。种植体周围的硬组织被过度挤压，会对毛细血管和神经产生有害影响，一旦破坏了它们的结构，就会发生挤压性坏死（Zizic et al. 1985）。因此植入设计、手术技术（仪器锥度）的不同决定了种植体与周围骨之间的摩擦力和机械锁合程度不同，导致植入扭矩的不同。实验表明，植入扭矩和即刻微动之间存在反比关系，特别是那些植入扭矩较小的种植体，因此一些临床医生模糊地将其解释为植入扭矩与种植体的初期稳定性成正比（Bashutski et al. 2009; Freitas et al. 2012）。最近的一项研究报道，植入扭矩越大，通过共振频率测得的初期稳定性越低，而不同的种植系统需要不同的植入扭矩以获得最佳的初期稳定性（Staedt et al. 2017）。

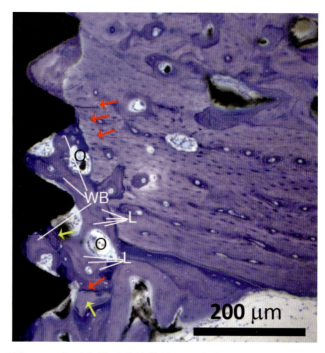

图2-5　兔动物模型种植体植入后愈合4周时的光镜图片（10×）。愈合腔内呈现明显的骨改建，重建部位在微裂纹附近（红色箭头）。骨吸收区被编织（WB）骨取代，重构了种植体表面的骨接触（二次稳定性）；随后，一些骨细胞嵌合在骨陷窝（L）中，新的初级骨单位（O）出现。细胞介导的骨吸收区域围绕在绿色虚线和种植体之间，此处发生组织重塑。MG Inhex, Ticare® implants, Mozo-Grau, Valladolid, Spain

综上所述，不建议植入扭矩过高，因为根据弹性理论，过度的应变可能会对骨反应和生物力学稳定性产生有害的影响，而生物力学稳定性主要取决于种植体的螺纹设计。理论上说，细胞介导的种植体周围原始骨的重建（吸收和融合）会导致种植体初期稳定性下降（Raghavendra et al. 2005），已有实验证实（Jimbo et al. 2014a），此时种植体的初期稳定性会下降到较低的水平。当种植体宏观设计和手术器械尺寸之间不匹配或种植体螺纹所产生的应变略大于生理极限时，细胞介导的界面骨改建会导致初期稳定性下降，后期的新骨沉积再使得种植体的稳定性逐步回升（Raghavendra et al. 2005; Jimbo et al. 2014b）。界面骨改建如图2-3、图2-5所示。

骨结合过程中的连续愈合

构建植入可吸收介质（RBM）修饰钛种植体的

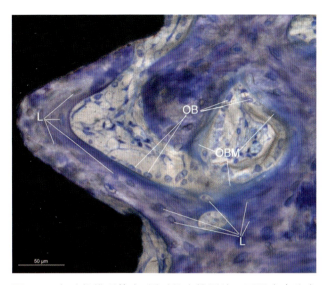

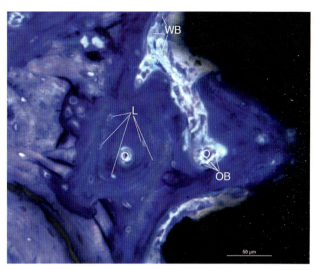

图2-6　兔动物模型体内2周时的光镜图片。可见愈合腔内未矿化的编织骨（WB）。成骨细胞（立方形）分泌有机骨基质（OBM），其染色后呈浅蓝色，邻近区域骨陷窝（L）的存在提示骨基质中存在成骨细胞（OB），并可转化为骨细胞。图片描述了该阶段细胞高度活跃。甲苯胺蓝染色。MG Inhex, Ticare® implants，Mozo-Grau, Valladolid，Spain

图2-7　兔动物模型体内4周时的光镜图片。可见编织骨（WB）逐渐被更有序的环绕初级骨单位（O）的层状骨（LB）替代，立方形的成骨细胞（OB）在骨单位腔内呈圆周状分泌有机骨基质（OBM）。层状骨内的一些腔隙呈同心圆状分布。甲苯胺蓝染色。MG Inhex, Ticare® implants，Mozo-Grau, Valladolid，Spain

兔动物模型，研究了连续愈合的3个阶段，结果如下。需要注意的是，兔实验模型的愈合过程较人类更快（Botticelli and Lang 2017）。

第2周：愈合过程仍处于初始阶段。在过渡性肉芽组织内，血管和间充质细胞加速增殖，刺激种植体周围形成不成熟的初始骨；在愈合腔中可以观察到富含细胞的未成熟骨或编织骨（WB）。高倍镜显示，在愈合腔延伸处可见编织骨，编织骨呈点状弥漫性沉积，成骨细胞分泌骨基质呈平行线状沉积。如图2-6所示，粗糙的种植体表面与新形成的编织骨之间的直接接触即为"接触性成骨"，是骨结合的第一阶段。

同时，原始骨周围形成破骨细胞，导致种植体周围的骨吸收，特别是在种植体螺纹对周围骨壁产生压力的区域，螺纹周围的初始骨为种植体提供初始固定作用，在愈合2周后发生吸收并参与新

骨形成。种植体的机械稳定性随后被生物稳定性所取代。

第4周：这一阶段的愈合过程中可见编织骨（WB）被层状骨（LB）替代，提示骨的初步重建已经开始。初级骨单位（O）的存在标志着编织骨开始改建为围绕血管的板层状骨。此外，在矿化的层状骨附近存在骨陷窝，成骨细胞分泌骨基质并沉积在骨陷窝周围，构成血管和间充质细胞营养物质的来源。此阶段的愈合情况如图2-7所示。

第8周：愈合腔内清楚显示"骨改建"过程，平行纤维板层状骨沉积，并有大量骨形成，可见初级和次级骨单位。骨新生线边界可见层状骨形成（哈弗氏系统）。加固后的骨小梁提供了承载负荷的结构（图2-8）。由于该阶段骨改建过程仍在进行，愈合腔呈现出编织骨和层状骨区域相混合的骨形态（图2-9）。

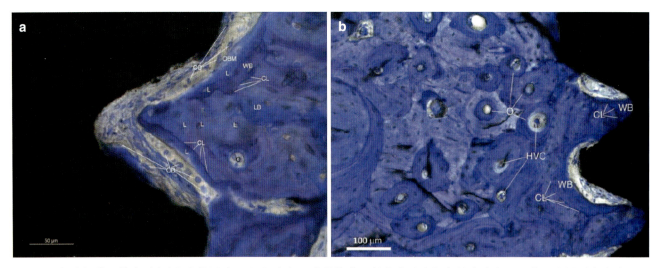

图2-8 兔动物模型体内8周时的光镜图片。（a）在邻近种植体表面的愈合腔内仍有骨改建发生，表现为同时存在编织骨（WB）、成骨细胞（OB）分泌浅蓝染色的有机骨基质（OBM）以及内嵌骨细胞的骨陷窝（CL）。编织骨被含有初级骨单位（O）的层状骨包绕，表明编织骨开始改建为围绕血管的层状骨，并以区分矿化区与非矿化区的"新生线"消失为标志。（b）初级和次级骨单位（O）及其哈弗氏管（HVC）清晰可见。在该阶段，成熟骨已能够承受负荷。甲苯胺蓝染色。MG Quattro, Ticare® implants，Mozo-Grau, Valladolid, Spain

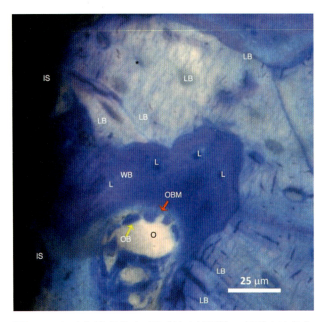

图2-9 兔动物模型体内8周时的光镜图片。骨形态为染色更深的编织骨（WB）和包绕骨单位（O）染色较浅的层状骨（LB）相混合。随着层状骨改建，种植体表面（IS）有新骨形成。浅蓝色标记的成骨细胞（OB）沿骨单元腔（黄色箭头）周缘分布，在有机骨基质（OBM）（红色箭头）沉积之后，层状骨（黑色星号）中可见骨细胞的存在，并嵌合于骨陷窝（L）中。甲苯胺蓝染色。MG Quattro，Ticare® implants，Mozo-Grau, Valladolid, Spain

第3章 取自人体颌骨的早期和即刻负重种植体的组织学评价

Histological Evaluation of Early and Immediately Loaded Implants Retrieved from Human Jaws

Giovanna Iezzi, Adriano Piattelli, Antonio Scarano,
Marco Degidi, Jamil Awad Shibli, Carlo Mangano,
Vittoria Perrotti

缩写

BIC	骨–种植体接触率
DLMS	直接激光金属烧结
HA	羟基磷灰石
ZrO$_2$	氧化锆种植体

关键信息

- 取出的牙种植体是评估人类骨组织的短期和长期反应以及证实体外和动物实验结果的唯一途径。因此，研究与周围骨组织结合良好的牙种植体是至关重要的。

- 就骨反应而言，粗糙程度中等的种植体表面应该是最好的。

- 种植体负重改变了种植体周围骨组织的微观结构。

- 即刻负重不会影响种植体界面矿化组织的形成，并且可能对种植体周围骨反应产生有益影响。

- 骨结合是一个动态持续过程，并且随着时间的推移，种植体周围的骨组织会排列得更为有序；这些有序排列是通过成熟层状骨内的多重骨重塑区反映出来的，表明在长期负重过程中存在多个骨重塑周期。

- 即使在负重30年后，取出的种植体界面上也发现了排列整齐、矿化的层状骨重塑。

- 骨改建是种植体长期支持功能性负荷的前提条件。

- 随着时间的推移，骨–种植体接触率（BIC）和骨的力学性能趋向于增加，骨组织倾向于适应负重以提高其生物力学性能。

- 在所有骨结合良好的种植体中，均发现了良好的骨–种植体接触，矿化、成熟的层状骨与种植体表面紧密接触，在种植体周围的所有区域，没有上皮细胞迁移或结缔组织形成的迹象。

- 在我们的标本中，骨–种植体接触率变化很大，从32%～37%到90%～95%以上。这一事实意味着，种植体在不同程度的骨结合中，都能成功地行使功能，即使BIC较低的种植体也是稳定和骨结合良好的，并且能够承受长期负重。

- 在未负重种植体的螺纹底部以及负重种植体的螺纹顶部均没有发现矿化骨。

G. Iezzi · A. Scarano · V. Perrotti
Department of Medical, Oral and Biotechnological Sciences,
University of Chieti-Pescara, Chieti, Italy
e-mail: gio.iezzi@unich.it; ascarano@unich.it; v.perrotti@unich.it

A. Piattelli (✉)
Department of Medical, Oral and Biotechnological Sciences,
University of Chieti-Pescara, Chieti, Italy

Biomaterials Engineering, Catholic University of San Antonio of
Murcia (UCAM), Murcia, Spain

Villa Serena Foundation for Research, Città S. Angel, Pescara, Italy
e-mail: adriano.piattelli@unich.it

M. Degidi
Private Practice, Bologna, Italy
e-mail: info@degidi.it

J. A. Shibli
Department of Periodontology and Oral Implantology, Dental
Research Division, Guarulhos University (UnG),
Guarulhos, SP, Brazil

C. Mangano
Department of Dental Sciences, Dental School, San Raffaele
University, Milan, Italy

© Springer Nature Switzerland AG 2019
M. Peñarrocha-Diago et al. (eds.), *Atlas of Immediate Dental Implant Loading*, https://doi.org/10.1007/978-3-030-05546-2_3

- 种植体周围骨中有骨细胞（骨的机械传感器），与未负重的种植体相比，负重种植体周围骨细胞的数量明显更多。
- 负重种植体周围的骨小梁数量和厚度明显增加。

引言

形成骨结合的牙种植体已被证实在符合临床适应证的条件下可获得长期成功，其存留率和成功率均很高，但仍然有些出现失败（Degidi et al. 2009a, b, 2010a; Erkapers et al. 2011; Salvi et al. 2004）。体外实验能够帮助我们找到一些答案（Gandolfi et al. 2015）。学者们开展了许多动物实验对不同的种植体形状、种植体表面形貌、负载条件、骨质量和数量等进行研究（Abrahamsson et al. 2004; Cesaretti et al. 2018; Han et al. 2014; Kuroshima et al. 2015; Piattelli et al. 1998, 2002, 2003; Quaranta et al. 2008; Steigenga et al. 2004; Yamamoto et al. 2014）。虽然这些研究很有价值，但它们提供的数据结果并不足以直接反映至人体情况。因此，对取自人体的种植体进行研究是非常重要的（Coelho et al. 2009; D'Avila et al. 2010; Degidi et al. 2003a, b, c, 2008, 2009c, 2010b; Di Stefano et al. 2006; Iezzi et al. 2007, 2009b, 2012, 2016; Mangano et al. 2009, 2015, 2017a, b; Piattelli et al. 2014; Proussaefs et al. 2002; Rocci et al. 2003; Romanos et al. 2005; Scarano et al. 2004, 2006; Shibli et al. 2008; Traini et al. 2014; Uehara et al. 2004）。许多技术和生物学问题可能会导致这些种植体被取出（种植体骨结合不佳或种植失败），例如可动度、骨折、种植体周围炎、骨吸收、感染等（Mangano et al. 2015; Traini et al. 2014）。种植失败也可能由其他原因造成，如心理因素、无法完成修复、错位、疼痛、感觉异常、无法满足美学和口腔卫生的位置要求、无法适应不断变化的修复需求，或者在尸检时取出（Proussaefs and Lozada 2004; Rocci et al. 2003）。在后面这些情况下，取回的种植体都表现出良好的骨支抗。伦理委员会批准的研究方案中包括使用尺寸较小的实验性种植体（微型种植体）或临时种植体来支持临时过渡修复（D'Avila et al. 2010; Mangano et al. 2009）。在所有这些病例中，骨支抗作用为骨–种植体接触提供了重要的生物学依据。因此，评估这些不同类型的种植体对于了解种植体周围组织（软组织和骨）在种植失败中的特征是非常有意义的（Albrektsson 2008; Coelho et al. 2009; Traini et al. 2014）。最初是基于组织学定义了骨结合概念，但目前还没有骨结合的组织形态计量学诊断，因为我们尚不知道达到骨结合要求时种植体所需的骨–种植体接触率（BIC）的精确值（Iezzi et al. 2016; Mangano et al. 2015）。对回收的大量种植体进行组织学和组织形态计量学评估能有助于在这方面给出一些答案（Coelho et al. 2009; Iezzi et al. 2016）。意大利基埃蒂–佩斯卡拉大学的种植体回收中心自1988年以来一直对此进行研究，他们对大量回收自人体的种植体进行处理，获得薄层研磨切片，从组织学和组织形态计量学进行评估。

本章节我们将基于长达30年的研究经验分析不同特征的种植体，包括经不同负载时间后取出的种植体、羟基磷灰石涂层的种植体、从植入部位取出的种植体、从拔牙位点取出的种植体、患有代谢性疾病如骨质疏松症患者体内的种植体、从吸烟者体内取出的种植体，研究种植体周围软组织以及即刻负重对种植体周围骨反应的影响。

种植体表面

初期愈合是种植体骨结合过程中的一个阶段，主要受种植体表面特性的影响（Abrahamsson et al. 2004; Degidi et al. 2009c, 2010c; Gandolfi et al. 2015; Mangano et al. 2017a, b; Piattelli et al. 2014）。在表面粗糙的情况下，骨–种植体接触率（BIC）增加（Mangano et al. 2015, 2017a, b; Piattelli et al. 2002）。BIC的大小在种植体的长期存活中起极其重要的作用（Iezzi et al. 2016; Mangano et al. 2015; Sagirkaya et al. 2013）。当种植体植入骨内后会引起一连串的生物学反应：成骨细胞募集并迁移到种植体表面，然后新骨形成，这导致矿化界面基质的

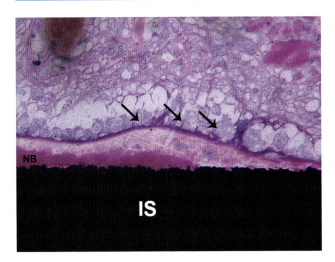

图3-1　新骨（NB）与种植体表面（IS）紧密接触。成骨细胞的边缘（箭头）正在种植体表面沉积类骨基质（接触成骨）（酸性品红-甲苯胺蓝染色200×）

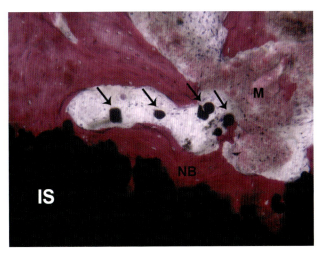

图3-2　新骨（NB）生长在种植体表面（IS）的不规则性。可见少数从种植体表面脱落的小颗粒（箭头）。在远离种植体表面的位置，存在一层尚未矿化的基质（M）（酸性品红-甲苯胺蓝染色100×）

形成，随后是骨改建过程（Gandolfi et al. 2015; Iezzi et al. 2016; Mangano et al. 2015）（图3-1）。需要强调的是，种植体的表面特性并不是种植体获得持久支抗的唯一要求。种植体材料、骨量和骨密度、手术操作、表面特性、种植体设计、种植体负重等均与种植体的长期稳定性有关。BIC可用于评估植入种植体的稳定性，高于50%似乎是令人满意的，但有报道指出，即使在数年或数十年的负载后，稳定的种植体周围BIC值仍较低（Coelho et al. 2009; Iezzi et al. 2016; Mangano et al. 2015）。逆向扭矩值

（RTV）用于描述种植体对骨的锚定，该值越高，骨-种植体界面的生物力学强度越大（Degidi et al. 2010b; Scarano et al. 2006）（图3-2）。如我们所说，在人体试验中得到的结果比在动物或体外实验中得到的结果更可靠。然而，有些研究可以用动物模型来进行（Cesaretti et al. 2018; Han et al. 2014; Piattelli et al. 1998; Quaranta et al. 2008; Vandamme et al. 2007），例如，不同宏观和微观结构的种植体的RTV评估和体外研究有助于了解不同类型细胞在接触不同种植体表面形貌时的生物学反应（Gandolfi et al. 2015）。

每种表面都应该用代表高度和空间的参数组合来描述（Albrektsson 2008）。Albrektsson（2008）报告显示，Sa值为1.5μm、SDR值为50%的中等粗糙度表面显示出最好和最强的骨结合。

机械加工表面

机械加工表面在过去是最常用的，也被称为车铣面或光滑面。扫描电子显微镜观察显示，由于车铣过程中产生的沟槽和脊线，使表面存在轻微的粗糙度。机械加工表面的主要特征之一是骨生长模式以远距成骨为特征，即骨向种植体表面生长（图3-3）（Mangano et al. 2017b）。

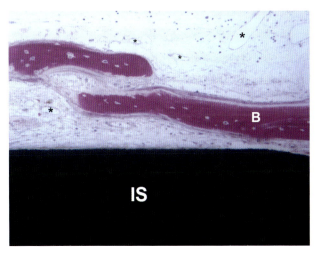

图3-3　机械加工表面的种植体。骨（B）向种植体表面（IS）生长：跳跃成骨。在远离种植体表面的骨间隙内有许多新生血管（*）（酸性品红-甲苯胺蓝染色100×）

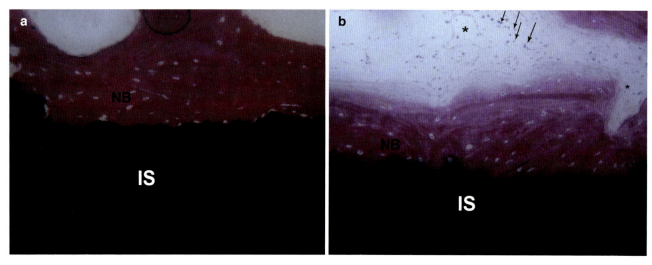

图3-4　（a）新生骨（NB）填充了喷砂种植体表面（IS）的不规则区域。（b）新生骨（NB）与喷砂种植体表面（IS）紧密接触，可见到少量血管（＊）和大量基质细胞（箭头）（酸性品红-甲苯胺蓝染色100×）

喷砂表面

　　喷砂指用不同类型的喷砂剂或磨砂剂对金属表面进行喷砂处理，这一过程受到所用颗粒的数量和大小的影响。通过使用诸如氧化铝（Al_2O_3）或氧化钛（TiO_2）之类的喷砂剂使种植体表面变得不规则。由于喷砂过程采用的技术不同，不同种植体表面在扫描电子显微镜下的表面形貌差异很大。体外研究表明，成骨细胞在喷砂表面具有较高的黏附、增殖和分化能力。在比较喷砂表面和机械加工表面的组织学研究中发现前者有更高的BIC值（Iezzi et al. 2012）。然而，喷砂过程会在种植体表面留下残存颗粒，这可能会影响骨愈合过程（Piattelli et al. 2003）。一些研究人员认为，铝离子可通过拮抗钙离子来影响成骨；而另一些研究人员则认为，组织学方面的数据不能提供充足的证据来支持种植体表面残留的氧化铝颗粒，可能影响钛种植体的骨结合（Piattelli et al. 2003）。粗糙的喷砂表面周围的骨生长模式以"接触式成骨"为特征，即成骨细胞直接在种植体表面沉积类骨质（Piattelli et al. 2002）（图3-4a，b）。这种骨生长模式可以在种植体界面更早、更多地成骨（Mangano et al. 2017a，b）。

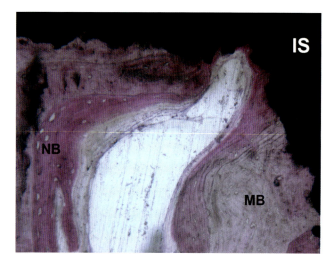

图3-5　种植体植入数年后，成熟骨（MB）和新生骨（NB）与等离子喷涂种植体表面（IS）接触（酸性品红-甲苯胺蓝染色100×）

等离子喷涂表面

　　等离子喷涂表面已经在整形术中使用了数十年。通过在钛表面上喷涂热熔融金属来制备种植体，其表面具有不规则大小和形状的凹陷凸起和气孔，使得种植体表面积扩大6～10倍。这种涂层上可以观察到骨的形成，其表面形貌通过生物力学的方式改善了种植体在骨组织中的稳定性（Piattelli et al. 1998）（图3-5）。其缺点是钛颗粒会在种植体植入后从涂层中脱落，但相关影响尚不清楚。

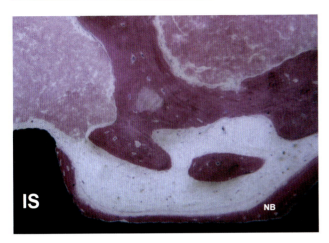

图3-6 新生骨（NB）在酸蚀种植体表面（IS）的螺纹内生长（接触成骨），但与骨小梁分离（酸性品红-甲苯胺蓝染色100×）

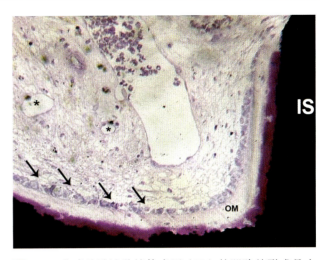

图3-7 在喷砂酸蚀种植体表面（IS）的凹陷处形成骨小梁。成骨细胞（箭头）正在沉积尚未矿化的类骨质基质（OM）（接触成骨）。在骨髓腔中，可以观察到大小不同的血管（*）（酸性品红-甲苯胺蓝染色100×）

酸蚀表面

酸的使用是为了清除喷砂后种植体表面的残留物，使表面处理更加均匀，并减少钛基底金属的损耗（Degidi et al. 2003c）。使用不同组分的含盐酸（HCl）、硫酸（H_2SO_4）、氢氟酸（HF）和硝酸（HNO_3）的混合液水浴。酸蚀过程受所用酸、水浴温度和酸蚀时间的影响。这类种植体表面的骨生长模式为"接触式成骨"（Degidi et al. 2003c）（图3-6）。

喷砂酸蚀表面

喷砂酸蚀表面是通过喷砂（产生宏观纹理）和酸蚀（产生微观纹理）的组合步骤获得。与等离子喷涂涂层种植体相比，喷砂酸蚀种植体在更早的时间点具有更高的BIC。喷砂酸蚀表面显示出较高的骨传导特性，具有诱导细胞增殖的能力（Iezzi et al. 2016）（图3-7）。

阳极氧化表面

阳极氧化表面是通过修饰种植体表面的氧化层的结构而不是沉积砂粒获得。将钛试件浸没在电解质中，施加电压来制备阳极氧化表面。所得表面呈

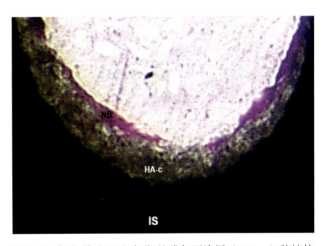

图3-8 新生骨（NB）与羟基磷灰石涂层（HA-c）种植体表面（IS）接触（酸性品红-甲苯胺蓝染色100×）

现出不同直径大小的微孔（Rocci et al. 2003）。

羟基磷灰石（HA）涂层

羟基磷灰石涂层处理后钛表面的粗糙度和表面积增大，其原理与等离子喷涂钛表面相似（图3-8）。我们观察到HA与骨直接结合，HA-骨界面的结合强度大于钛-骨界面的结合强度，甚至高于钛等离子喷涂表面。此外，通过狗动物模型观察发现，HA-骨界面的骨形成和骨成熟加速。HA涂层可促进间隙愈合，即种植体与骨之间空间的愈合。HA涂层的优点是表面积、粗糙度增加，初始稳定性

也增加，骨-种植体界面更坚固，界面愈合更快，间隙愈合更快、金属腐蚀更少。然而，涂层在种植体植入时可能会剥落或破损，特别是在密质骨中。如果发现种植体表面涂层暴露在牙槽骨外，例如在种植体颈部周围骨吸收的情况下，表面粗糙度的增加可能会增加细菌定植的风险。与无涂层种植体相比，有涂层的种植体的成本也有所增加（Iezzi et al. 2009a; Proussaefs and Lozada 2004）。

氧化锆

氧化锆因其良好的生物相容性、美观性和机械性能而被用于种植。ZrO_2种植体具有生物相容性、生物惰性，并且不透射线，对腐蚀、弯曲和折断具有高抗力。据报道，ZrO_2种植体与骨和软组织的接触性能与钛种植体相似，并且ZrO_2既可以用于制作完整的种植体，也可以用作涂层（Scarano et al. 2004）。

生物陶瓷分子浸渍

纳米层面的种植体表面可以调节黏附至种植体的蛋白特性，纳米级结构为胞外基质提供了天然的纳米纤维支持网。与微米级粗糙的种植体表面相比，采用纳米级物理生物陶瓷处理后的种植体表面具有更高的BIC和扭矩。应用纳米技术改变种植体表面的质地和化学结构可能会导致不同的细胞行为，即前成骨细胞和成骨细胞的黏附、趋向、移动和表面抗原的改变。此外，纳米结构的特征也可能影响整合素结合蛋白的吸附和构象，从而改变结合位点的适配性和整合素的信号传导（Scarano et al. 2003）。

直接金属激光烧结种植体表面

我们过去的研究表明，直接金属激光烧结（DMLS）可在种植体表面生成复杂的几何结构，表现出良好的骨传导性能（Mangano et al. 2009）（图

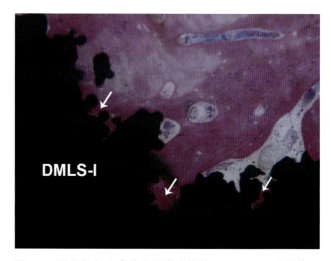

图3-9　骨组织长入直接金属激光烧结（DMLS-I）种植体表面不规则处（箭头）（酸性品红-甲苯胺蓝染色100×）

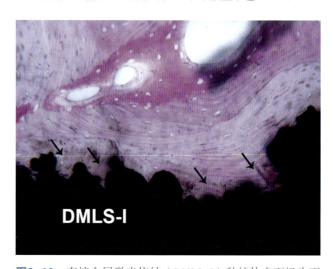

图3-10　直接金属激光烧结（DMLS-I）种植体表面极为不规则，但其凹槽（箭头）周围和内部均有骨生长（酸性品红-甲苯胺蓝染色100×）

3-9）。在DMLS种植体表面培养的细胞密度与在粗糙表面相似，但低于机械加工表面的细胞密度。此外，有研究表明，经过DMLS处理过的种植体，其弹性模量接近骨的弹性模量，能更好地适应骨的弹性形变（图3-10）。DMLS种植体不仅使应力屏蔽效应最小化，而且提高了种植体的长期成功率。这些观察结果表明，DMLS技术是一种用商业纯钛或合金生产种植体的经济有效方法（Mangano et al. 2009）。

不同时间段取出的种植体

骨骼经历重塑，从最初的编织骨转变为具有

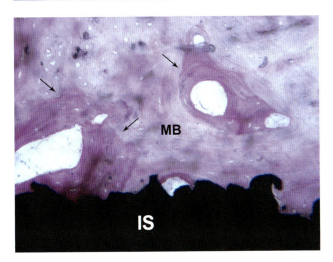

图3-11 板层状的成熟骨（MB）及其骨重塑区（反转箭头）与种植体表面（IS）紧密接触（酸性品红-甲苯胺蓝染色100×）

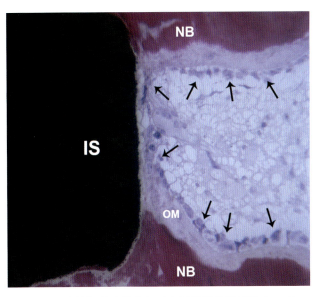

图3-12 成骨细胞（箭头）正在沉积类骨质基质（OM），其与种植体表面（IS）和新生骨（NB）接触。在类骨质中，少数成骨细胞会被包裹起来，转变为骨细胞（酸性品红-甲苯胺蓝染色200×）

板层结构的骨，呈现出更高的组织化程度（Coelho et al. 2009; Di Stefano et al. 2006; Iezzi et al. 2016; Kuroshima et al. 2015; Mangano et al. 2015; Vandamme et al. 2007, 2008）。随着时间的推移，种植体周围越来越多区域改建，骨的组织化程度更高（Coelho et al. 2009; Iezzi et al. 2009b, 2016）（图3-11）。一般来说，口腔种植体界面形成矿化骨需要3~4个月的骨下愈合时间，有报道称较早的种植体负重可以用于确定骨-种植体界面处是否出现纤维组织。另一方面，有学者报道，在过去的20年里，植入高质量骨中的早期和即刻负重种植体，在临床、放射学和组织学上都显现出高水平的骨结合能力，这种骨结合水平与标准植入方案中的骨结合水平相似（Cesaretti et al. 2018; Degidi et al. 2007a, b; Eccellente et al. 2010; Gapski et al. 2003; Iezzi et al. 2016; Linkow and Miller 2004; Romanos 2004）（图3-12）。Cesaretti等（2018）发现与即刻负重种植体相比，延期负重种植体的BIC值更高，Sagirkaya等（2013）的分析报道了同样的结果。我们过去的实验结果表明，与对照组的埋置式种植体相比，即刻负重的种植体骨结合质量更佳（Piattelli et al. 1998）。一项人体试验也报道了类似的结果（Degidi et al. 2009c）。此外，有文献报道，早期

和即刻负重种植体有非常高的存留率（Degidi et al. 2009a, 2010a）。在不影响种植体长期稳定的情况下缩短愈合时间，对大多数患者都是有益的，因为许多患者戴临时修复体感到不适。即刻负重是一种可行且成功率高的治疗方案。然而，从临床试验到推广应用于口腔科的常规治疗应该非常谨慎，因为在大多数试验中，纳入标准非常严格，需要符合条件的种植治疗受试者，而且对临床医生的操作技能有很高的要求。我们认为种植体的初期稳定性和减少微动是即刻负重种植体成功的主要因素（Degidi et al. 2010c）。在种植体的即刻负重情况下，种植体螺纹提供的宏观固位可以降低种植体移动的风险。侧向力极小的刚性夹板减少了早期愈合阶段的微动量，使种植体对有害的微动具有更强的耐受性。骨愈合过程受到局部机械负荷的影响较大。在取自人体的骨结合良好的种植体标本中，可以观察到种植体周围是哈弗氏系统组成的层状骨，靠近种植体表面的哈弗氏系统主要由平行骨板构成，这是因为骨改建过程是从种植体表面由内向外进行的（Iezzi et al. 2016, Mangano et al. 2015）。一些学者还发现，

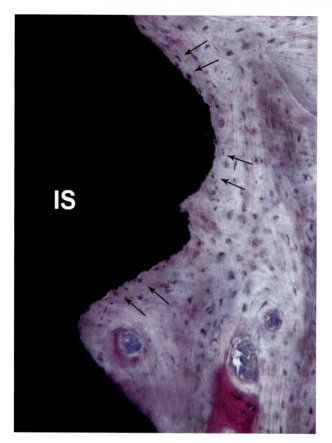

图3-13 许多骨细胞（箭头）出现在种植体周围骨中，非常接近种植体表面（IS）（酸性品红-甲苯胺蓝染色100×）

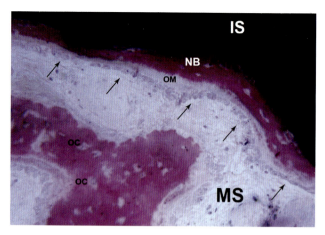

图3-14 种植体表面（IS）依次排列着新生骨（NB）以及成骨细胞（箭头）新沉积的类骨质基质（OM）。骨髓间隙（MS）中可见含较宽骨细胞陷窝（OC）的新生骨小梁（酸性品红-甲苯胺蓝染色200×）

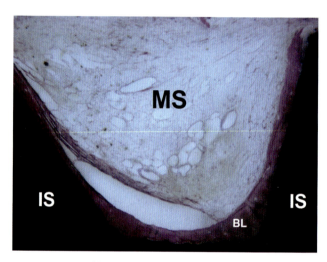

图3-15 种植体植入低质量的骨中。可见与种植体表面（IS）接触的薄层骨板（BL）以及大的骨髓间隙（MS）和其中存在的疏松结缔组织（酸性品红-甲苯胺蓝染色100×）

在透射电子显微镜下，胶原纤维的走向与种植体表面平行（Shah et al. 2014）。机械刺激能调节细胞分裂和分化，进而影响组织类型和结构。许多骨细胞位于种植体表面附近，提示它们作为机械传感器的重要性（Piattelli et al. 2014; Shah et al. 2014）（图3-13）。控制良好的种植体负重可加速种植体界面上矿化组织的形成（Vandamme et al. 2007, 2008）。临床上成功的骨结合种植体的组织学证据在文献中很少见，尤其是1年以上功能性负荷后的种植体（Coelho et al. 2009; Di Stefano et al. 2006; Iezzi et al. 2009a, b, 2012, 2016; Mangano et al. 2015; Piattelli et al. 2014; Proussaefs and Lozada 2002; Scarano et al. 2004; Traini et al. 2014）。此外，在不同时间段评估界面处的骨愈合均匀度也是有作用的。随着时间的推移，骨骼的硬度和弹性模量趋于增加，这一事实表明，骨结合是一个动态过程。在适应了功能负荷的刺激以后，整体骨骼的生物力学得以改善

（Piattelli et al. 2014）。

与即刻负重种植体相关的组织学研究证实，即刻负重在骨愈合过程中没有产生不良影响。组织学证据表明，即使愈合时间较短（4周、6周、8周），仍可在界面上观察到矿化组织的形成（图3-14）（Degidi et al. 2008, 2009c）。即使在骨质较差的部位，也能观察到较高的骨-种植体接触率（Mangano et al. 2017b）（图3-15）。在松质骨区，形成近乎连续的薄壳状新骨覆盖于种植体表面。矿化组织覆盖大部分的种植体表面，未见异物或炎症

反应。种植体周围区域存在骨重塑。对即刻负重的种植体界面进行组织学和组织形态计量学分析发现，植入较差骨质的人体种植体，其BIC百分比较高（Mangano et al. 2017a, b）。

综上所述，取自人体的临床上稳定的即刻负重种植体界面观察显示，无论是上颌还是下颌，无论种植体设计是否相同，即刻负重均能在种植体界面处形成新骨。因此，在早期负重和即刻负重的种植体中获得高BIC百分比是可行的（Degidi et al. 2008; Mangano et al. 2017a, b）。

植入质量较差骨中的种植体

影响口腔种植体长期成功率的一个重要因素是种植区骨的质量。种植要避开颌骨后部区域，因为该处的骨质量差，且承受咀嚼力大，种植失败率较高。Sagirkaya等（2013）对取自人体种植体进行综合分析发现，下颌种植体（70.97%）的平均BIC高于上颌（53.24%），下颌前部（79.42%）高于下颌后部（69.14%）。他们总结认为，下颌种植体BIC较上颌高出约25%是由于下颌骨的骨密度较高。他们还发现，下颌前部种植体的BIC较下颌后部高10%，上颌前部种植体的BIC较上颌后部高25%～30%（Sagirkaya et al. 2013），由此得出结论，BIC在一定程度上与区域骨密度有关。Albrektsson（2008）在一项对700多颗取自人体种植体的回顾性研究中发现，上颌种植体的平均BIC>50%，而下颌种植体的平均BIC>75%。然而学者强调，并不确定BIC较高的种植体是否比BIC较低的种植体有更高的临床远期成功率。在低骨密度部位的种植被认为存在很大的潜在风险，而且大多数种植失败都出现于初始骨密度很低的部位。提高早期骨内整合率是提高种植成功率的关键。种植体表面微结构在骨结合的早期阶段越来越重要，一些表面微形貌甚至在低骨密度区也表现出良好的接触成骨特性，能使种植体表面被骨层覆盖，作为强化骨形成和骨改建的基础，即使在骨质不佳部位也能观察到较高的BIC（Mangano et al. 2017a）。

羟基磷灰石涂层种植体

钛表面涂覆一层羟基磷灰石（HA）可提高骨结合率，加快与骨组织的附着，增强骨结合，缩短愈合时间，提高骨界面强度，使负重应力向周围骨分散，并更好地保持骨高度。多年来，人们一直在关注涂层的降解。据推测，羟基磷灰石的吸收可能会在种植体和骨之间产生间隙，从而导致机械性不稳定。涂层老化可能会削弱骨结合，进而导致种植失败（Proussaefs and Lozada 2004）。涂层在体内的长期完整性以及涂层溶解脱落可能暴露钛基底金属问题一直被学者们探讨，因为这会对种植体-骨界面的稳定性产生不利影响。涂层的破裂可能会产生颗粒状物质，从而引起巨噬细胞吞噬反应或异物反应。此外，种植失败与涂层丧失完整性有关，对失败股骨颈假体羟基磷灰石涂层的研究显示了涂层降解后与骨分离的现象。羟基磷灰石涂层的优势持续时间尚不清楚。组织学证据已经描述了涂层从钛表面溶解脱落的现象。对于羟基磷灰石涂层的丢失是否会损害种植体的骨结合，仍存在一些争议（Iezzi et al. 2009a）。多孔羟基磷灰石通过物理化学溶解和细胞介导的吞噬作用被吸收，额外溶解可能是由于募集至表面的巨噬细胞产生的吞噬和酶作用。然而，组织学研究表明，经过多年的使用，羟基磷灰石涂层种植体持续表现出较高的BIC百分比（Iezzi et al. 2009a）。这一事实似乎支持了这样的观点，即尽管涂层丢失，羟基磷灰石涂层种植体仍保持了足够的稳定性。在一些标本中，羟基磷灰石涂层几乎完全吸收但并没有干扰骨结合过程（Iezzi et al. 2009a）。在这些病例中，羟基磷灰石涂层的吸收可能没有太多的临床意义，因为种植体骨结合仍能提供足够的功能。在羟基磷灰石涂层的种植体中，在靠近种植体表面的地方观察到了哈弗氏系统，这显示了种植体周围骨的生理性重塑活动（Iezzi et al. 2009a）。没有观察到从涂层中分离的羟基磷灰石颗粒导致的相关异物反应（Iezzi et al. 2009a），这些颗粒总是被骨组织包绕。

骨质疏松症患者的种植体

骨质疏松症是一种影响骨组织质量，导致容易骨折的疾病。虽然动物实验已经证实了骨质疏松对骨结合的有害影响，但并没有临床研究表明种植失败和骨质疏松之间存在明显的关联。骨质疏松症对种植体周围骨的影响在于松质骨体积和BIC的减少，从而减少了支持种植体的骨组织。然而，在人体试验中发现，骨质疏松症和非骨质疏松症受试者的BIC相似（Shibli et al. 2008）。总之，取自人体种植体的组织形态计量学研究结果表明，至少在骨结合建立之后，骨质疏松症不是种植手术的绝对禁忌证（Shibli et al. 2008）。

拔牙后即刻种植

成年人拔除所有牙齿后，牙槽突将会萎缩。一颗或多颗牙齿拔除后，牙槽嵴的高度和宽度会发生明显变化。拔牙后的愈合过程显示颊侧牙槽嵴比舌侧/腭侧吸收更明显。因此，从维度来看，拔牙后牙槽窝的吸收和重塑可能会导致种植骨量不足。将种植体植入拔牙窝时，成骨和骨吸收反应已经启动，这种模式有助于增强愈合能力（Paolantonio et al. 2001）。拔牙后即刻种植是在拔牙的同时将种植体植入拔牙窝。拔牙后即刻种植有几个优点，例如手术步骤较少、保存骨体积以及缩短修复所需的时间（Degidi et al. 2007b）。拔牙后即刻种植的其他优点包括：

（1）缩短缺牙时间。
（2）降低治疗成本。
（3）改善患者的心理健康。
（4）减少治疗时间，减少手术操作和并发症。
（5）最佳的美学效果，精确的定位和角度，使种植体位置更容易确定。
（6）改善未来修复的生物力学性能。

多项临床研究表明，拔牙后即刻种植可以获得非常高的远期成功率（超过90%）。此外，许多实验研究已经证实，在动物体内，即刻种植可以获得较高的骨–种植体接触率（Degidi et al. 2007b; Paolantonio et al. 2001）。即刻种植的主要缺点之一是种植体颈部牙槽骨会有一定的吸收，软组织可能会填补颈部的空间，在种植体骨结合中造成一些问题。拔牙后即刻种植时，通常需要使用生物材料和膜进行引导骨再生。然而，在一项组织学研究中，种植体植入新鲜拔牙窝且不使用生物膜，与植入愈合后成熟的牙槽骨相比，两组之间的临床和影像学参数没有显著差异，组织切片的任何区域也不存在骨吸收（Paolantonio et al. 2001）。

植骨部位的种植体

通过骨–种植体界面处的组织学检查，可以更好地评估上颌窦底提升骨增量术的成功率。在上颌窦底提升骨增量术中成功的种植体，其骨结合的特点是在种植体界面处有大量的新骨形成，从而为种植体的机械支撑和骨结合提供足够的骨量（Scarano et al. 2004）。骨替代材料要能够与钛种植体整合。关于上颌窦底提升手术最关键的问题之一是，植入骨替代材料后获得的再生骨是否能够与种植体形成骨结合。其他关键问题有：种植体植入提升后的上颌窦内，其表面与周围骨直接接触的范围在多大程度上会出现功能性骨结合；在功能性负重后，种植体骨结合是否能长期保持稳定（图3-16）。据报道，在几个月至几年不等的时间后，从上颌窦取出的种植体具有非常高的BIC（Iezzi et al. 2007; Scarano et al. 2004）。所有的这些种植体都有骨结合，并且在多年的功能性负重后仍然保持骨结合（Iezzi et al. 2007; Scarano et al. 2004）（图3-17）。有研究认为，移植物颗粒与种植体表面接触会降低种植体的机械支撑力。然而，在报道中，没有观察到移植物颗粒和种植体表面之间的接触（Iezzi et al. 2007; Scarano et al. 2004）。由于没有观察到移植物颗粒与种植体表面之间有接触，种植体周围骨中移植物颗粒的持续存在似乎不会危及种植体的骨结合，而

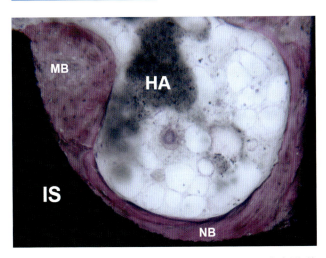

图3-16 界面上新生骨（NB）和成熟骨（MB）与螺纹外形完全嵌合无间隙。骨髓腔内可见疏松结缔组织，以及部分吸收的、与种植体表面（IS）无接触的合成羟基磷灰石（HA）残留物（酸性品红-甲苯胺蓝染色100×）

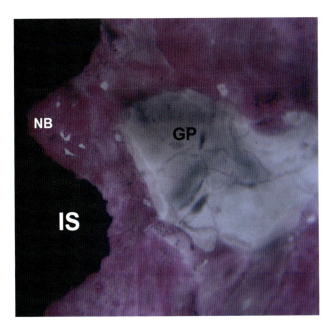

图3-17 植入植骨部位的种植体。可见与种植体表面（IS）接触的新生骨（NB）。在远离种植体表面处存在残留的异种骨移植物颗粒（GP）（酸性品红-甲苯胺蓝染色200×）

且移植材料的完全吸收不是在界面处形成骨和种植体结合所需的先决条件（Iezzi et al. 2007; Scarano et al. 2004）。另外，为了保持移植区域的初始形态，移植材料的不完全吸收甚至是有利的。从植骨后的上颌窦中取出的组织学样本，有助于阐明随时间推

移生物材料吸收的问题，以及获得和维持再生骨与种植体骨结合的潜力。临时种植体有助于帮助患者避免戴假牙带来的不便，而且它们在取出后可以提供珍贵的信息（Iezzi et al. 2007）。

吸烟者体内的种植体

已有在多个组织学动物模型评估了吸烟对种植体周围骨的影响。大多数研究都认同吸烟对骨愈合、BIC和骨密度有不利影响。吸烟通过抑制成骨前体细胞的增殖来延迟正常的骨愈合过程。香烟烟雾由4000多种毒素组成，这些毒素有可能破坏种植体周围的骨愈合。尼古丁、一氧化碳、亚硝胺、苯、醛和氰化氢等毒素已被证实会影响骨愈合。尼古丁是一种有效的血管收缩剂，不仅能减少种植体部位的血流量和营养物质输送，而且能抑制成纤维细胞、红细胞和巨噬细胞的增殖。一氧化碳会降低红细胞的携氧能力，而氰化氢则会导致缺氧。取自人体的样本中，吸烟者的BIC百分比明显较低（图3-18）。吸烟使伤口修复速度趋于变慢。此外，吸烟降低了绝经妇女的骨形成速度，增加了骨破坏速度。吸烟抑制了骨保护素水平，导致种植体周围成骨减少（图3-19）。然而，吸烟对骨骼愈合产生有害影响的确切机制仍不清楚（D'Avila et al. 2010）。

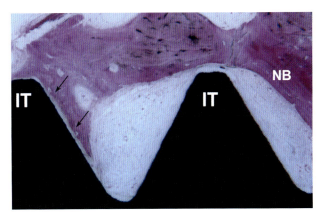

图3-18 植入吸烟者体内的种植体。种植体螺纹（IT）周围可见低质量新生骨（NB），只有小部分在界面处与种植体表面（箭头）有接触（酸性品红-甲苯胺蓝染色40×）

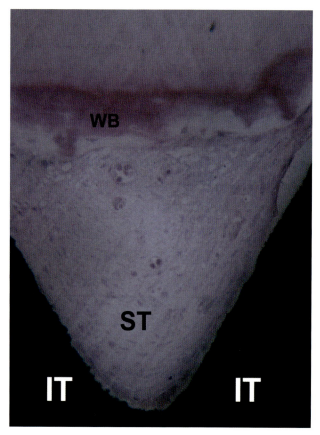

图3-19　种植体螺纹（IT）内有软组织（ST）。种植体周围编织骨（WB）不与种植体表面接触（酸性品红-甲苯胺蓝染色100×）

即刻负重的基本概念

即时负重的概念是在50多年前引进骨内叶状种植体时提出的（Linkow and Miller 2004）。可以在文献中找到临床成功的种植体骨结合的组织学证据（Coelho et al. 2009; Degidi et al. 2003a, b）。对由人体取出的承受长期功能负荷种植体的评估是极其重要的（Di Stefano et al. 2006; Iezzi et al. 2012, 2016; Proussaefs et al. 2002）。一般认为，即刻负重易在界面处产生纤维组织性修复。因此，最关键的问题是，在骨中具有较高初期稳定性的种植体是否能够即刻负重，且不在界面处形成纤维组织。初期稳定性是即刻负重的一个非常重要的因素（Yamamoto et al. 2014）。种植体的稳定性与种植体几何形状、

种植体长度、表面形态、种植体夹板、咬合功能负荷的控制、骨质量、患者种植部位的大小以及患者有无不良习惯（例如磨牙症）等有关（Yamamoto et al. 2014; Mangano et al. 2017a）。一些组织学报告指出，在人体和动物实验中早期和即刻负重的种植体界面上出现矿化组织。具体来说，在猴（Piattelli et al. 1998; Quaranta et al. 2008）、狗（Cesaretti et al. 2018）、兔（Han et al. 2014; Kuroshima et al. 2015; Vandamme et al. 2007）、老鼠（Yamamoto et al. 2014）和人体内（Degidi et al. 2008; Mangano et al. 2017a）早期和即刻负重的种植体标本中观察到骨-种植体界面的矿化组织。即刻负重可以立即恢复美学和功能，减少二次手术的并发症，促进功能康复，从而提高患者的接受度和满意度（Degidi et al. 2010a）。在实验研究中，功能性负荷可刺激骨沉积，并加速种植体的骨结合（Kuroshima et al. 2015）。机械负荷增强了骨结合、骨量和骨密度，而且随着种植体周围骨细胞数量的增加以及骨胶原纤维排列和方向的改变，种植体周围骨的质量发生了变化（Kuroshima et al. 2015）。Wolff认为，机械负荷和骨形态之间存在直接联系。Wolff定律表明，应力的增加会刺激新骨的形成，而应力的降低往往会导致骨丧失（Traini et al. 2014）。然而，由于负重条件的不同，将动物实验中获得的组织学结果转换至人体要十分谨慎。在文献中仅有极少数人体内达到临床稳定的早期或即刻负重种植体的组织学报告（Degidi et al. 2003a, b, 2008; Di Stefano et al. 2006; Iezzi et al. 2009b; Mangano et al. 2017a; Romanos et al. 2005）。现如今，即刻负重的治疗理念已成功应用于种植牙科。种植体即刻负重是一个基于循证医学的成熟概念。不同的研究对"即刻负重"的确切定义有一些异同。有些团队在手术后立即放置的临时修复体中避开了咬合接触。另有学者指出，美学区的单颗牙即刻修复应着眼于硬组织和软组织的稳定性上，并建议在术后仔细消除所有的咬合接触（Degidi et al. 2009a）。在MEDLINE中，上述方法应与"即刻修复"或"即刻过渡修复"（即刻非咬合功能负荷）相联系，而不是即刻功能性（咬合）

负荷。为了更准确地比较研究结果，在最近的文献中，"即刻负重"这一术语应该仅指种植手术后立刻有咬合接触的种植体支持式修复（Degidi et al. 2009b）。

负重对骨结合的影响

通常认为在种植体界面获得矿化骨需要3～4个月的埋置式愈合时间，而且有报道称较早的种植体负重会使骨-种植体界面出现纤维组织（Degidi et al. 2003a）。即刻负重意味着骨在负重情况下愈合，并且涉及纤维组织包裹的风险（Vandamme et al. 2008）。另一方面，多位学者在过去20年的报告中指出，植入高质量骨中的早期和即刻负重种植体能够获得高水平的骨结合，其在临床和影像学上的表现与常规延期负重的种植体相似，并且文献中报道了即刻负重种植体有非常高的存留率（Eccellente et al. 2010）（图3-20a，b）。已有动物实验比较了即刻负重种植体与延期负重种植体的组织学差异，发现BIC的结果不一致，有些显示负重侧BIC更高，有些显示更低，有些则与非负重侧相似（Cesaretti et al. 2018; Quaranta et al. 2008; Sagirkaya et al. 2013）。Albrektsson（2008）在对从人体内取出的700多颗种植体的组织学和形态计量学评估中发现，未负重的休眠种植体的BIC比负重的低10%。Piattelli等（1998）通过组织学和形态计量学发现，

与食蟹猴上下颌骨的非负重种植体相比，即刻负重种植体（螺纹状，TPS涂层）周围的骨密度更高。该项研究结果显示，在测试种植体中，上颌BIC百分比为67.3%，下颌为73.2%；而在未负重的种植体中，上、下颌BIC百分比分别为54.5%和55.8%。不仅如此，即刻负重种植体周围的骨组织往往具有更紧密的外观。骨的微观结构能够适应不同的负重条件（Kuroshima et al. 2015; Romanos 2015）（图3-21）。在即刻负重种植体周围能发现更高的骨密度（Kuroshima et al. 2015; Romanos 2015），机械力

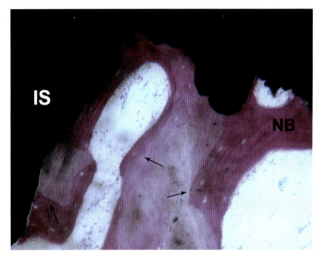

图3-21 长期负重后的种植体（30年）。种植体表面（IS）附近可见许多与金属直接接触的骨重塑区（箭头）。不同时期形成的骨具有不同的染色亲和力（新骨（NB）对染料的亲和力较高）（酸性品红-甲苯胺蓝染色100×）

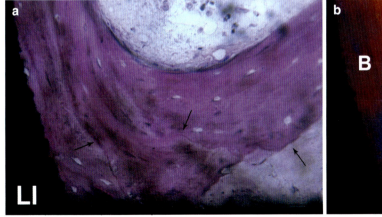

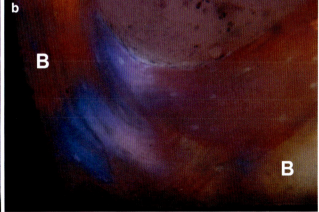

图3-20 （a）在负重的种植体（LI）周围，骨组织呈现出不同的成熟阶段（反转箭头）。（酸性品红-甲苯胺蓝染色200×）。（b）偏振光显微镜显示经过多年负重后排列规则的板层状骨（B）（酸性品红-甲苯胺蓝染色200×）

能够使骨的矿物质含量增加34%，在种植体周围形成致密的板层状骨（Romanos 2015）。许多学者发现负重种植体周围的骨密度和BIC更高（Kuroshima et al. 2015; Romanos 2015）。Yamamoto等（2014）在大鼠胫骨的实验研究中发现，在施加负重时，愈合期间的骨代谢活性更高。他们还发现，即刻负重种植体的新陈代谢峰值远低于延期负重种植体。这一事实表明，具有较高初期稳定性的即刻负重种植体可能比延期负重更安全（Yamamoto et al. 2014）。还有一些组织学和组织形态计量学研究显示，不同负重类型猴子下颌后部的螺纹设计种植体在即刻负重后，其BIC百分比与延期负重种植体相似（Quaranta et al. 2008）。与此相反，在猴子实验中，即刻负重种植体周围的骨密度要高于传统方式（延期负重）的种植体（Quaranta et al. 2008）。骨结合是基于种植体稳定性提出的临床概念。然而，仅凭临床稳定性还不足以证明骨结合的存在，例如，要证明种植体界面上矿化组织的存在（Degidi et al. 2003a, 2007b; Iezzi et al. 2009b）。只有对从人体取出的种植体进行活组织检查，才能对界面状况进行精确评估（Degidi et al. 2008, 2009a）。

种植体骨结合所需的BIC范围尚未明确（Iezzi et al. 2016; Romanos et al. 2005），文献中报道了从低至25%到高达50%的不同值（Degidi et al. 2010b; Di Stefano et al. 2006; Scarano et al. 2006）。BIC增加可以在早期提供更强的支抗，从而允许种植体更早地进行功能负重（Abrahamsson et al. 2004）。临床上成功的骨结合种植体的组织学证据在文献中很少见，特别是在超过1年的功能负重后（Coelho et al. 2009; Iezzi et al. 2016; Romanos et al. 2005; Uehara et al. 2004），因为从人体中取出这种种植体的可能性不大。由于骨折或其他原因（正畸、心理、美学、卫生学）导致的种植体移除和组织学评估可以提供重要的数据。从科学角度看，它们可用于评估不同时间段界面处的愈合情况，从而评估骨反应（Uehara et al. 2004）。此外，组织学数据表明，不同类型的种植系统使用不同的表面，植入不同骨质的上、下颌骨，都能成功地形成骨结合。即刻负重

种植体的重要因素是初期稳定性，其与螺纹设计、表面微结构、骨质状况和微动控制（如用夹板固定）有关（Romanos 2004）。

初期稳定性

种植体良好的稳定性降低了新生组织的扭曲应变，提高了界面上新骨形成的机会；相反，种植体的稳定性不良可产生扭曲应变，促进界面上纤维组织的形成（Degidi et al. 2010c）。口腔种植体较高的移除扭矩值（RTV）可允许更多使用短种植体以及较少的种植体支持上部修复体，从而缩短愈合周期（Degidi et al. 2007a）。

宏观/微观结构

种植体需要一种固位形状。多年来，已经提出和使用了许多不同类型的种植体，如叶状、螺纹状和根形种植体。螺纹状种植体比无螺纹的圆柱形种植体具有更好的机械性能（Romanos 2015）。

叶状种植体

叶状种植体由于其无固位的形状，使用后失败率很高（图3-22）。这归因于其表面形成的结缔组织（Proussaefs et al. 2002）。虽然已有报道称叶

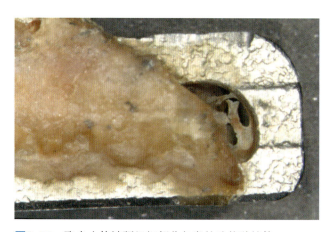

图3-22 取自人体被硬组织部分包裹的叶状种植体

状种植体的界面上存在矿化组织（Di Stefano et al. 2006; Proussaefs et al. 2002），但仍有观点认为叶状种植体不能形成骨结合（Proussaefs et al. 2002）。叶状种植体是临床使用历史最悠久的即刻负重种植体，因而它们的组织学评估很有历史价值，并且会对根形植体的应用有所启发（Proussaefs et al. 2002）（图3-23）。在负重13年和21年后取出的叶状种植体中，大多数种植体表面可见紧密接触的成熟骨（Proussaefs et al. 2002）。骨组织的反应似乎不受界面上传递的应力和应变的干扰。

螺纹

螺纹具有很大的机械固位力，能更好地将压缩力传递至种植体周围骨组织，同时在界面产生较低的剪切力（Gapski et al. 2003）。螺纹设计不仅使种植体的微动最小化，而且在植入过程中对种植体的初期稳定性做出了重大贡献（Steigenga et al. 2004）；因此，对于即刻负重方案，与压力就位种植体相比，螺纹种植体表现出相当大的优势。在即刻负重的情况下，种植体螺纹提供的宏观固位可以降低种植体移动的风险。此外，螺纹增加了种植体的表面积（Gapski et al. 2003）。在早期愈合阶段，螺纹内可以观察到许多血管（图3-24a，b），并且在种植体植入几周后看到新骨形成（图3-25）。总之，螺纹使初始接触最大化，提高初期稳定性，扩大种植体表面积，并有利于消除界面应力（Steigenga et al. 2004）。在经过几年功能使用后取出的即刻负重种植体螺纹中，发现了大量的矿化组织（Iezzi et al. 2009b）。

根形种植体

据报道，即刻负重的根形种植体有非常高的

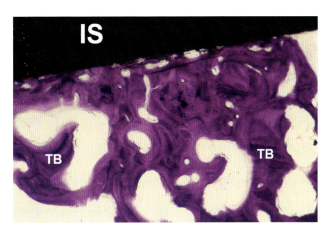

图3-23　负重约20年后取出的叶状种植体表面（IS）界面处的松质骨（TB）（酸性品红-甲苯胺蓝染色40×）

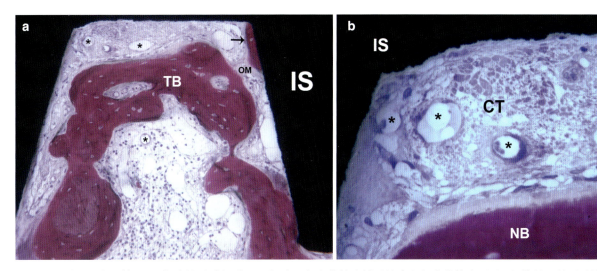

图3-24　（a）成血管（*）与成骨活动很明显。仅见一个小的骨小梁（箭头）与种植体表面（IS）接触，并通过类骨质基质（OM）桥连接松质骨（TB）。（酸性品红-甲苯胺蓝100×）（b）高倍图像显示种植体表面（IS）和新生骨（NB）之间致密的结缔组织（CT）和新生血管（*）（酸性品红-甲苯胺蓝染色400×）

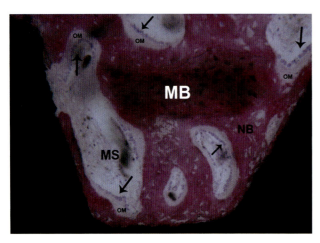

图3-25　接触成骨中活跃的成骨细胞（箭头）在骨髓间隙（MS）内产生类骨质基质（OM）。新生骨（NB）内呈现广泛分布的骨细胞陷窝，其也出现于金属表面附近。仅部分成熟骨（MB）融合至新生骨中（酸性品红-甲苯胺蓝染色100×）

成功率和存留率（Degidi et al. 2003c; Proussaefs and Lozada 2004），并且其远期临床可预测性与常规负重种植体相似的（Gapski et al. 2003）。粗糙表面的种植体在植入2个月后即能实现临床骨结合和修复可预测性，即使在松质骨中也是如此。表面形貌影响界面处骨改建的质和量。这对于确定负重下的愈合模式很重要，特别是在诸如即刻负重的苛刻情况下。喷砂和酸蚀（SLA）表面的种植体被投入市场，其要求在标准骨条件下6周后负重（Salvi et al. 2004）。在Degidi等学者（2003b）的一项研究中，喷砂和酸蚀表面的种植体与等离子喷涂表面的种植体之间没有宏观差异。学者们使用了3种不同设计的种植体：它们之间唯一的显著差异是没有螺纹的种植体周围有更多的垂直骨吸收。

骨质

研究界面处的骨愈合过程，尤其是在植入骨质较差部位的即刻负重种植体周围存在哪种类型的骨反应问题，是很有必要的（Degidi et al. 2010c; Mangano et al. 2017 a, b）。对即刻负重的种植体进行活检分析是探明种植体周围硬组织质和量的最佳

方法（Romanos et al. 2005）。Rocci等（2003）报道，植入Ⅲ类骨或Ⅳ类骨受生物力学影响的种植体，有非常高的BIC值（84.2%），伴有显著的非干扰性愈合。Degidi等（2008）在一项研究中获得的组织学数据确认了即刻负重对骨结合没有不良影响。然而，在骨质较差的区域，针对即刻负重在日常实践中作为可选治疗理念应用的临床前瞻性随机对照研究不多。

微动控制

研究表明，界面矿化组织的出现主要与种植体的生物力学稳定性和微动量有关。负重过程中骨的生物力学反应取决于种植体的形状（圆柱形、锥形）以及与不同骨质连接的螺纹几何形状。据报道，受控种植体的微动对界面处的骨形成有积极影响（Vandamme et al. 2007）。临界微动的阈值为50~150μm（Gapski et al. 2003）。增强固定的方法是使用不同的表面处理，如多孔涂层、等离子喷涂、喷砂或生物活性涂层，以及使用固位形状的种植体（如螺旋形种植体）（Steigenga et al. 2004）。而即刻负重种植体的夹板固定技术在提供足够的稳定性和保护骨-种植体界面免受过度负重等不良影响的过程中很有用。具有最小侧向力的刚性夹板减少了早期愈合阶段的微动量，使种植体对有害微动有更高的耐受性。此外，由于具有更大的表面积和更好的生物力学分布，与夹板固定在一起的种植体可有效降低每颗种植体过度负重的风险（Cesaretti et al. 2018）。

即刻负重的优势

即刻负重可以缩短无牙颌患者的治疗周期（Linkow and Miller 2004）。对于两段式种植体，完成最终修复的时间会延长，而且在骨愈合期间很难戴上传统义齿。考虑到患者的心理、美学和功能的因素，即刻负重可以满足患者尽快拥有新牙的愿望（Erkapers et al. 2011）。它减少了口腔发音

障碍以及总的治疗时间，增加了患者满意度，缓解了患者的焦虑和不适，并具有更好的功能和美观，在愈合期间避免使用传统义齿（Degidi et al. 2009a，2010a）。当达到初期稳定，并遵循适当的修复治疗计划时，即刻负重是可行的（Gapski et al. 2003）。Romanos（2015）指出，即刻负重改善了骨再生和界面处的骨改建。

即刻负重成功的评价标准

从科学的角度来看，只有长期保持骨–种植体界面矿化组织的存在，才能认为种植体的组织整合是成功的。骨骼在受压缩时最强，在受剪切时最弱（Han et al. 2014）。与剪切力相比，压缩力会降低骨的微应变（Coelho et al. 2009）。微应变越大，骨转换率越高。这会产生更多的反应性骨，其强度更弱，弹性模量更低（Coelho et al. 2009）。Han等（2014）在即刻负重种植体的兔有限元实验中发现，应力集中于骨外缘，而随着骨结合的进行，种植体周围骨的应力趋于下降；BIC值越高，种植体周围骨的应力越均匀，骨的应力大小越低。

根据文献，骨结合良好、临床稳定的成功种植体至少有25%的BIC值（Iezzi et al. 2016; Mangano et al. 2015）。这取决于种植体形状、采用的手术方式、负重力类型和负重时期。总的来说，在取出的负重6个月至16年的种植体中，测得的BIC平均为84.9%（Degidi et al. 2010b; Di Stefano et al. 2006; Scarano et al. 2006）。种植体BIC在负重1年时为56.5%，负重较长时间后BIC有所增加（平均值约为66%）（Degidi et al. 2010b; Di Stefano et al. 2006; Scarano et al. 2006）。

结束语

根据骨密度和种植体表面形貌的不同，从人类颌骨取出的早期和即刻负重种植体呈现中等至较高的BIC百分比。此外，局部和全身因素不仅会影响这些种植体周围的骨代谢，在长期随访中也存在影响。然而，在临床前研究与随机对照研究中都必须评估咬合负重、咬合力轴向以及种植修复材料造成的影响。

第4章　即刻负重的生物力学和殆学
Biomechanics and Occlusion in Immediate Loading

Rubén Agustín-Panadero, Ana Orozco-Varo,
Pablo Domínguez-Cardoso, Juan Carlos Bernabeu-Mira,
David Soto-Peñaloza, David Peñarrocha-Oltra

关键信息

- 在进行即刻负重的病例设计时，我们应尽可能降低张力，因为张力过大会导致一系列的并发症。因此，减少张力大小或增大受力面积显得十分必要。
- 增加种植体数量是增大接触面积、减轻应力、缩短症状持续时间以及降低悬臂风险的最有效方法。
- 种植体的宏观几何结构可以改善力的传导。在即刻负重方案中，这甚至可能比增加种植体的直径更为重要。螺纹的数量和深度会对此产生影响，因为它们是增加种植体–骨接触面积的关键因素，并有利于初期稳定性。
- 内连接结构增加了种植体–修复体界面的稳定性，减少了负重过程中出现微动的可能性。
- 修复体缺乏被动就位可能与机械并发症有关，如螺丝的松动或折断以及上部结构的折断，但是尚无证据证实缺乏被动就位与边缘骨吸收和骨结合丧失等生物学并发症有关。
- 缩小咬合面积可减少应力的产生。

引言

生物力学是生物组织对所受负荷的反应，并采用机械工程学方法研究生物力学与结构之间的关系。种植学中的生物力学是研究负重和形变对种植修复系统以及口颌系统产生的功能力和副功能力的影响。生物力学究竟是什么？我们应该研究些什么？它又是如何应用于牙科修复体的呢？

由于种植体–骨界面没有牙周韧带，因此种植体的生物力学行为与天然牙是不同的，适用于牙支持式义齿的诸多原则在种植体支持的修复中是无效的。

在种植学中，种植修复系统暴露在非常复杂的应力下，这些应力会引起许多并发症。例如，螺丝的松动或折断是单颗种植体中最常见的并发症，且在外连接结构中较内连接结构更为常见。螺丝是种植修复系统中最薄弱的一环，因此螺丝松动往往是应力状态下的首发并发症。松动的最终结果可能是导致螺丝折断，或者是修复体本身的外层材料或支架结构发生折断（图4–1）。

在这种情况下，我们必须重新审视生物力学平衡。静态负重可能使螺丝系统承受恒定的张力（例如缺乏被动就位），而动态负重可能使系统负载过重（例如口颌系统副功能运动或非正常咬合接触）。在实施即刻负重方案时尤其需要关注生物力学平衡，因为即刻负重时种植体尚未实现骨结合

R. Agus tín-Panadero
Prosthodontics and Occlusion Unit, Department of Stomatology,
Faculty of Medicine and Dentistry, University of Valencia,
Valencia, Spain
e-mail: ruben.agustin@uv.es

A. Orozco-Varo · P. Domínguez-Cardoso
Prosthetic Unit, Department of Stomatology, Faculty of Dentistry,
University of Sevilla, Sevilla, Spain
e-mail: pablodguez@us.es

J. C. Bernabeu-Mira · D. Soto-Peñaloza · D. Peñarrocha-Oltra (✉)
Oral Surgery Unit, Department of Stomatology, Faculty of
Medicine and Dentistry, University of Valencia, Valencia, Spain
e-mail: juanber4@alumni.uv.es; dpenarrocha@uv.es

© Springer Nature Switzerland AG 2019
M. Peñarrocha-Diago et al. (eds.), *Atlas of Immediate Dental Implant Loading*, https://doi.org/10.1007/978-3-030-05546-2_4

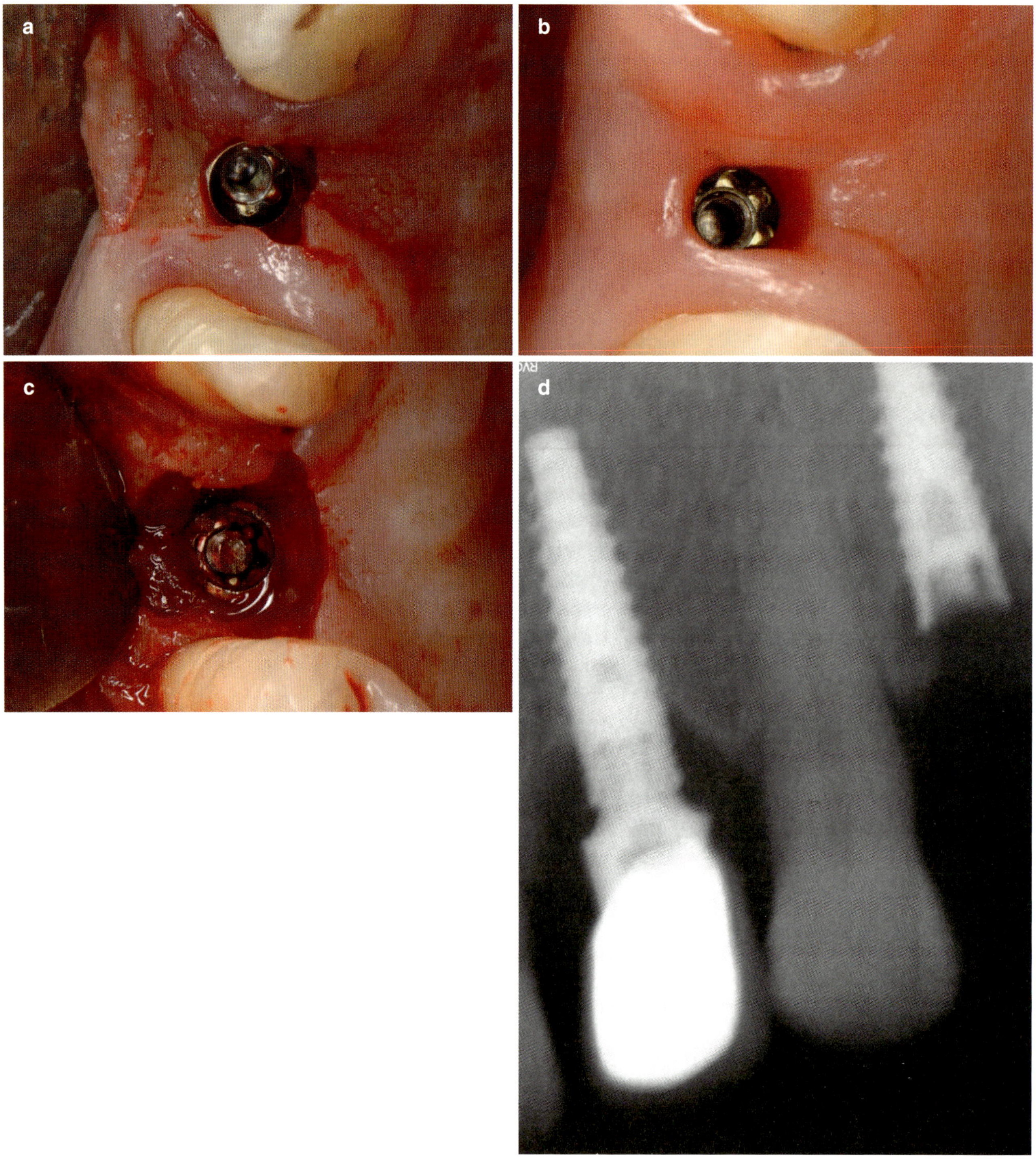

图4-1　（a）左上颌第一前磨牙位点植入Phibo Aurea® NP种植体的术中片（Phibo Aurea®，Phibo Dental Solutions, Sentmenat, Barcelona, España）。（b）骨结合期间的角化黏膜。（c）连接种植基台的CAD/CAM单冠持续受力，导致螺丝折断和种植体周围感染引发的颊侧骨吸收。（d）修复螺丝以及种植体连接处折断后的X线根尖片

（图4-2）。

　　种植体的正确负重分布有利于形成良好的骨结合。研究表明（Berglundh et al. 2005），早接触、咬合干扰、修复体设计不佳、种植体定位不理想、功能异常等因素都会导致种植体的"咬合过载"，造成不可逆的结构和生物性损伤。这是由于组织未能适应施加在种植体上过大的咬合力，进而力传递至种植体–骨界面。

　　在骨结合期间，骨–种植体界面可以承受一定程度的微动。文献表明，这样的微动幅度不应超

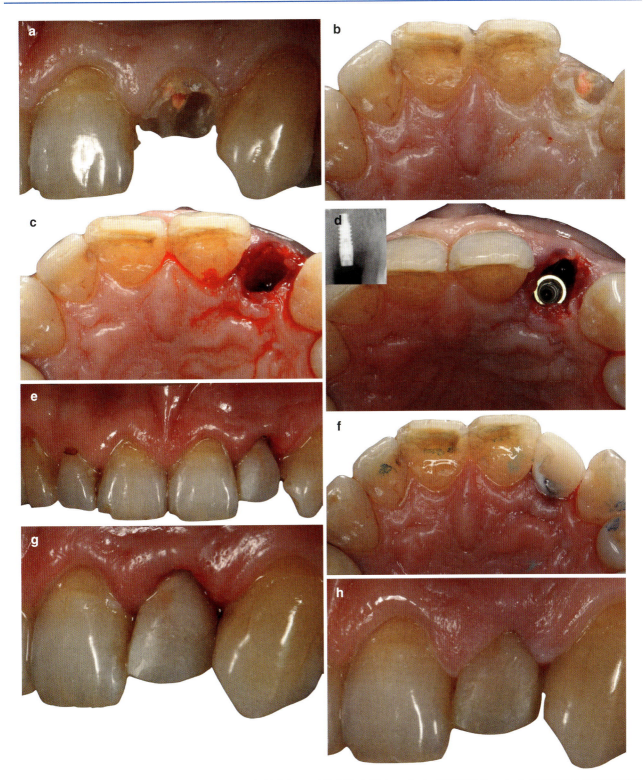

图4-2　（a）术前正面照：左上颌侧切牙残根，断端齐龈，无保守治疗机会。（b）残根殆面观。（c）残根拔除后牙槽窝殆面观。（d）拔牙后植入软组织水平种植体（PRAMA® Sweden & Martina, Due Carrare, Italy）。（e）戴入内连接的即刻修复体。（f）患者有磨牙症，即刻修复体进行咬合调整，临时冠没有任何咬合接触，以避免术后并发症。（g）即刻修复体正面观。（h）即刻修复1周后的正面观。（i）患者术后1个月后出现种植体冠松动和种植失败，但未发生种植体周围感染。炎症组织清创后，按照两阶段手术方案植入新的种植体，不进行即刻修复。（j）半厚皮瓣缝合于颊侧牙龈下结缔组织，以改善骨嵴塌陷。（k）种植体经过3个月愈合后，行金属烤瓷冠粘接固位修复。（l）左上颌侧切牙种植修复体经过3个月负重后的正面观

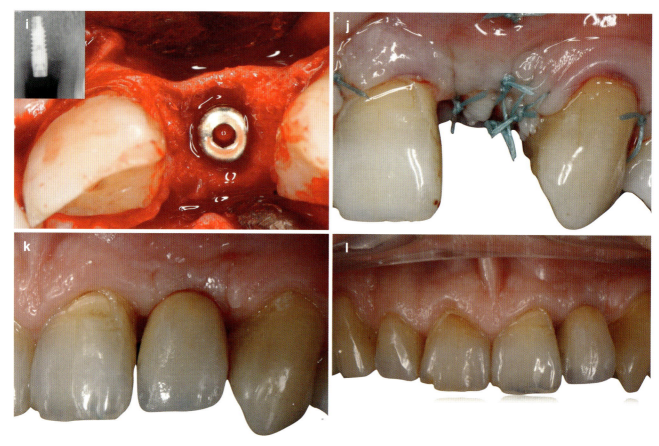

图4-2（续）

过150μm。超过限度会在骨-种植体界面诱发纤维组织的形成，从而导致骨结合失败（Lekholm et al. 1985; Szmukler-Moncler et al. 1998）。因此，为了保证即刻负重种植体的骨结合，必须获得良好的初期稳定性，确保种植修复设计可以使骨结合过程中的微动降至最低（Aparicio et al. 2003）。微动构成了种植体-修复体-骨复合体对口颌系统力和张力的反应（图4-3）。

生物力学概念

张力

张力或压力，是指单位面积上施加的力：

$$张力=力/面积$$

我们进行即刻负重需要达到的目标之一是减少张力，因为张力过大会导致并发症的发生。因此，有必要减少张力或增加受力面积。

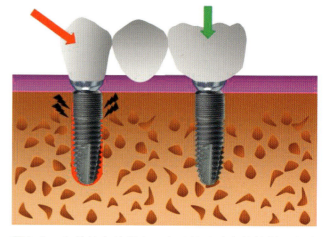

图4-3 在骨结合过程中，由于缺乏对力的控制，在种植体-骨界面出现纤维组织（Ticare Inhex®, Mozo-Grau, Valladolid, Spain）

力

力是指能够改变一个物体或其某一部分的运动状态或使其发生形变的任何动作或影响。力可以是压缩力、牵张力和扭力。

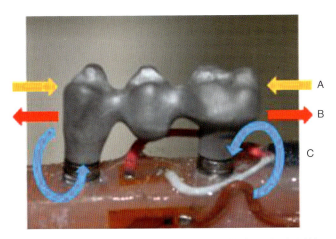

图4-4　种植体-修复体复合结构承受的外力。（a）压缩力。（b）牵引力。（c）扭转

压缩力、牵张力和扭力

压缩力推动物体挤压；牵张力使物体产生分离趋势；扭力导致种植体转动（图4-4）。皮质骨抗压缩能力较强，抗扭转能力较弱。

口腔种植学中骀力的生物力学特征

骀力的矢量分力会影响种植体的微动。有限元分析表明，斜向力或侧向力的作用对边缘骨产生较大的应力（Goiato et al. 2014）。

许多研究报告显示，当种植体承受过大的侧向负重时，种植体的失败率或边缘骨吸收并未增加（Goiato et al. 2015）。Aparicio等的临床研究没有发现骨吸收具有显著差异（Aparicio et al. 2001）。Koutouzis和Wennström在5年随访中记录了平行种植体（0°～4°）和倾斜种植体（11°～30°）周围边缘骨的变化，但未观察到种植体的倾斜角度与骨吸收之间有明显相关性（Koutouzis and Wennström 2007）。

作用于骨使其发生形变的力称为张力。骨组织抵抗这种张力的内部分子间结合力称为应力。根据口腔种植学术语表（Laney 2007），咬合过载定义为"由于功能或副功能作用而使咬合负重超出种植体部件、骨结合界面或修复体所能承受的范围"，是引起种植体生物力学并发症的主要原因（Koutouzis and Wennström 2007）。

动物实验研究（Vandamme et al. 2007a, b; Duyck et al. 2006）指出，即刻负重时，过载会影响种植体的骨结合，产生边缘骨吸收。因此，足够的初期稳定性以及骀力的控制对种植体的预后非常重要。施加的力越大，种植体和骨之间的形变差异越大。当应力增加时，种植体形成骨结合的可能性降低，纤维组织生长的可能性增加。

静态负重和动态负重

静态负重和动态负重两种负重方式共同作用于种植体系统。静态负重是指在没有施加任何类型的咬合负重之前，种植体-修复体-骨复合体所受的力，表现为修复体螺丝没有被动就位产生的负荷。动态负重是指复合体在咀嚼过程中所受的骀力。咬合过载与控制不佳的动态负重相似。

Jemt和Lekholm（1998）通过动物实验研究了种植体上部结构未被动就位产生的过载对骨的影响。由于缺乏被动就位（静态负重）而产生的应力在修复体连接处比在种植体-骨界面上更大。种植体-基台系统的严重不平衡导致修复部件的移位和松动，甚至种植体折断，但对种植体周围骨的影响很小（Katsoulis et al. 2017）。然而，种植体-基台系统的不匹配是导致种植体周围骨改建的因素之一；该现象有时会在种植修复体就位后出现（Jemt and Lekholm 1998）。

生物力学因素

骨类型

骨的类型常常影响治疗效果。4种类型的骨质在生物力学行为上存在差异，影响骨承受生理负重的能力。较差的骨质中皮质骨较少，导致种植体的初期稳定性降低，而初期稳定性是即刻负重所必需的。在骨结合过程中，增加初始骨密度不仅能使其获得更高的初期稳定性，还能更好地将力分布和传递至骨-种植体界面。

皮质骨的骨接触率明显大于松质骨。为了减少松质骨受到的应力，不少学者建议植入更多的种植体或使用骨接触面积更大的种植体。

种植体设计

为了增加负重的分布面积，可考虑增加种植体尺寸。在确保种植体的初期稳定性和扭矩前提下，在应力分布方面，增加种植体的直径比长度更为重要（Goiato et al. 2014）。种植体的长度可确保其良好的初期稳定性，对早期/即刻负重至关重要。研究发现，种植体靠近冠方的6~7mm部分就能支撑整个系统的全部张力负重（Samira and Sinan 2010; Han et al. 2016）。

种植体的宏观几何形状可以改善力的传递，在即刻负重方案中，这甚至可能比增加种植体的直径更为重要。增加螺纹的数量和深度可以增加种植体-骨接触面积，从而改善力的传导，有利于种植体的初期稳定性。

与颈部采用机械抛光设计的种植体相比，颈部采用细小螺纹设计的种植体可以吸收更多的轴向负重，改善轴向负重分布并减少应力（Niu et al. 2017）。

平台转换

Lazzara和Porter（2006）提出了平台转换的概念，即使用直径小于种植体平台直径的修复基台。许多研究表明在应用平台转换时，边缘骨吸收有所减少（图4-5）。

基于对有限元模型的研究，目前认为平台转换可以减少种植体周围骨产生的应力。Tabata等（2011）在一项有限元研究中，比较了常规直径、缩小直径和增大直径的平台，发现使用改良平台时，种植体周围骨以及种植体的应力更小（Tabata et al. 2011）。

连接类型

种植体基台连接处的几何设计会影响种植体-基台界面封闭性的维持。种植体基台的连接方式分为内连接和外连接两种类型。内连接为种植体-基台界面提供了更好的稳定性，减少了在负重过程中发生微动的可能。实验研究表明，当使用内

图4-5 平台转换理念。（A）种植体平台。（B）修复基台（Ticare Inhex®, Mozo-Grau, Valladolid, Spain）

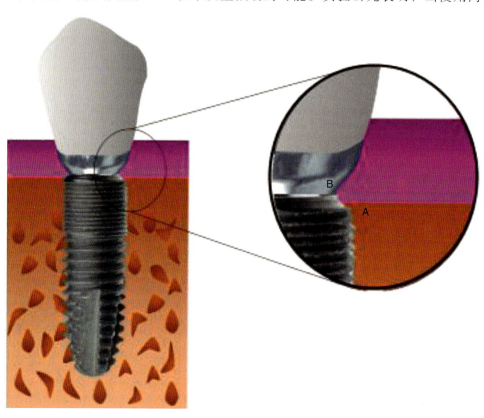

a

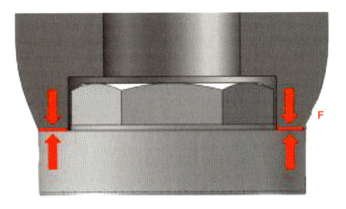

b

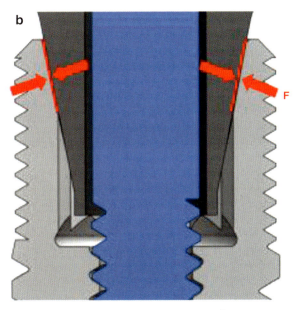

图4-6 外连接（a）与内连接（b）的连接力（F）对比。内连接的连接力（F）比外连接大。Courtesy of Ticare®（Mozo-Grau, Valladolid, Spain）

连接时，种植体抵抗静态和动态负重的性能更佳（Gracis et al. 2012）（图4-6）。

在近期一项研究中，Ribeiro等（2011）评估了3种不同连接方式基台（外六角、内六角和莫氏锥度）的抗疲劳性能，并分析了螺丝的断裂点。外六角连接柱的抗折强度较低，内六角连接柱与莫氏锥度连接柱的抗折强度较高，两者无显著差异。80%的螺丝断裂发生在螺纹部分，其余情况表现为螺纹损伤但未发生断裂。基台连接也会受到一些因素的影响，例如部件的调整、适配精度、唾液污染和螺丝预载（Ribeiro et al. 2011）。

冠-种植体比

一直以来，天然牙的最佳冠根比为0.5：1，1：1是临床上可接受的极限。在种植体中，牙冠高度每增加1mm，产生的力增加20%；因此，当遇到侧向力时，冠-种植体比的增加会在种植体及其周围骨组织中产生显著的杠杆作用。种植体的轴向咬合力不受冠高度影响。然而，完全的轴向力仅仅在种植体上产生。

在施加侧向力的情况下，种植体冠大小与种植体的边缘骨吸收之间没有相关性（Garaicoa-Pazmiño

et al. 2014）。冠-种植体比的增加可能对修复部件造成潜在危害，表现为修复基台松动和断裂的发生率显著增加（Urdaneta et al. 2010）。这种生物力学并发症使夹板连接短种植体成为一种可用的选择。

被动就位

被动就位可以定义为两种材料之间的关系或联系，一旦建立，不应在任何一种材料中产生张力。即使在今天，对于上部结构在不同种植体上的容许偏差，仍然缺乏共识。

种植体上部结构的被动就位仍是一个有争议的问题。文献报道显示，修复体缺乏被动就位与机械并发症有关，如螺丝的松动或断裂以及上部结构的断裂，但其与生物学并发症如边缘骨吸收和骨结合丧失的关系尚未得到证实（Katsoulis et al. 2017）。被动就位示意图如图4-7所示。

生物力学控制的关键

增加种植体数量

当特定情况下进行一些可能导致张力过大的治

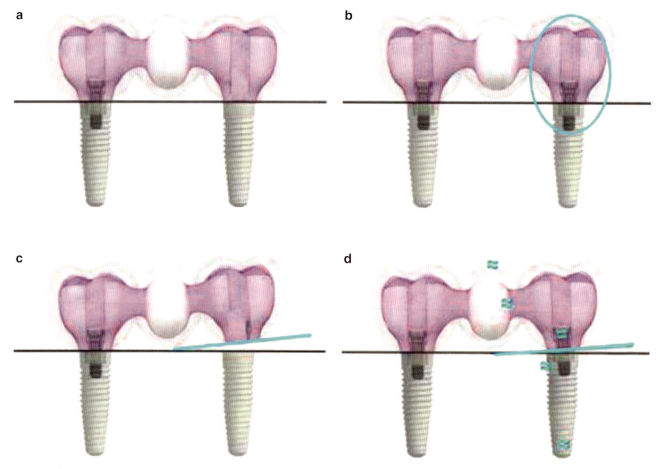

图4-7 螺丝固位种植义齿（IFD）及两颗种植体的示意图。IFD的单颗螺丝拧紧后的被动就位（a）和两颗螺丝均拧紧后的被动就位（b）。不良就位的IFD在单颗螺丝拧紧后表现为接口处存在缝隙（c），而最终将两颗螺丝拧紧后的非被动就位使组件（螺丝、支架、种植体、骨）产生应力，并伴有接口处微缝隙（d）。图改编自Katsoulis et al.（2017）

疗时，由于难以控制，种植修复系统承受的作用力不可避免地增加（尖牙的种植修复、低骨质、对颌瓷牙等），我们必须设法通过增加分散力的表面积来补偿过度张力。增加种植体数量是增加表面积进而减少应力的最有效方法，尤其是在修复体的远中区域。增加种植体的数量可以减少桥体的长度，从而减少桥体产生的非轴向应力。

缩短桥体长度

当采用固定桥修复缺失牙时，我们尽量避免桥体过长。种植修复也遵循同样的原则。咬合力作用于桥体会使其产生弯曲的趋势。在天然牙上进行固定桥修复时，桥体的弯曲趋势会部分地被基牙牙周韧带吸收。但种植牙没有牙周韧带，这种情况不会发生在种

植修复中。种植基台之间的距离越大，修复体材料的弹性越大。载荷越大，弯曲效应越大。金属的这种弯曲导致了基台的剪切载荷和张力（图4-8）。

在理想的治疗方案中，桥体的长度应该限定在两颗前磨牙的近远中径（13.5~16mm）之间。如果有必要，我们可以增加种植体的数量来缩短桥体长度，从而减少应力的产生。

夹板式修复

另一种增加负荷分散面积的方法是采用夹板式修复（Al Amri and Kellesarian 2017）。天然牙支持的个性化或联冠修复体标准并不适用于种植体。尤其是在即刻负重的情况下，骨结合尚未实现，对微动的控制至关重要。因此，对牙列缺失和多单位牙

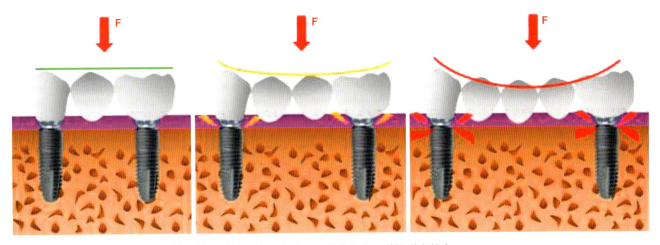

图4-8 基台之间的距离越大，修复体材料的弹性形变越大。载荷越大，弹性形变越大

列缺损的患者进行即刻负重时，种植体的夹板式修复是必要的。

种植体的夹板式修复有许多力学以及修复学上的优点：

- 由于相互作用的表面积增加，能实现更好的力学分布。
- 在即刻负重过程中应尽量避免悬臂。但在某些情况下，由于手术限制，无法将种植体放置在末端位置。为了确保对咬合力的良好控制，可以采用带悬臂的多种植体夹板式修复。
- 夹板式修复不需要邻面接触，可以简化技工室的操作流程。

减少远端悬臂

悬臂在种植体、基台螺丝、粘接或螺丝固位修复体以及种植体-骨界面上具有力学放大效应，从而影响种植体的骨结合。

在没有悬臂的单颗种植体上，直接施加100N的力会产生100N的压力，这不会造成任何问题。然而，在1cm的悬臂上，100N的力会变成100N的杠杆力或100N·cm的扭矩。同样，2cm的悬臂会产生200N·cm的扭矩。考虑到基台螺丝拧紧时的扭矩为30N·cm，整个修复系统会暴露在不利的负载下（图4-9）。

这些数据被近来更多的研究所证实，如Goiato等（2016）通过光弹性分析对不同连接系统（外连接和内连接）和不同悬臂长度（一个或两个冠单位）45°斜向承受100N力的模型进行比较。在轴向载荷情况下，修复体的连接类型不会直接影响应力分布。相反，悬壁长度对应力分布有直接影响。两个悬臂单位的模型在种植体颈部显示出更大的应力和更显著的应力集中（Goiato et al. 2016）。

"倾斜种植体"指相对于轴向放置的种植体而言，倾斜25°及以上的种植体。一些学者认为，后牙区的倾斜种植体与轴向种植体相比具有许多优势，如可以减少远端悬臂的长度，改善上部修复体的负荷分布。

Zampelis等（2008）在一项二维有限元分析中发现，后牙种植体向远中倾斜可以减少传递到骨组织的应力（Zampelis et al. 2008）。同样，Bevilacqua等（2008）在一项三维有限元研究中提出，远端种植体的倾斜可以优化前后牙区支撑力的分布，降低了生物机械应力（Bevilacqua et al. 2008）。

𬌗型

关于种植体修复中应建立的𬌗型，在文献中存在很大争议。𬌗型、咀嚼肌、咀嚼效率、磨牙症、颞下颌关节结构之间的关系影响着咬合力的大小和分布（Abou-Obaid et al. 2016）。

图4-9 悬臂对种植体-修复体连接处的影响

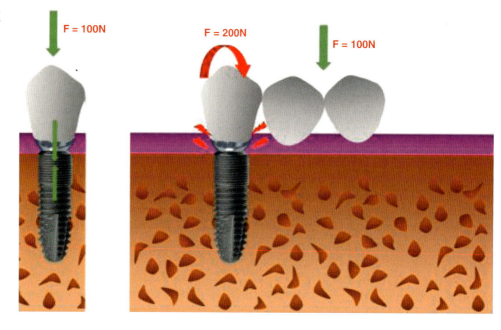

F = 100N

F = 200N

F = 100N

即刻负重的咬合

总的来说，我们可以构建一系列针对即刻负重咬合的通用规则：咬合面小于天然牙、接触点居中、避免过大的牙尖斜度、避免锐利的解剖特征、确保咀嚼力的对称性分布、避免悬臂、进软食。对于牙齿缺失，我们将其区分为单牙缺失、多牙缺失以及无牙颌。

单牙和多牙缺失

在非正中𬌗运动中，应避免任何类型的修复体咬合，避免非轴向力，以减少种植体骨结合期的骨丧失。关于正中𬌗运动存在较多争议：Calandriello等（2003）认为，在高质量颌骨上，后牙可以有轻微的正中咬合接触。也有学者认为，在前3个月的种植体骨结合期，即刻修复的修复体应避免咬合接触，以减少与任何咬合力相关的风险——这被定义为"非功能性即刻义齿"，此种修复体与传统方式的即刻负重义齿在成功率上相似。

无牙颌

在种植体支持的即刻固定修复中，建议形成互为控制的保护𬌗，包括组牙功能𬌗和轻度的前伸

𬌗。而在黏膜支持式的覆盖义齿中，咬合选择为双侧平衡𬌗。一般来说，单颌无牙颌至少需要4颗种植体。根据Wennerberg等（2001）的研究，相对于咬合方案，合适种植体的数量和分布可能对种植成功率更具决定性（Wennerberg et al. 2001）。不同缺牙类型的咬合调整方案见表4-1。

即刻负重的外部因素

我们认为，对即刻负重相关的饮食习惯以及不良功能习惯，如磨牙症的文献回顾是非常重要的。另一个条件因素是对颌牙的类型（图4-10）。

对颌牙

对颌牙类型直接影响咬合力的大小。相比于种植义齿，天然牙具有更强的保护性本体感受器，可以防止过度的咬合力。可摘义齿，无论是否有种植体支持，产生的咬合力都比固定义齿的对颌牙小。同样，丙烯酸树脂比陶瓷能吸收更多的载荷，使其在种植修复中广泛应用。因此，与患者的年龄、性别及骨密度等其他因素一起，对颌牙是种植修复设计时必须考虑的条件因素。

表4-1 即刻负重修复体的咬合调整考量

牙列缺损类型		修复方案	在即刻负重中注意事项
单牙缺失	前牙	单冠	• 与对颌牙无静态或动态接触
	后牙	单冠	• 与对颌牙无静态或动态接触
			• 减少咬合面颊舌径
多牙缺失	前牙	联冠/单冠	• 联冠
			• 与对颌牙无静态接触
			• 尽可能保持对天然牙的引导
			• 尽量减少覆殆，建立尽可能平坦的引导，以确保后牙无殆干扰
	后牙	联冠/单冠	• 联冠
			• 与对颌牙无静态接触
			• 尽可能保持对天然牙的引导
			• 减少咬合面颊舌径
			• 如上颌种植体偏腭侧，则建立反殆咬合，以减少悬臂和改善轴向负荷
牙列缺损	上颌/下颌	带远端悬臂的一段式种植固定义齿或种植体支持式的杆卡式覆盖义齿	• 尽量减少悬臂的长度
			• 除远端悬臂外，所有牙齿双侧同步点接触
			• 在侧方运动中，建立组牙功能殆或平坦的线性引导；除悬臂牙外，尽量减小覆殆
			• 在前伸运动中，包括尖牙在内，所有前牙均匀咬合接触，建立平坦的线性引导和最小的覆殆
			• 虽然种植义齿与可摘式全口义齿不同，咬合运动时仍应该采用平衡殆，以免造成义齿不稳定
	上颌/下颌	无悬臂的一段式或分段式种植固定义齿	• 尖牙和后牙双侧同步点接触，切牙无静态接触
			• 在侧方运动中，建立组牙功能殆或平坦的线性引导以及最小的覆殆
			• 在前伸运动中，包括尖牙在内，所有前牙均匀咬合接触，形成平坦的线性引导和最小的覆殆
			• 虽然种植义齿与可摘式全口义齿不同，咬合运动时仍应该采用平衡殆，以免造成义齿不稳定
	上颌/下颌	种植体支持式或种植体-黏膜混合支持式覆盖义齿	• 尽可能避免使用覆盖义齿进行即刻负重。如果别无选择，请遵循以下原则
			• 对颌牙为天然牙列固定义齿
			• 双侧尖牙和后牙同步点接触，切牙无静态接触
			• 在侧方运动中，建立组牙功能殆或平坦的线性引导以及最小的覆殆
			• 在前伸运动中，包括尖牙在内，所有前牙均匀咬合接触，形成平坦的线性引导和最小的覆殆
			• 虽然种植义齿不同于全口义齿，在咬合运动中，仍应寻找一个或多个平衡殆接触点

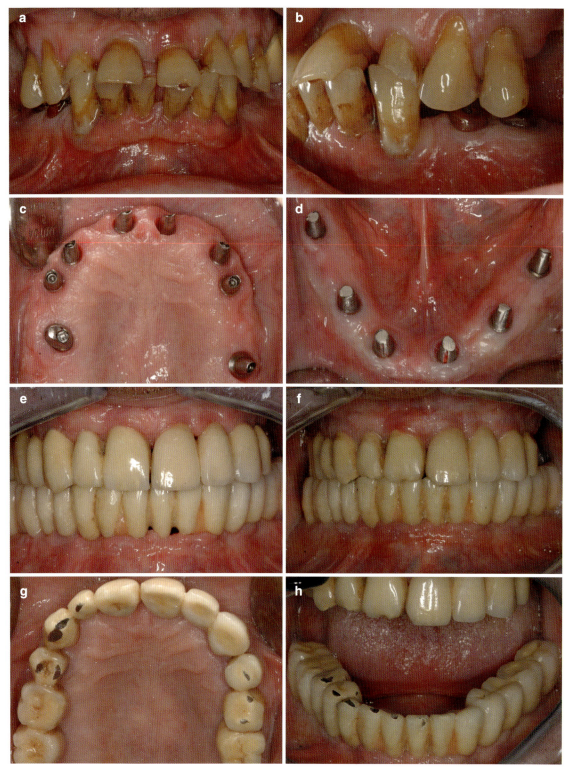

图4-10 （a）磨牙症患者的术前口内正面照，可见咬合距离过低。（b）术前口内侧面照。（c）双颌全牙弓种植体支持的烤瓷固定义齿修复。上颌种植基台和角化龈的临床图像。（d）下颌种植基台和角化龈的临床图像。（e）双颌种植体支持的烤瓷固定义齿最终修复。（f）义齿负重6个月后，出现多处崩瓷和金属结构磨损。（g）崩瓷和金属磨损的上颌殆面观。（h）崩瓷和金属磨损的下颌殆面观。（i）全牙弓金属烤瓷修复体修复2年后，决定将上部修复体材料改为金属-树脂材料。（j）功能负重一年半后，树脂饰面破损折裂，金属支架暴露。（k）由于修复材料不足以承受副功能运动，该病例重新采用CAD/CAM钛支架复合瓷聚体（陶瓷与树脂的混合材料）进行双颌重建，以便于临床修理。上颌殆面观。（l）种植体支持的金属-瓷聚体修复体。下颌殆面观

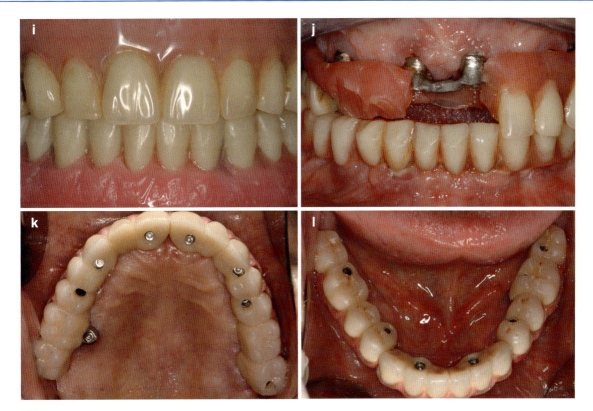

图4-10（续）

饮食一致性

　　Calandriello等（2003）认为，即刻负重时，任何类型的饮食限制都是没有必要的（Calandriello et al. 2003）。Misch（1999）提倡在种植体的愈合期进软食。另一项研究则建议，在即刻负重后2周内进流食，之后5个月进软食（Misch 1999）。

不良咀嚼功能习惯

　　磨牙症是即刻负重的主要禁忌证之一。从我们的骨结合观点来看，这种不良功能习惯是背道而驰的，其发生时力的大小是正常情况的20倍，作用时间长达几小时而不是几分钟，并且更多是水平方向的剪切效应，这些均不利于理想骨结合的形成（Misch et al. 2004）（图4-11）。在磨牙症患者进行即刻修复时，应达到良好的咬合平衡，并采用牢固的临时固定修复体以及完全的被动就位。然而，由于高失败率的出现，许多学者认同磨牙症是即刻负重的禁忌证（Gapski et al. 2003）。在这方面，失败更多发生于上颌种植体（Grunder 2001）。

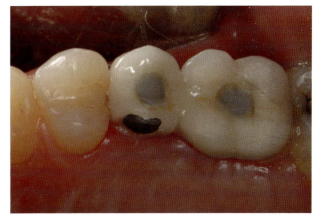

图4-11　磨牙症过度负荷导致种植体外冠崩瓷和金属外露

　　另一方面，我们不应该忽视，磨牙症和不良功能咬合力是导致即刻负重时修复并发症增多的重要因素，会造成螺丝松动和临时修复体折裂，从而增加种植失败的风险（Misch 2005）。

　　尽管如此，种植学中仍存在关于磨牙症的不良科学结论性证据。由于种植失败的风险以及与磨牙症显著相关的生物机械并发症，其数据关联度和精确度较低（Chrcanovic et al. 2015; Zhou et al. 2016）（图4-12）。

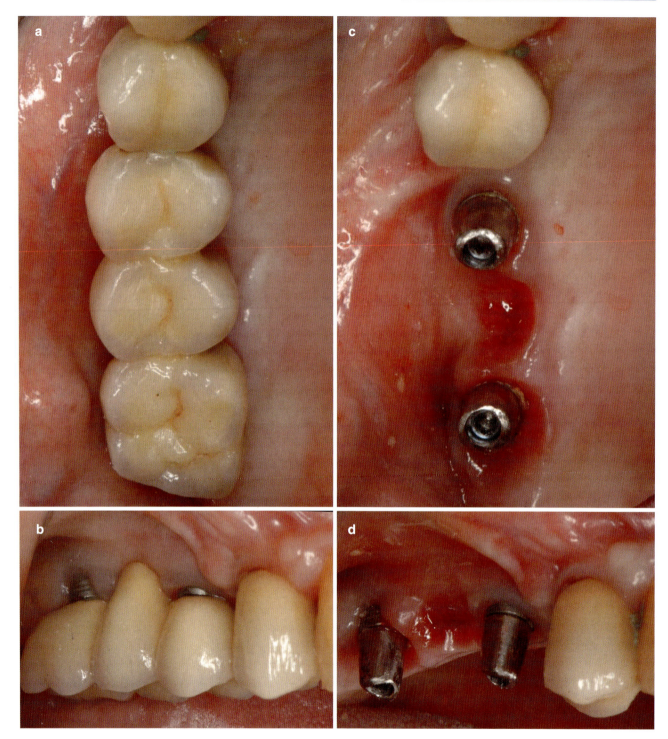

图4-12 （a）磨牙症患者的后牙区粘接固位种植固定桥殆面观。患者有叩痛和咬合痛。（b）义齿侧面观，可见种植体周围软组织退缩。（c）种植基台殆面观。（d）种植基台侧面观。（e）种植基台去除后种植体连接处的殆面观。（f）种植体取出后殆面观。（g）取出的种植体口外照。（h）愈合期后，牙槽嵴顶位点植入两颗种植体（VEGA® Klockner®, Barcelona, Spain）。（i）螺丝固位种植固定桥常规负重3个月后殆面观，通过咬合板解决副功能问题。对咬合进行详尽的评估，以避免过度的咬合负荷（继发性咬合）。（j）修复体负重3个月后，两颗种植体颊侧的角化龈良好，侧面观

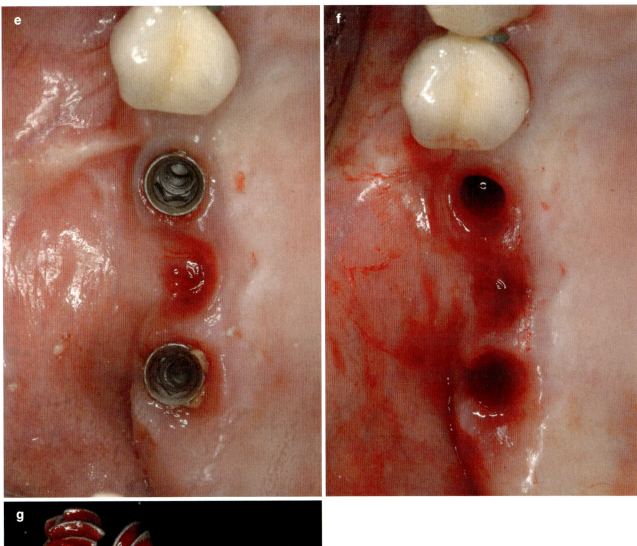

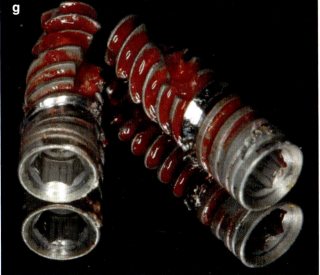

图4-12（续）

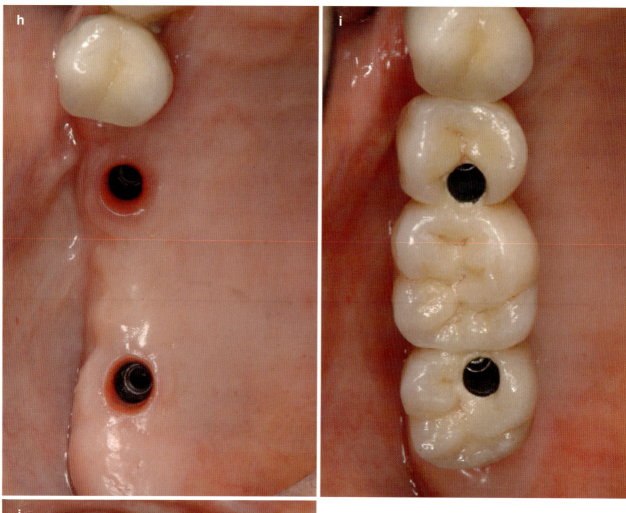

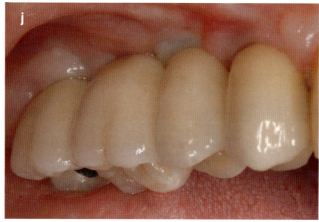

图4-12（续）

咬合调整

　　预防咬合过载的前提是在天然牙和种植体支持结构中检测、测量和量化咬合负荷。控制和调整咬合的常规方法有咬合纸、纤维、乙烯树脂以及垫片条。这些临床使用材料的厚度为8~40μm不等，而用于技工室材料的厚度可高达200μm。

　　然而这些方法的问题是，获得的咬合负重信息受到医生经验和患者主观感觉的限制，由于感官感受器不断适应咬合，这些信息是不准确的。这些方法可以对接触点进行定位，并提供有关数量和分布的信息，但无法评估其在咬合过程中出现的顺序或强度。

精确的咬合调整：T-Scan®

　　上述方法在可靠地关联所呈现标记和力的大小、强度和外观方面缺乏精度，导致了基于数字化系统的咬合力客观测量软件的研发，例如T-Scan®（图4-13），该系统能够定位接触点并量化咬合力，以绝对或相对单位表示（图4-14）。

　　作为少数使用T-Scan®进行的骨结合种植体患者研究之一，Dario（1995）采用T-Scan®分析了100名种植患者的咬合情况，发现种植义齿的咬合在植入后前18个月会发生显著变化，几乎一半的患者在

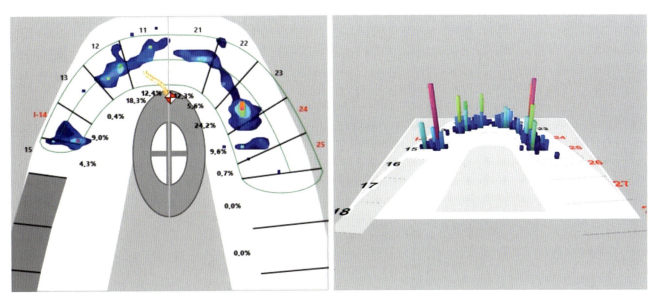

图4-13　调殆后的咬合接触T-Scan Ⅲ®图像

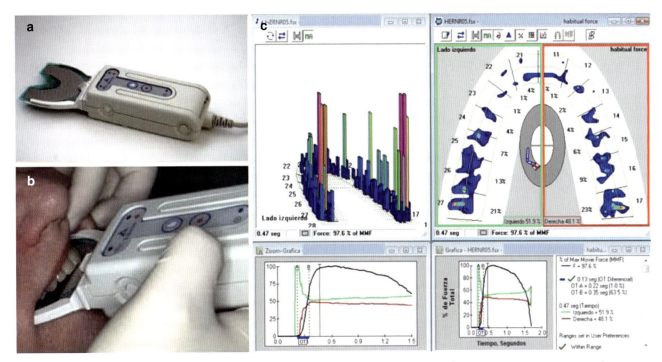

图4-14　T-Scan®操作。（a）插入传感器（绿色边缘和灰色的金属咬合板）的T-Scan®有线手柄。（b）采用T-Scan®手柄进行临床咬合测试。（c）T-Scan™软件监测显示咬合接触强度，用直观的彩色条块表示，同时，提供左右牙弓的定量数据和百分比图

观察期内需要调整咬合关系（Dario 1995）。

另一方面，T-Scan®等咬合分析系统能检测咬合接触的顺序，为术者提供消除早接触点实现非同步接触的目的。与天然牙相比，牙列缺损患者种植修复体的缓冲结构完全不同，这意味着一旦牙槽骨内的牙齿被压低，就会发生咬合接触。如果这些接触同步发生，人工结构将承受过度负荷。

然而，在无牙颌患者的种植修复中，我们应该寻求同步接触的殆型，即达到双侧、同步和对称的咬合接触，并使咬合负重在正中矢状面的两侧均衡分布。获取这种客观信息消除了部分偏差，偏差来源于术者对由咬合纸所获视觉或触觉数据的主观解析，以及患者的本体感觉——后者受诸如主观性、本体感受调节以及临床工作累积疲劳等因素的影响。

有研究评估了全牙弓种植体固定义齿修复患者的咬合负荷与种植体周围临床参数以及龈沟液量之间的关系（Pellicer-Chover et al. 2014）。笔者未检测到临床参数的差异，但发现高咬合负荷患者的龈沟液分泌更多。利用T-Scan Ⅲ®装置检测和调整咬合接触后，将该参数归一化。在第8周、第16周和第52周对结果进行评价（图4-15）。

图4-15　上下颌全牙弓种植固定修复体的调殆。（a）患者的全景片（Phibo TSA®，Phibo Dental Solutions，Sentmenant，Barcelona Spain）。（b）调殆前的咬合接触T-Scan Ⅲ®图像（第4周）。（c）调殆后的咬合接触T-Scan Ⅲ®图像（第16周）

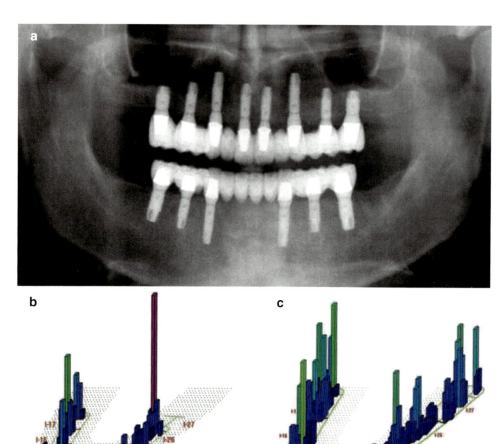

第二部分

治疗计划中的临床诊断考量
Clinical Considerations for Diagnosis During Treatment Planning

第5章 一般诊断和医学评价
General Diagnosis and Medical Evaluation

Ugo Covani, Paolo Toti, David Soto-Peñaloza,
Enrica Giammarinaro, Luis Cuadrado,
María Peñarrocha-Diago

缩写

CAD/CAM 计算机辅助设计/计算机辅助制造
N·cm 植入扭矩（牛顿每厘米）

关键信息

选择合适的患者以及进行完美的手术和修复设计是实现种植体即刻负重预期效果的前提。随着种植体表面设计、诊断工具和骨愈合过程相关研究的不断发展，即便是在更为苛刻的临床条件下也能实现即刻负重（有系统性疾病、骨质条件差、修复重建复杂的病例）。

一般诊断

目前的文献并没有对种植体即刻负重的可能

适应证提供大量的循证医学依据。不同的文献对即刻负重禁忌证有着不同看法，而文献报道的种植体常规负重标准却是一致的。尽管具有一定的临床优势，即刻负重的实施仍应遵守一套严格的诊断标准（Bahat and Sullivan 2010）。在临床上，必须让患者提前知晓即刻负重可能伴随不可预期的附加手术和修复治疗。

手术前需要询问患者既往史并进行术前检查。种植术前检查包括口外检查和口内检查。口外检查包括口腔周围软组织、嘴唇、鼻唇沟、口角、面部对称性和笑线的检查。这些检查有助于临床医生模拟修复重建，并考虑是否需要术前正畸等治疗（图5–1和图5–2）。

术前完整记录患者的影像资料有利于提高患者与口腔医生之间、口腔医生与口腔技师之间的沟通。此外，影像学技术与先进的可视化技术相结合，能够确保获得全面并且可重复的美学测量参数。每名种植患者的影像资料必须包括上下颌𬌗面照、侧面照、正面照以及面相照。

口内检查包括口腔黏膜和牙周组织的检查，种植部位的触诊、余留牙、前庭沟以及缺牙部位牙槽嵴形态的评估。邻牙的形态和接触点等因素均会对美学效果造成一定影响。方圆形牙齿更容易获得良好的美学效果，而对于尖圆形牙齿，必须进行龈乳头塑形，以避免邻间隙出现"黑三角"（图5–3）。

评估种植体的近远中修复间隙（图5–4和图5–5）、垂直距离、咬合关系、与对颌牙列的关系

U. Covani
Department of Surgical, Medical, Molecular and Critical Area
Pathology, University of Pisa, Pisa, Italy
e-mail: covani@covani.it

P. Toti · E. Giammarinaro
Istituto Stomatologico Toscano, Fondazione per la Ricerca e l'alta
Formazione in Odontoiatria, Lido di Camaiore – LU, Italy
e-mail: capello.totipaolo@tiscali.it

D. Soto-Peñaloza · M. Peñarrocha-Diago (✉)
Oral Surgery Unit, Department of Stomatology, Faculty of
Medicine and Dentistry, University of Valencia, Valencia, Spain
e-mail: maria.penarrocha@uv.es

L. Cuadrado
i2 Implantology-Clinical and Education Centre, Madrid, Spain

© Springer Nature Switzerland AG 2019
M. Peñarrocha-Diago et al. (eds.), *Atlas of Immediate Dental Implant Loading*, https://doi.org/10.1007/978-3-030-05546-2_5

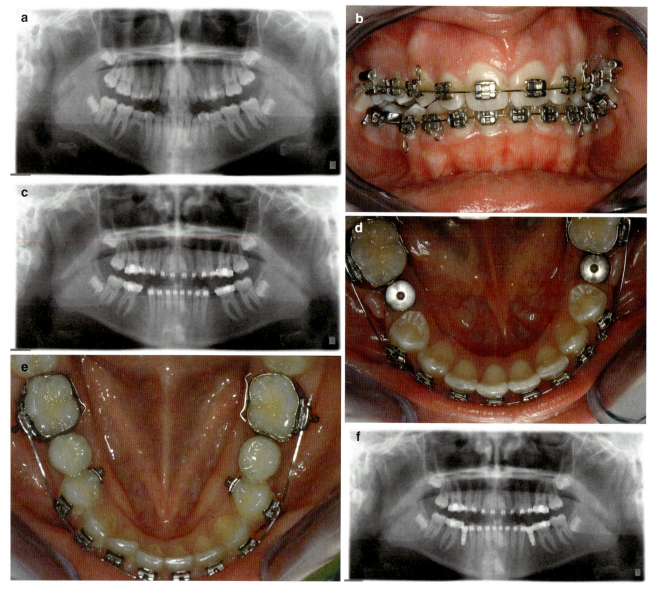

图5-1 （a）全景片：下颌第二前磨牙先天缺失，乳磨牙滞留。（b）佩戴正畸矫治器后的口内照。（c）乳牙拔除后全景片。（d）种植术后下颌𬌗面观（Phibo TSA®, Phibo Dental Solutions, Sentmenat, Barcelona, Spain）。（e）修复体戴入6个月后口内𬌗面观。（f）负重6个月后全景片

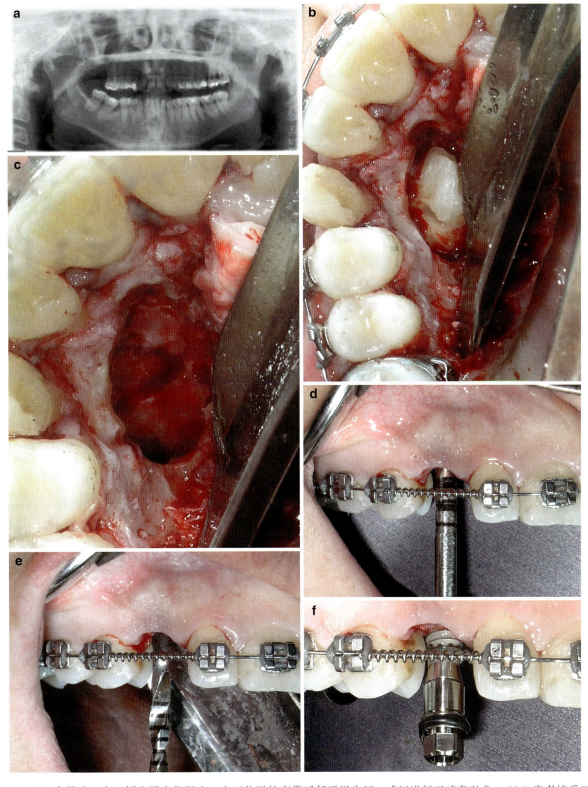

图5-2　（a）全景片：右上颌尖牙高位阻生，由于位置较高靠近邻牙根尖区，难以进行正畸牵引术。（b）患者接受正畸治疗以获得植入种植体所需的足够近远中间隙，翻腭侧全厚瓣，去骨后暴露阻生牙。（c）分牙后分别拔除牙冠和牙根。（d，e）逐级预备种植窝洞。（f）术中照：植入4.2mm×16mm种植体（Phibo TSA®, Phibo Dental Solutions, Sentmenat, Barcelona, Spain）。（g）种植体植入到位。（h）腭面观：种植体由牙槽嵴顶和骨洞底部（鼻腔顶部）双侧皮质骨固定。（i）骨洞腔内填充自体骨颗粒。（j）种植体植入后全景片。（k）种植术后1周拆除缝线。（l）1周后粉面观。（m）3个月后拆除正畸矫治器，取终印模。（n）最终修复基台就位。（o）最终修复体戴入。（p）最终修复体戴入粉面观。（q）修复体戴入1年后全景片

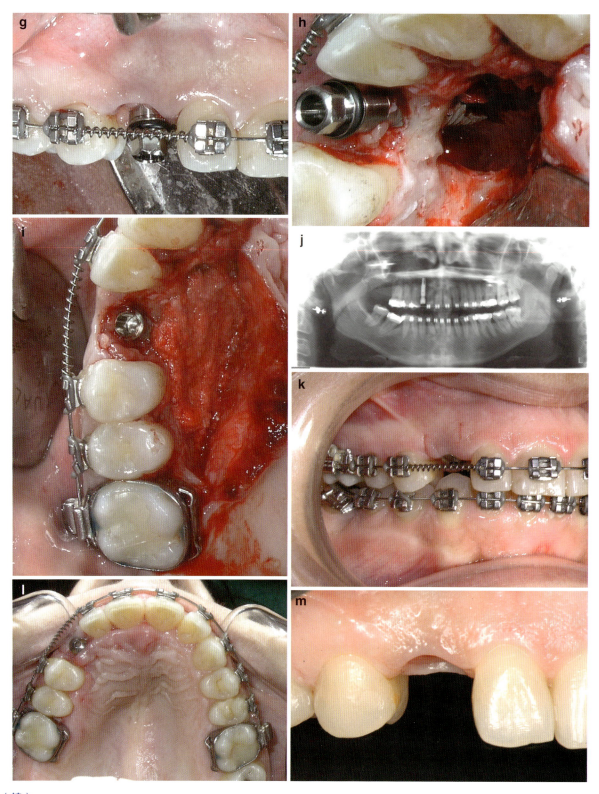

图5-2（续）

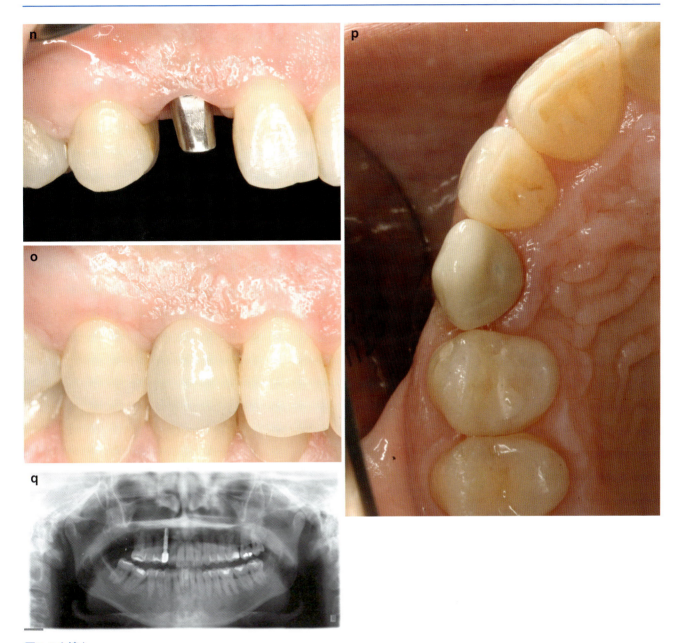

图5-2（续）

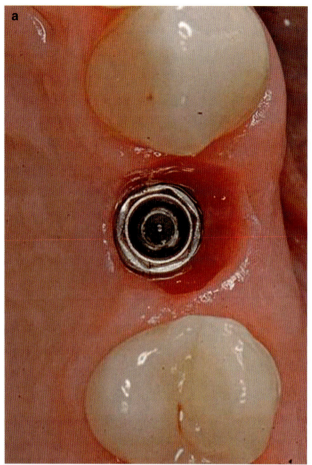

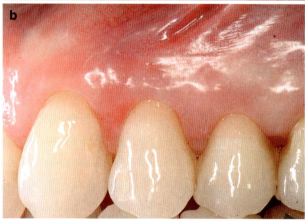

图5-3 （a）患者呈现尖圆形牙和薄龈生物型。偏腭侧植入种植体以增加颊侧角化龈厚度。与邻牙比较软组织厚度。（b）最终修复完成12个月后复查

（图5-6）至关重要。即刻负重如果没有实现平衡殆很有可能导致种植失败。临床医生必须借助于牙列模型和诊断蜡型考量可行的治疗方案并与患者讨论。详细的修复诊断技术，请参阅第7章。

先进的成像技术和CAD/CAM技术有助于在种植手术前评估可用骨量、制订计算机辅助种植外科计划以及在手术当天实现即刻负重（图5-7）。实际上，多数学者认为，良好的骨质条件是种植修复成功的重要预后因素（Nkenke and Fenner 2006）。足够的种植体初期稳定性是实现良好的骨结合和咀嚼力分布的关键。初期稳定性由种植体表面和周围骨壁间的宏观固位力机械介导产生。因此，可通过改变种植体表面的微观和宏观结构来提高即刻或早期负重时种植体的初期稳定性，并促进新骨形成（Coelho et al. 2009）。种植体的植入扭矩是植入时的旋转阻力，常作为衡量初期稳定性的指标（Friberg et al. 1999; Ottoni et al. 2005）。公认的即刻负重最低扭矩阈值为35~40N·cm（Cannizzaro et al. 2017）。然而，目前仍缺乏基于循证医学依据的即刻负重植入扭矩阈值。即刻负重时，应将多颗种植体的夹板式修复以及减少单颗种植体的殆接触作为辅助安全措施，以避免种植失败（Esposito et al. 2009）。

患者选择

即刻负重的适应证

根据笔者的临床经验，对即刻负重的适应证和禁忌证进行分类（表5-1）。即刻负重主要用于希望缩短整个种植修复治疗周期的患者。此外，适应证还包括患者的心理因素、口腔相关功能和美学的保存。长期佩戴全口义齿的患者更容易接受需要等待几个月才能进行最终修复的种植治疗。与之相反，因突发外伤而拔除美学区牙齿的患者，则难以接受延期负重的种植治疗（图5-8）。

患者必须年满18岁，有资格签署知情同意书。

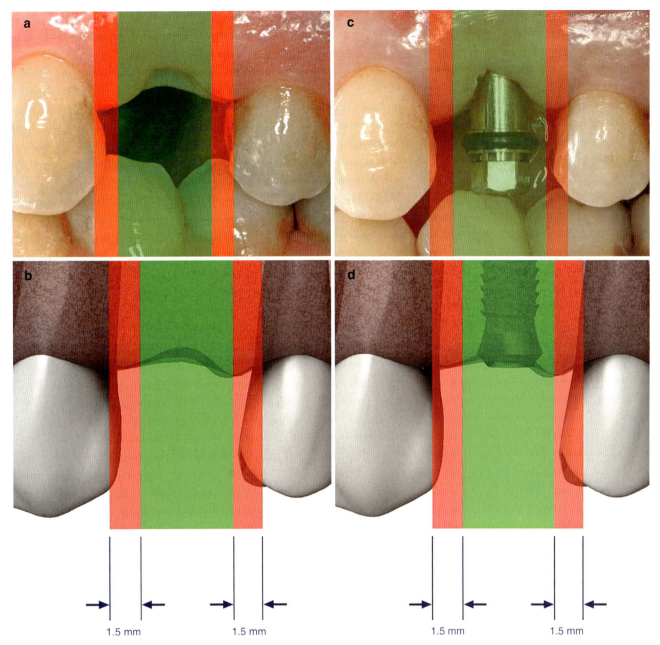

图5-4 （a）种植体与邻牙牙根之间的最小距离为1.5mm。种植体植入必须在安全区内进行（绿色）。红色为危险区，指种植体距离邻牙不足1.5mm的区域。（b）种植体必须置于绿色区域内。（c）在安全区内进行不翻瓣种植。（d）种植体植入非红色区域与邻牙保持足够距离的示意图

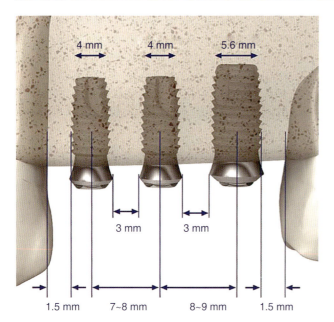

图5-5 多牙缺失区域植入不同尺寸种植体所需要的最小近远中间隙示意图

为了给种植体的骨结合提供更有利的口腔环境，患者应该严格遵守口腔卫生指导并养成良好的口腔卫生习惯。临床实践表明，即刻负重的局部适应证包括：美学区的外伤牙或折裂牙、下颌无牙颌、近期缺失的上颌无牙颌、上、下颌的多牙缺失、上下颌的单牙缺失（图5-9）。CAD/CAM技术的应用可帮助医生实现美学区种植当天的即刻负重（图5-10）。血供丰富的健康牙槽骨是即刻负重成功的决定性局部因素。即使骨高度足够，只要存在上部修复外形不理想或穿龈轮廓不自然的风险，应考虑阶段式骨增量。

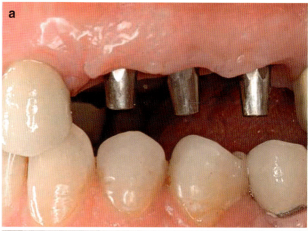

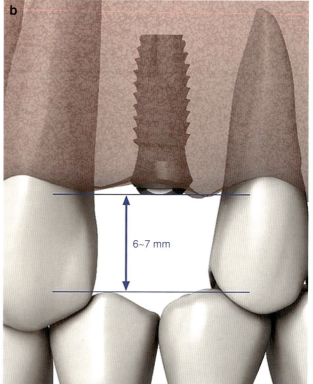

图5-6 （a）另一个考量因素是咬合间隙，从种植体颈部至对颌𬌗平面至少需要6~7mm的修复空间。（b）修复体垂直高度示意图

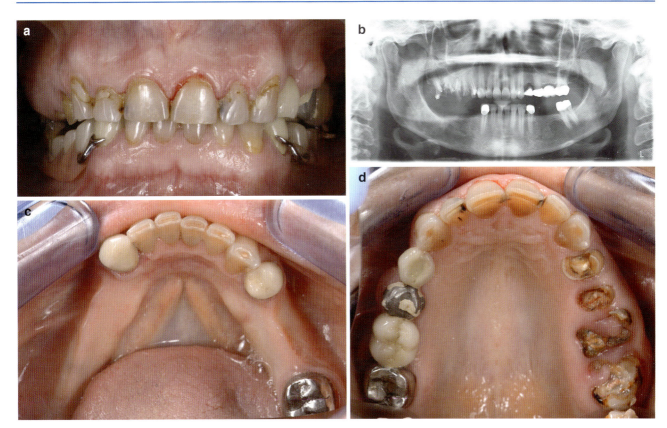

图5-7 （a）口内正面观：固定义齿和可摘局部义齿。（b）术前全景片。（c）下颌口内𬌗面观。（d）上颌口内𬌗面观。（e）使用CAD/CAM软件叠加上颌CBCT与口内扫描三维图像。（f）CBCT和口内扫描数据的三维融合设计模型。（g）计算机辅助设计上颌前牙即刻修复体模型。（h）参照患者已有固定义齿进行后牙即刻修复体模型的计算机辅助设计。（i）以最终修复为导向的缺牙区CAD设计建模。（j）后牙区修复体的CAD最终设计图。（k）上颌修复体设计与对颌可摘局部义齿的CAD正面观。（l）计算机辅助设计上颌导板引导种植手术并定位种植体的手术方案。（m）带种植体定位孔的上颌导板CAD设计。（n）使用CAD/CAM设计软件叠加下颌CBCT与口内扫描三维图像。（o）计算机辅助设计下颌前牙和后牙区即刻修复体模型。（p）计算机辅助设计下颌导板引导种植手术并定位种植体的手术方案。（q）手术规划时标记下槽神经管，确保正确的种植体位置以避免损伤神经。（r）带种植体定位孔的下颌导板CAD设计。（s）CAD/CAM制作的上颌前牙和后牙区即刻修复体。（t）三维打印的上颌手术导板。（u）术前三维打印带种植体设计位置的上颌模型。（v）三维打印的下颌手术导板以及两颗种植体支持的CAD/CAM即刻修复体。（w）三维打印的下颌对侧手术导板以及3颗种植体支持的CAD/CAM即刻修复体。（x）在导板引导下植入种植体。（y）通过微创技术植入的上颌种植体。（z）螺丝固位即刻修复体在上颌种植体上的安放与调整。（aa）上颌前牙临时修复体的戴入与调整。（bb）种植手术导板的定位。（cc）手术导板引导的下颌后牙区种植窝洞预备。（dd）下颌后牙区种植窝洞预备后植入种植体。（ee）下颌对侧后牙区植入种植体。（ff）螺丝固位即刻修复体在下颌种植体上的安放与调整。（gg）即刻修复体在下颌对侧后牙区种植体上的安放与调整。（hh）下颌即刻修复体安装后的口内𬌗面观。（ii）手术当日即刻负重后的最大牙尖交错位正面观。（jj）术后全景片

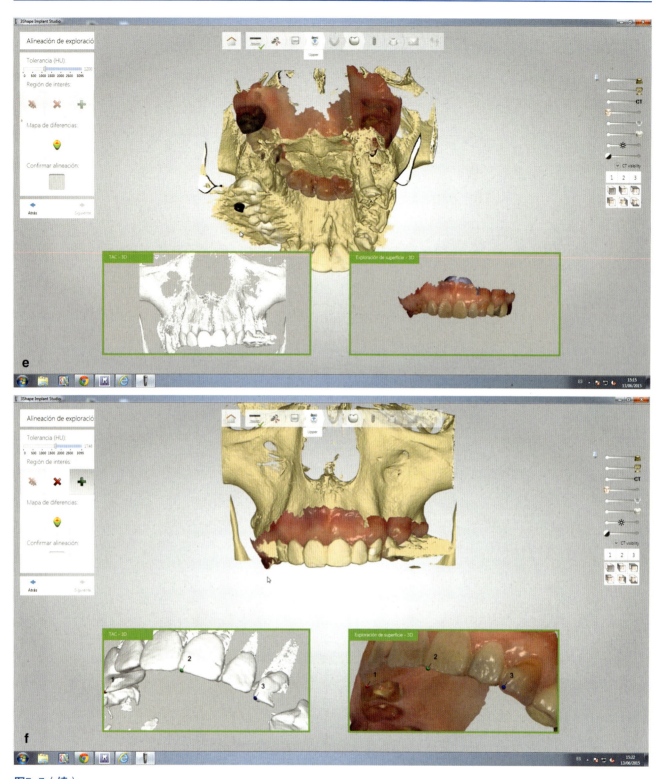

图5-7（续）

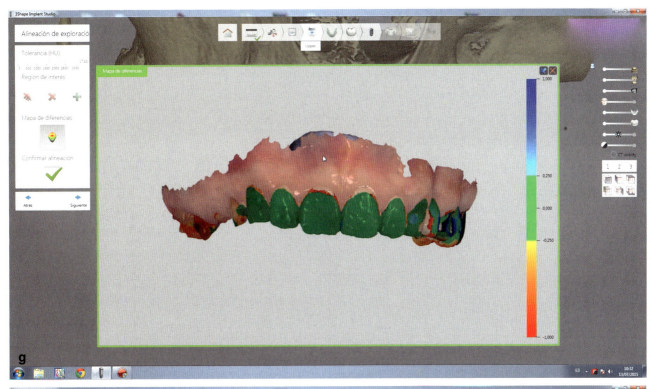

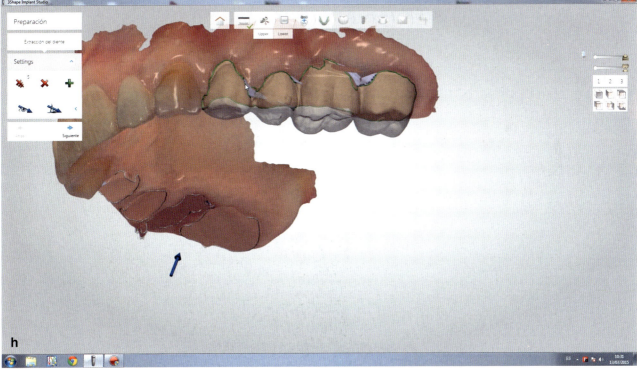

图5-7（续）

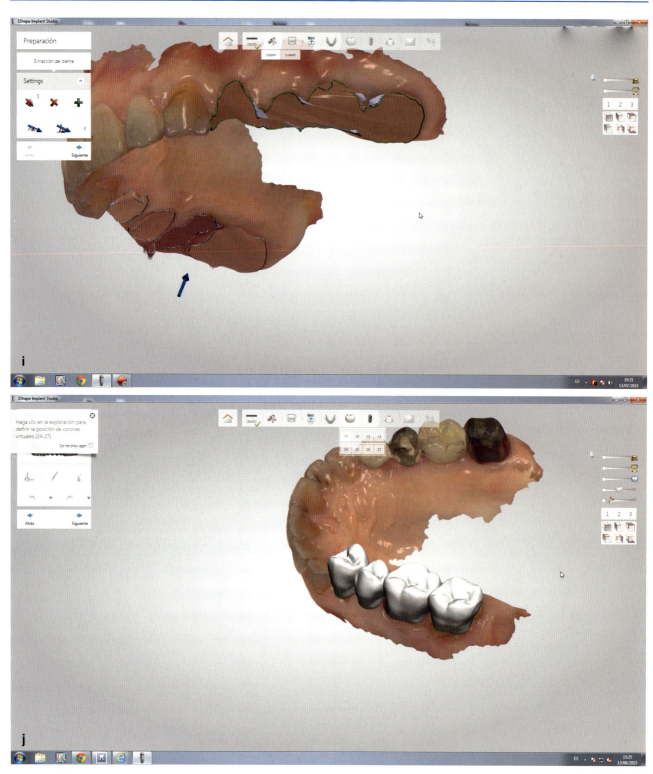

图5-7（续）

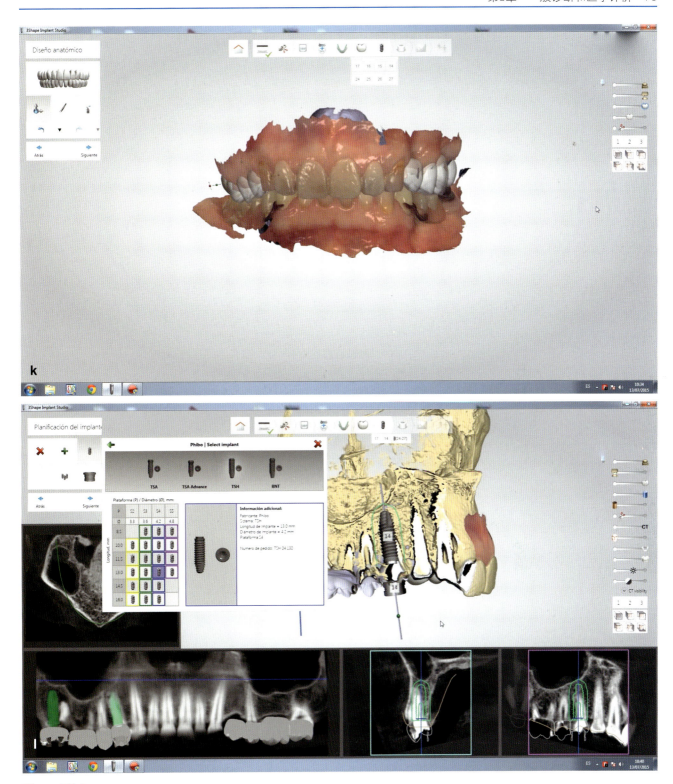

图5-7（续）

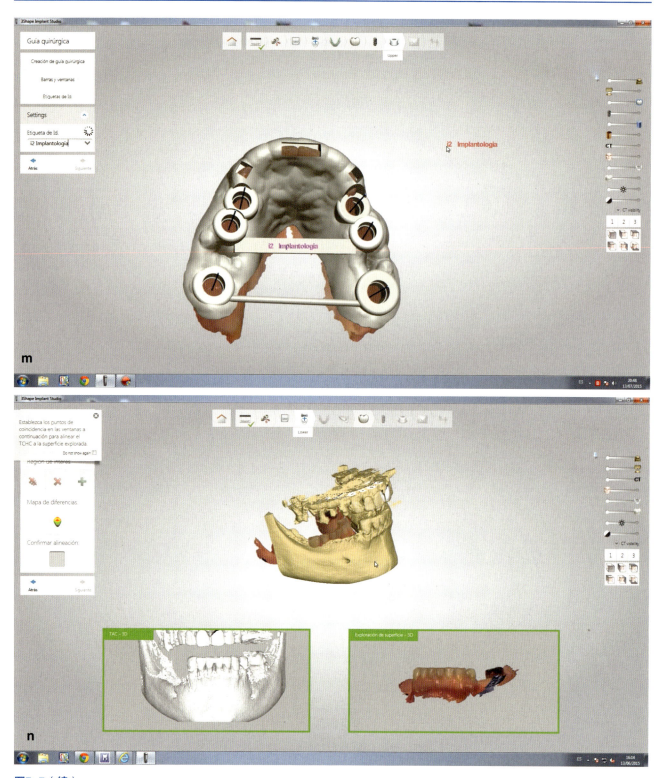

图5-7（续）

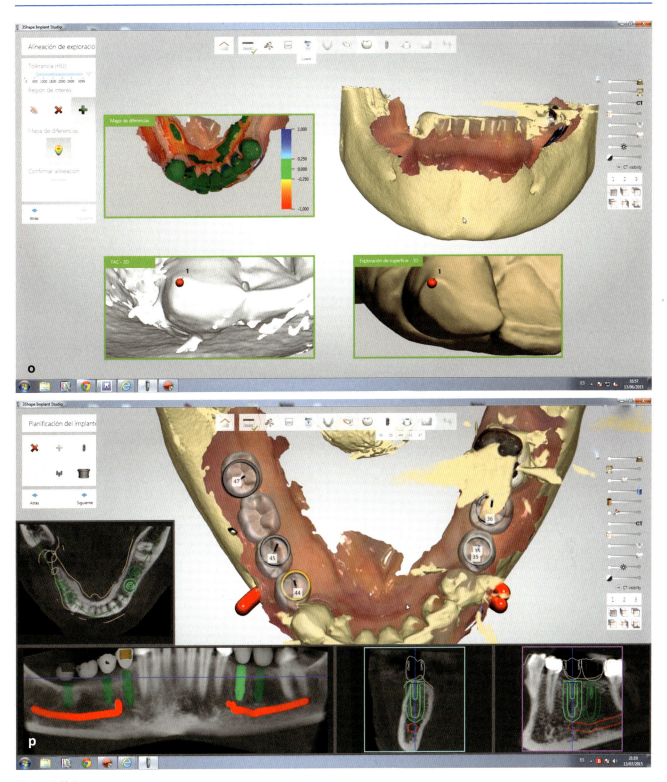

图5-7（续）

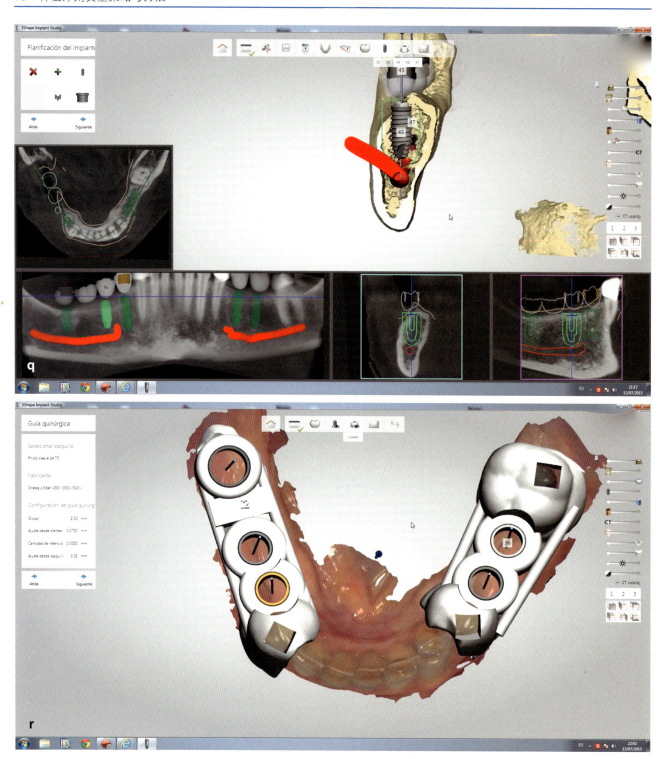

图5-7（续）

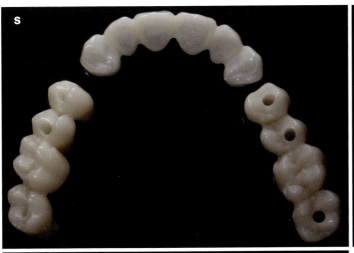

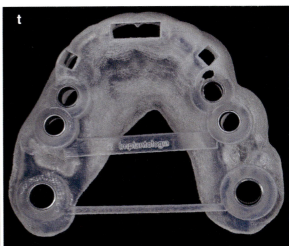

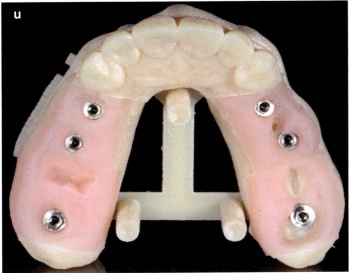

图5-7（续）

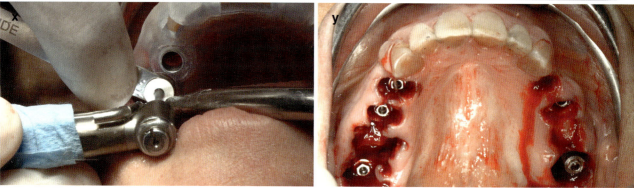

图5-7（续）

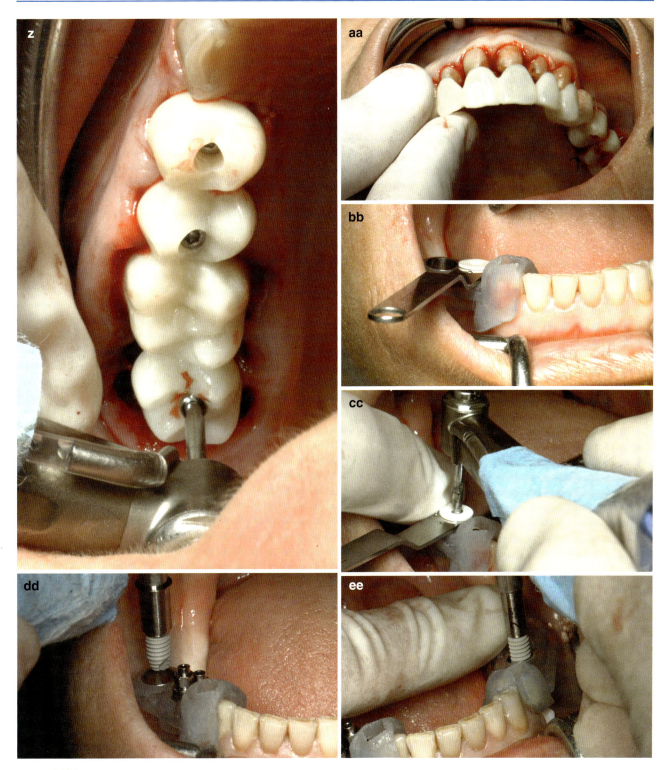

图5-7（续）

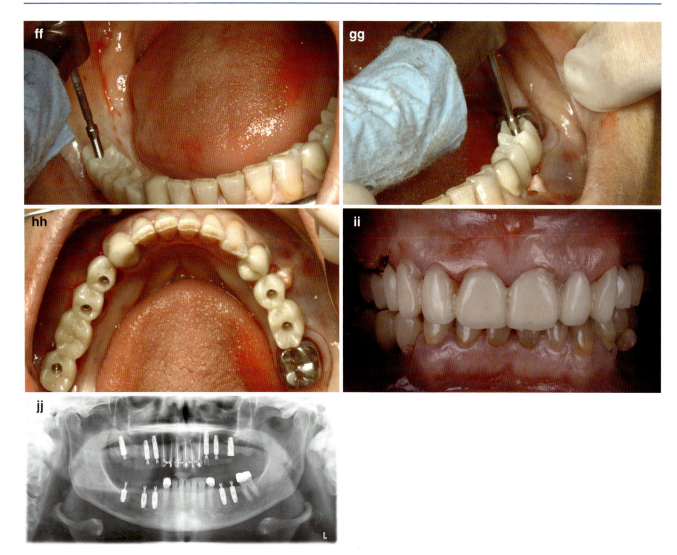

图5-7（续）

表5-1　即刻负重的适应证和禁忌证分类

即刻负重的适应证

患者希望缩短整个治疗周期

心理因素（保存功能与美学）

口腔卫生达标

良好的骨质条件

足够的初期稳定性（植入扭矩≥35N·cm）

美学区的牙脱位/牙折

下颌牙列缺失

近期形成的上颌牙列缺失

下颌部分牙列缺损

上颌部分牙列缺损

下颌单牙缺失

上颌单牙缺失

即刻负重的禁忌证

局部	全身
初期稳定性不足	吸毒和酗酒
颌骨重度萎缩	头颈部放疗
需要大范围植骨	抗肿瘤化疗
严重的上、下颌颌骨畸形	严重的肝肾慢性疾病
重度吸烟者	糖尿病控制不良(*)
磨牙症控制不良	近期脑梗或心梗
重度牙周病	免疫功能不全
长期缺牙(*)	孕妇
局部急性感染(*)	出血性疾病
缺乏后牙咬合支持	血友病

标记（*）表示相对禁忌证

即刻负重的禁忌证

　　即刻负重的禁忌证可分为局部禁忌证、全身禁忌证、绝对禁忌证和相对禁忌证。可用骨量不足属于局部禁忌证，在未进行骨增量手术的位点进行种植即刻负重，会影响美学和发音效果。骨质疏松被认为是相对禁忌证，可以通过种植体表面结构和外科技术的改良来解决。

　　过度吸烟或口腔不良习惯（重度夜磨牙或紧咬牙习惯、口腔卫生差和局部炎症）被认为是相对禁忌证或暂时禁忌证。Cannizzaro和Leone报道

了重度吸烟和磨牙症患者种植即刻负重的成功案例（Cannizzaro and Leone 2003）。种植即刻负重时不建议大范围的植骨手术，应尽可能使用局部植骨以修复小的骨缺损和骨裂（Shibly et al. 2010; Vijayanathan et al. 2013）。实际上，骨重建区域的血管化是必要的，且负重种植体的相对微动会影响移植骨的成功愈合以及骨结合。但Cricchio等报道了上颌窦底提升术同期行种植体植入和即刻负重并进行2年随访的成功案例（Cricchio et al. 2014）。

　　对于后牙区缺乏咬合支持的患者不建议行前牙种植即刻负重，主要原因是前牙区受到剪切力和侧向力的作用。在进行任何种植手术之前都要全面考虑患者是否存在常规手术禁忌证和全身系统性疾病。肿瘤（化疗或头颈部放疗后）、血液系统恶性肿瘤、凝血功能障碍、严重的心血管疾病以及静脉注射氨基双膦酸盐治疗的严重骨质疏松被视为绝对禁忌证。

　　对于糖尿病患者，尤其是血糖未能很好控制的患者，是否为种植手术的禁忌证这一问题仍然存在争议。实际上，直到现在，由于伤口愈合缓慢、微血管障碍以及容易造成感染，糖尿病仍然是种植手术的相对禁忌证。然而，与健康人群相比，糖尿病患者容易缺失更多的牙齿，其接受种植修复治疗的概率更大。大多数关于糖尿病患者种植修复的文献资料来自病例报道，而缺乏糖尿病患者与健康个体进行种植修复的临床随机对照研究，并且只有少数关于延期负重或即刻负重的针对性报道。

　　2016年Moraschini等的系统性综述显示，糖尿病患者的种植失败率并不高（Moraschini et al. 2016）。相反，2016年Annibali等的综述认为，糖尿病患者种植体骨结合失败的风险更高。2017年，Al Amri发表论文，首次对比研究了108例2型糖尿病患者种植即刻负重与常规负重的临床及影像学数据（Al Amri et al. 2017）。通过24个月的随访评估，两组患者的种植体存留率和成功率均达100%。需要注意的是，该研究的研究对象纳入标准非常严格，仅限于不吸烟且血糖控制良好的糖尿病患者。因此，糖尿病患者种植术后进行即刻负重是可行的，

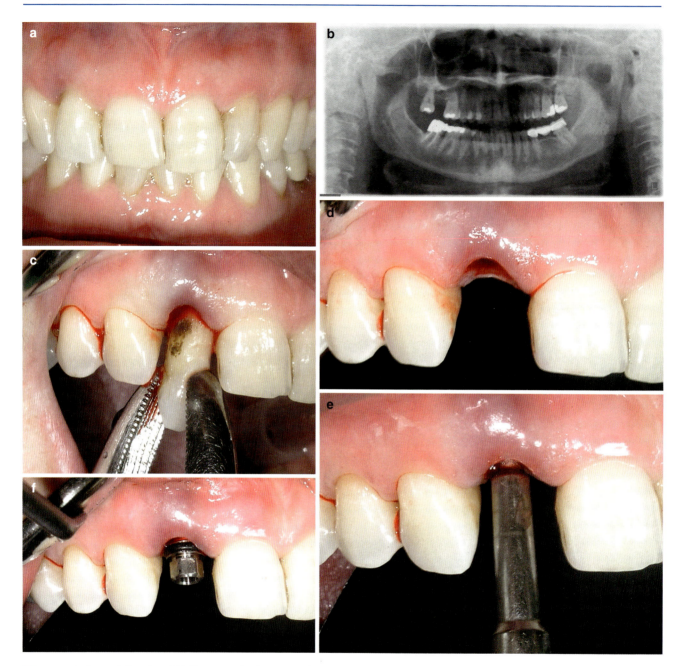

图5-8 （a）正面观：右上颌侧切牙Ⅲ°松动。（b）全景片显示牙槽骨丧失超过根尖1/3。（c）微创拔牙，尽量避免牙槽窝骨壁的损伤。（d）拔牙后，软组织结构得以充分保存。（e）逐级预备种植窝洞。（f）植入Phibo 4.2mm×13mm种植体后的正面观。（g）使用Ostell®测量仪检测种植体稳定系数，ISQ值为62（Phibo TSA®, Phibo Dental Solutions, Sentmenat, Barcelona, Spain）。（h）种植体植入后殆面观。种植体和牙槽窝骨壁之间有狭窄间隙。（i）安装修复基台。（j）连接临时塑料基台。（k）降低塑料基台高度以适应临时冠。（l）预成树脂冠内壁涂布自固化树脂，在临时基台上试殆。去除多余的自固化树脂，并对树脂冠进行调磨抛光获得良好外形后粘固。（m）右上颌侧切牙临时冠戴入后正面观。（n）3个月后安装最终修复基台时软组织形态殆面观。（o）良好的软组织轮廓和龈乳头外形正面观。（p）最终戴牙后正面观。（q）最终戴牙后全景片。（r）6个月后良好的龈乳头外形和美学效果

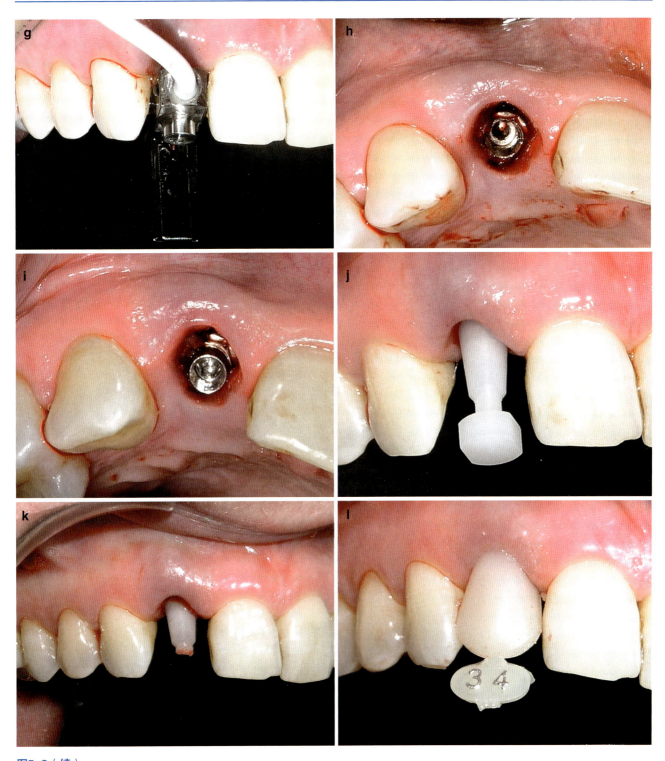

图5-8（续）

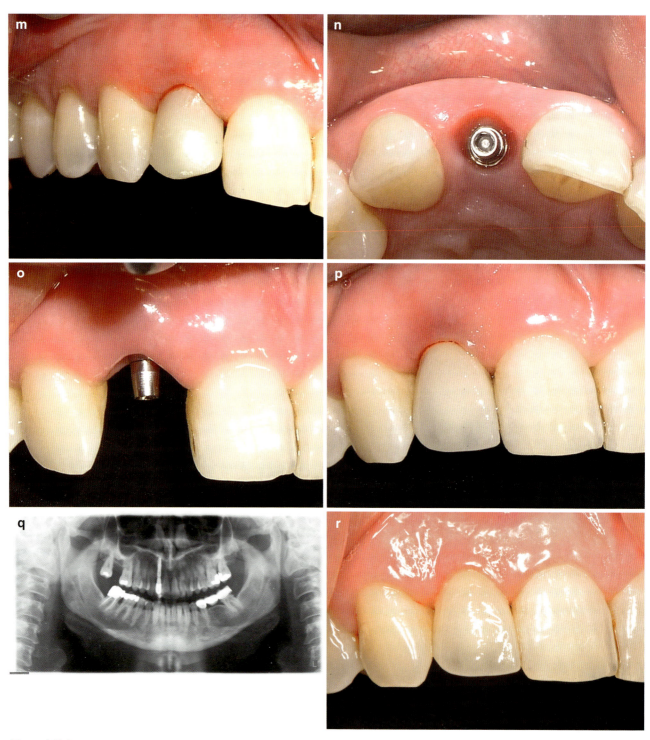

图5-8（续）

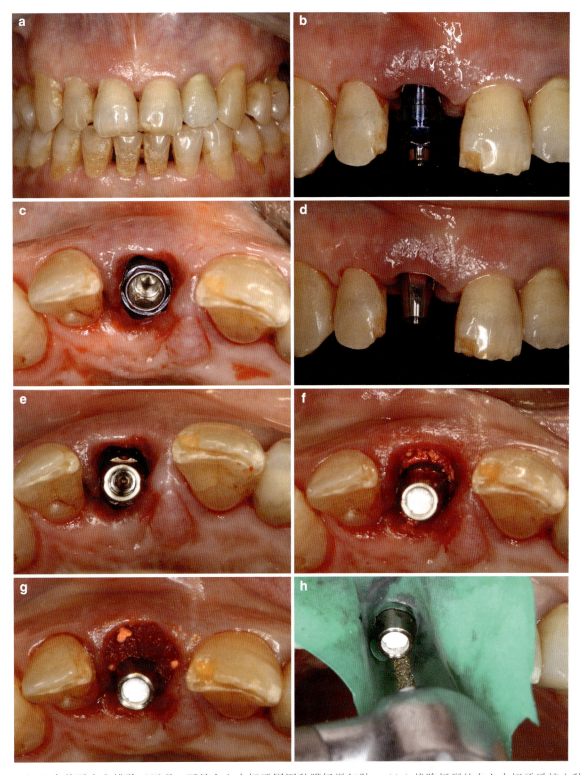

图5-9 （a）术前牙尖交错殆正面观，可见右上中切牙周围黏膜轻微红肿。（b）拔除折裂的右上中切牙后植入种植体（Phibo TSA®, Phibo Dental Solutions, Sentmenat, Barcelona, Spain）。（c）种植体植入后的殆面观。（d）临时修复基台与种植体连接。（e）种植体表面与唇侧骨板的间隙殆面观。（f）采用脱蛋白小牛骨粉填充种植体与唇侧骨板的间隙。（g）骨粉上放置胶原塞作为屏障。（h）调磨修复基台降低高度以避免殆干扰。（i）调磨后的修复基台殆面观。（j）将塑料棒置于修复基台的螺丝孔内以避免树脂进入。（k）用患者自身的天然牙制作临时修复体，牙冠的腭面开孔以确保与修复基台匹配，用复合树脂将牙冠固定于基台上。（l）采用患者天然牙制作的螺丝固位临时冠。（m）临时冠就位后正面观。（n）临时冠戴入后的修复体和软组织细节。（o）种植体及其临时冠全景片

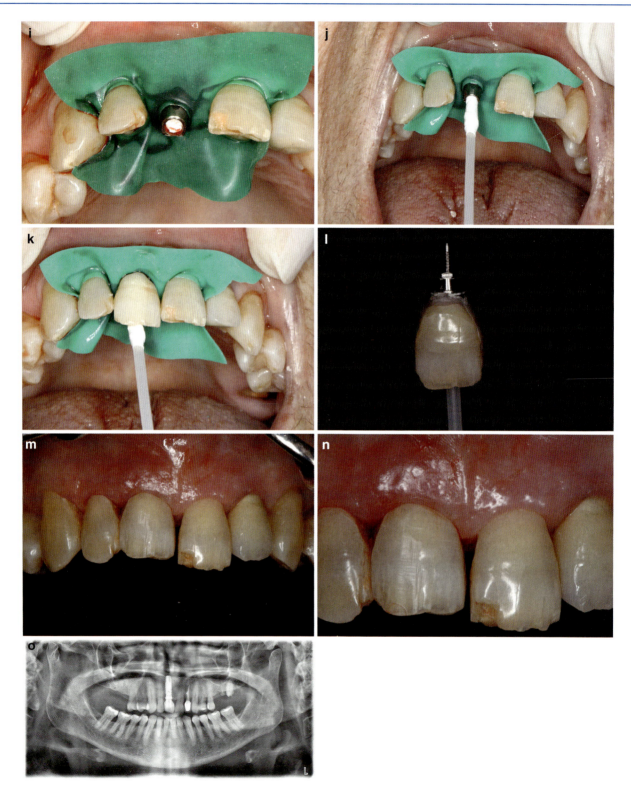

图5-9（续）

图5-10 （a）全景片显示上颌两中切牙残根及左上侧切牙和尖牙根管治疗失败。（b）结合CBCT和口内扫描数据，设计种植体的植入位点；参考患者已有固定义齿，计算机辅助制作即刻修复体。（c）通过计算机辅助手术设计确定种植体的穿龈位点。（d）种植体植入后即刻修复。（e）术后全景片

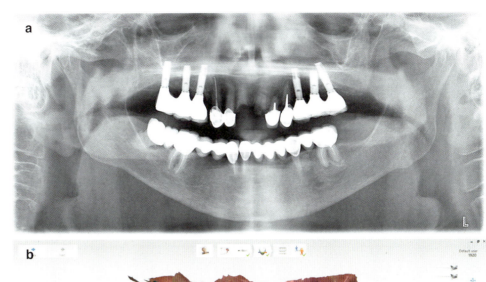

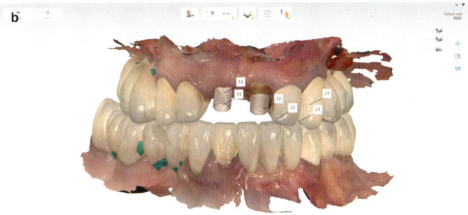

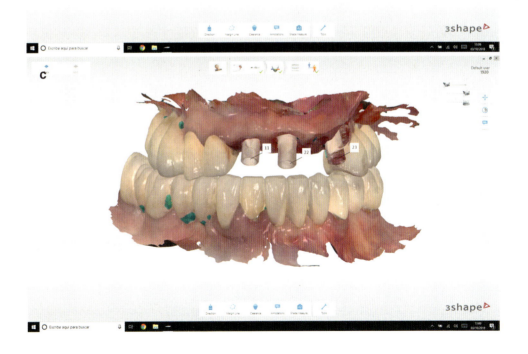

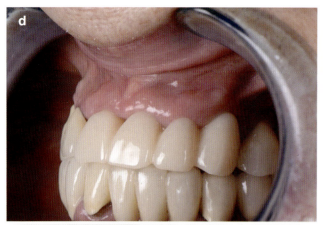

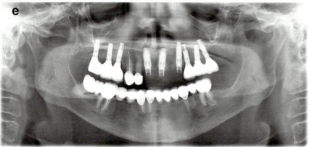

但必须满足以下条件：患者能够严格控制血糖；使用抗生素和氯己定漱口液；临时修复体具有良好的外形、较少的殆接触、无非正中殆干扰。

图5-10（续）

第6章 即刻负重的诊断和治疗计划：种植体选择
Diagnosis and Planning in Immediate Loading: Implant Selection

Ugo Covani, Enrica Giammarinaro, Simone Marconcini,
Javier Aizcorbe-Vicente, Miguel Peñarrocha-Diago

缩写

IL 即刻负重

关键信息

初期稳定性取决于骨质条件、手术技巧以及种植体的选择。种植体特征（尺寸、宏观和微观设计）会影响即刻负重的成功率。选择合适的种植体类型、数量和位点是诊断和治疗计划中必不可少的部分。

引言

越来越多的患者希望进行种植体的即刻负重，但在实施即刻负重之前，必须考虑许多因素。种植成功主要取决于初期稳定性，即种植体植入后无微动，通常与植入扭矩有关（Cannizzaro et al. 2007）。初期稳定性很大程度上受种植区的骨质骨量、手术技巧及种植体设计的影响（Meredith 1998）。种植体的设计分宏观和微观两个方面来阐述：宏观设计包括螺距、体部外形、螺纹设计和颈圈轮廓，而微观设计是指种植体的表面形貌特征。

为了最大限度地提升骨接触和初期稳定性，种植体外形经历了各种不同的改进，例如在种植体根端引入自攻螺纹，增加种植体的直径和长度，改进种植体的螺纹数量、螺纹类型以及种植体的锥度。

一般情况下，无论采用何种负重方案，种植体的数目、大小、特征和应力分布都应适配种植修复计划、牙弓形状以及可用骨量。然而，由于对初期稳定性的要求，即刻负重的种植体选择是一个极为重要的临床难题。

数字化种植规划的引入，使口腔医生能够通过专业软件模拟种植手术过程中使用不同形状、直径和长度的种植体，从而大大简化了这一步骤。

种植设计

宏观设计

种植体的宏观几何形状可以增强力的传导，防止边缘骨吸收。Szmukler–Moncler等（1998）指出，种植体–骨界面应避免超过150μm的微动，否则会引发纤维性愈合而不是骨愈合。目前所有的种植体均可归属于两大类别：锥形或柱形。拔牙后骨质较差的位点建议使用锥形种植体。在近期的一项临床随机自身对照研究中，对10名下颌无牙颌患者采用相同手术操作分别植入锥形和柱形种植体（Torroella–Saura et al. 2015）。结果表明，锥形种植体有更好的初期稳定性，且边缘骨吸收更少。但锥形种植体的缺点之一是植入皮质骨中的难度更

U. Covani · E. Giammarinaro · S. Marconcini
Department of Surgical, Medical, Molecular and Critical Area
Pathology, University of Pisa, Lido di Camaiore (LU), Italy
e-mail: covani@covani.it

J. Aizcorbe-Vicente · M. Peñarrocha-Diago (✉)
Oral Surgery Unit, Department of Stomatology, Faculty of
Medicine and Dentistry, University of Valencia, Valencia, Spain
e-mail: m.penarrocha@uv.es

© Springer Nature Switzerland AG 2019
M. Peñarrocha-Diago et al. (eds.), *Atlas of Immediate Dental Implant Loading*, https://doi.org/10.1007/978-3-030-05546-2_6

大。种植体的螺纹设计有助于减少愈合初期的微动。每道螺纹可沿直径将骨组织向侧方推挤，产生楔形作用，类似骨挤压器那样压缩周围骨。在即刻负重时，通常建议采用带螺纹种植体以获得更大的骨-种植体接触面积。

颈圈的外形也会产生一定的影响。Calvo-Guirado等认为，具有较短光滑颈圈的种植体能更有效地减少边缘骨吸收（Calvo-Guirado et al. 2015）。种植体的光滑颈部可有效降低菌斑聚积，进而减少炎症反应；但有限元分析发现，种植体的颈部和根端为应力集中区（Sadrimanesh et al. 2012）。因此，边缘骨吸收也可归因于种植体冠方应力分布不良。

微观设计

种植体的表面特征和形貌与其稳定性和骨结合性能密切相关。体内试验表明，与光滑表面相比，粗糙表面种植体能显著增强骨-种植体结合界面，降低骨吸收率（Sato et al. 2014）。表面积越大，与周围骨的机械嵌合作用越强（Romanos et al. 2002）。不同种植体表面改性（喷砂、酸蚀、等离子喷涂）可通过增强成骨细胞的增殖和代谢活性促进骨再生。在骨质条件较差的区域，酸蚀表面种植体的骨-种植体接触率显著高于机械抛光表面种植体。

Koodaryan的系统综述表明，较之机械抛光颈部的种植体，采用微螺纹粗糙颈部的种植体可以减少边缘骨吸收（Koodaryan and Hafezeqoran 2016）。然而，另有学者报道，不同种植体设计在边缘骨吸收和种植体存留率方面没有显著差异。Gilbert等完成了一项临床随机对照试验，旨在评估冠方微螺纹设计和基台内连接是否会影响即刻负重种植体的牙槽嵴吸收（Glibert et al. 2018）。试验中，每名患者的上颌无牙颌植入4颗种植体，每颗种植体的形态各不同。结果发现，牙槽嵴骨改建不受种植体-基台的连接方式以及微螺纹的影响。实际上，骨改建过程的影响因素众多，种植体设计在其中并不是主要因素。例如，每颗种植体内部以及夹板相连的多颗种植体之间应力是否均匀分布，对骨改建至关重要。

种植体的长度和直径

种植体的长度和直径直接影响种植体的初期稳定性，因而被认为是即刻负重的关键因素。然而，对于即刻负重种植体的最佳长度和直径并没有确切的指导意见。目前的主流观点认为，在种植位点尽可能使用长种植体是明智选择（Tealdo et al. 2011; Kinsel and Liss 2007）。实际上，种植体尺寸的增加可以补偿骨质条件不佳对种植体的影响。选择长种植体是十分重要的，特别是在拔牙后即刻种植，长种植体能进入根尖部位骨并对预备区周围骨产生一定程度的骨挤压。2014年第五届ITI共识会议指出，采用微米级粗糙表面种植体以及临时固定修复的上下无牙颌即刻负重，与传统负重一样具有可预期性（Gallucci et al. 2014）。在大部分研究报道中，种植体长度≥10mm时，具有可预期性；而当种植体长度<10mm时，其远期效果如何尚无定论。多数学者认为，上颌无牙颌患者行种植即刻负重时，至少使用10mm长度种植体才能达到预期（Peñarrocha-Oltra et al. 2014）。

应力分析研究表明，增加种植体的长度可降低种植体对上颌骨产生的应力或至少有利于应力的均匀分布（Gao et al. 2014）。有限元模型分析结果显示，在下颌后牙骨质较差的区域，种植体的理想直径和长度分别为≥4mm和≥12mm（Li et al. 2011）；这归因于种植体直径和长度的增加可以降低其对颌骨产生的轴向和颊舌向负荷。

在前牙区单颗牙缺失情况下，由于前牙区种植空间有限、与邻牙牙根距离较近以及美学要求高等特点，该区即刻负重种植修复时需要使用小直径的锥形种植体。小直径锥形种植体的结构有助于优化种植修复体的颈部形态，防止边缘骨吸收（Kolinski et al. 2018）。如果局部骨量不足并且患者不愿意做骨增量手术，这种情况下也可以选择短种植体进行即刻负重。许多研究表明，在单颗和多颗种植修复中，使用短种植体行即刻负重也可以获得良好预后（Anitua et al. 2018）。为了减少侧向力和改善应力分布，建议采用短种植体联冠修复方式。由于短种植体即刻负重缺乏长期的随访研究，所以要严格把握适应证，以避免不利咬合和非轴向力导致的早期种植失败。

种植体–基台连接

平台转移的概念是使用比种植体直径小的基台，以减少种植体周围骨吸收（Lazzara and Porter 2006）。基台与种植体之间形成的水平间隙使其远离牙槽骨，避免了慢性炎症浸润。在该冠状沟中，软组织能自由长入，促进一定量的保护性角化龈形成。然而，近期研究发现，平台转移并不能阻止薄龈生物型患者种植体的边缘骨吸收（Puisys and Linkevicius 2015）。

基台高度也会影响骨吸收（Piattelli et al.2003）。实际上，种植体–基台界面微间隙与骨的相对位置对于避免骨吸收非常重要：位于牙槽嵴顶水平或下方的微间隙会促进慢性炎症浸润至骨面。Blanco等的一项随机临床试验评估了不同基台高度对种植体早期愈合的影响，结果显示，与高基台相比，矮基台种植体周围的边缘骨吸收更多（Blanco et al. 2018）。

2018年，Sanz–Martín的系统综述指出，不同基台的宏观设计、表面形貌或操作手法对软组织炎症没有显著影响。尽管如此，与氧化锆基台相比，钛基台修复更容易出现探诊出血情况（Sanz–Martín et al. 2018）。笔者将该现象归因于氧化锆材料的表面特性减少了菌斑滞留。然而，笔者没有对不同种植位点进行分层分析：在病例样本中，后牙区种植体多采用钛基台，而前牙区由于美观因素多采用氧化锆基台，因而前牙区的炎症发生率要低于后牙区。

种植体数目和位置

即刻负重的主要适应证是无牙颌患者无法适应活动义齿修复治疗。针对无牙颌患者的修复方案包括种植覆盖义齿，种植固定桥，全牙弓种植和All-on-4重建。每种修复方案都有一个最少种植体植入

表6-1 全牙弓种植固定修复即刻负重指南

	上颌	下颌
种植体数目	4 ~ 12	3 ~ 10
种植体位置	2、4、5（侧切牙，第一前磨牙，第二前磨牙）	前牙区至少1颗，两侧后牙区至少各1颗

数建议。许多文献提出尽量植入更多的种植体以减少每个位点种植体对周围骨产生的应力。但是，此建议并不适用于所有临床情况。因为有时增加一颗或多颗种植体并不能降低种植体–骨界面处的应力，所以制订合理的治疗方案才是根本。在无牙颌患者中，即刻负重的种植体数目取决于颌骨（上颌或下颌）余留的骨质、骨量以及牙弓的形状。

表6-1为全牙弓种植固定修复即刻负重指南。相比种植体数目，应更多考虑的是如何使种植体的应力分布更均匀，以及如何才能减少远中倾斜种植体的悬臂设计（Bergkvist et al. 2009; Tealdo et al. 2011）。

上颌和下颌种植固定修复的种植体数分别为4 ~ 12颗和2 ~ 10颗。这种差异是上、下颌骨的骨结构不同所致。下颌骨有大量的皮质骨，故种植体数可以少于上颌骨。全牙弓种植即刻负重至少植入6颗种植体（Bergkvist et al. 2009; Strietzel et al. 2011）。然而，研究发现，种植体的数目与修复成功率之间没有相关性（Balshi et al. 2005）。All-on-4 概念在2003年被提出，它是指前牙区植入两颗轴向种植体以及后牙区植入两颗倾斜种植体（Malo et al. 2003）。远中使用倾斜种植体可以减少修复体的悬臂长度，从而降低种植体周围骨的应力（Horita et al. 2017）。长期随访数据显示，在下颌牙列缺失的病例中，4颗种植体与更多数量的种植体相比，其固定修复的远期效果相似（Gallucci et al. 2004）。近期Soto–Peñaloza等的系统性综述阐明了All-on-4治疗概念的适应证、手术流程、修复方案、患者满意度和主要并发症（Soto–Peñaloza et al. 2017）。种植体成功率为94.8% ~ 100%，种植体存留率为97.6% ~ 100%。

对于局部种植固定修复体（PFP），可以采用两种策略：多个单颗种植体或两颗（或更多）种植体支持的PFP。由于植入的种植体之间需要保持一定距离而可能造成解剖空间不足的情况，因此连续多单位种植修复需要非常详细的治疗计划（Tarnow et al. 2000；Degidi et al. 2008）。

实际上，两颗种植体之间的距离过小会增加种植体间骨吸收的风险；还可能会导致龈乳头的退缩以及美学效果不佳（Mankoo 2008；Testori et al. 2008）。通过特殊的种植体设计，如选用小直径种植体和/或平台转移连接，可预防种植体之间的边缘骨吸收。在每个缺牙部位都植入一颗种植体是不可能实现的，但少于缺牙数目种植体支持的局部固定修复是可行的，通常建议上颌需要修复的单位与种植体比为1.4，下颌为1.5（Degidi and Piattelli 2003），并通过避免备洞处攻丝以及减少根端预备宽度来增加初始稳定性（Calandriello et al. 2003）。此外，临时冠修复应做到咬合轻接触或无咬合接触（Bogaerde et al. 2003；Malo et al. 2003）。

无牙颌种植即刻负重的治疗计划

下颌

Jensen描述了下颌无牙颌的3个特征：后牙区牙槽嵴顶与下牙槽神经管的距离；牙槽嵴顶与颏孔的距离；颏孔间长度（Jensen 2014）。因此，下颌无牙颌可分为4类：

- A类：磨牙区牙槽嵴顶距离下牙槽神经管有足够骨量；牙槽嵴顶距颏孔有足够的骨量；左右颏孔间有足够距离。手术建议：4～6颗轴向种植体，2颗位于第一磨牙区，2～4颗位于颏孔间区域（图6-1）。

- B类：磨牙区牙槽嵴顶距离下牙槽神经管没有足够骨量；牙槽嵴顶距颏孔有足够骨量；左右颏孔之间有足够距离。手术建议：4颗种植体，前牙区2颗轴向种植体，后牙区2颗种植体向远中倾斜

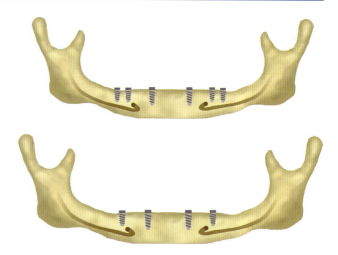

图6-1 A类下颌骨：牙槽嵴骨量足够容纳4～8颗不同长度的种植体。后牙短种植体可放置在下牙槽神经管上方第一/第二磨牙的位置。前牙种植体通常放置在颏孔间区域。当后牙种植体放置在第一/第二磨牙处时，种植体可在无悬臂情况下每隔15～25mm植入牙弓

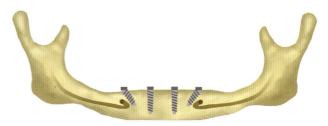

图6-2 B类下颌骨：下牙槽神经管上方的骨量允许短种植体垂直定位于颏孔后方。如后牙空间不允许，则可通过倾斜种植体避开神经管将其顶端置于颏孔稍后方（种植体倾斜30°）。前牙种植体可垂直于牙槽嵴等距放置

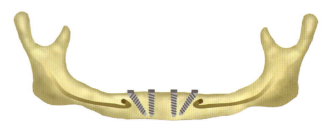

图6-3 C类下颌骨：颏孔上方和颏孔后方的垂直骨量不足以在第一前磨牙区放置垂直或倾斜种植体（Jensen et al. 2011）。这就需要10～15mm的悬臂（Oliva et al. 2012）。中间种植体可向中线倾斜30°，并向下延伸至下颌骨上缘呈V形（Jensen et al. 2014）。这种种植体分布可降低A-P距（10~12mm），植体间跨度缩小至30~40mm（Jensen et al. 2009）

30°，其根端位于颏孔上方（避开神经袢，缩短悬臂长度）。All-on-4方案（图6-2）。

- C类：磨牙区牙槽嵴顶距离下牙槽神经管没有足够的骨量；牙槽嵴顶距颏孔没有足够的骨量；左

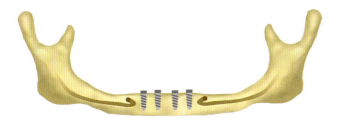

图6-4　D类下颌骨：由于骨密度较高并伴有严重骨吸收，可选择植入4颗轴向短种植体。通常情况下，下牙槽神经接近牙槽嵴顶部，最终修复时的悬臂长度应限定在10mm内，其A-P距范围在8~12mm

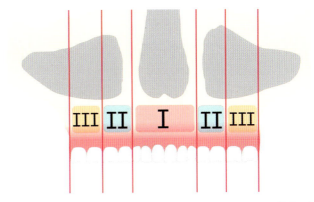

图6-5　将上颌分成3个区域：Ⅰ，前牙区；Ⅱ，前磨牙区；Ⅲ，磨牙区

右颏孔间距离稍短。手术建议：4颗种植体，前牙区2颗轴向种植体，后牙区2颗种植体，向远中倾斜成30°，其根端位于颏孔前方。All-on-4方案（图6-3）。如果由于颏孔间距离不足，后牙区种植体的根尖部位非常接近或有可能接触前牙区轴向种植体时，可以将前牙区种植体的植入方向也适当向远中倾斜，从而与后牙区种植体的倾斜方向相同。

- D类：磨牙区牙槽嵴顶距离下牙槽神经管没有足够的骨量；牙槽嵴顶距颏孔没有足够的骨量；左右颏孔间距离不足。该类下颌骨对应于Cawood和Howell 分类中的Ⅴ~Ⅵ类。手术建议：3颗种植体，前牙区在中线或者靠近中线的位置植入1颗轴向种植体，后牙区植入2颗倾斜种植体。另一种方案是在颏孔间放置4颗轴向种植体。在这种情况下，下牙槽神经往往位于牙槽嵴顶部，手术过程中可以很容易地将其暴露出来，从而在颏孔的凹陷处植入种植体以改善A-P分布（图6-4）。

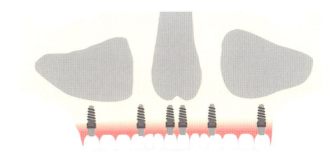

图6-6　1、2、3区均骨量充足。植入6颗轴向种植体

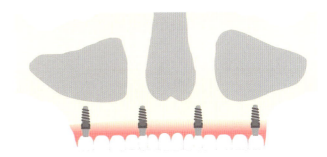

图6-7　1、2、3区均骨量充足。植入4颗轴向种植体

上颌

　　根据Bedrossian等学者的分类（Bedrossian et al. 2008），上颌可分为3个区：1区，前牙区；2区，前磨牙区；3区，磨牙区（图6-5）。临床医生应在术前确定这3个区域的可用骨量，可采用CBCT来确定这3个区域以及颧弓处的水平和垂直骨量。此外，术前还需仔细检查这些区域以及上颌窦部位是否存在病变。

- 1、2、3区骨量充足：可以常规植入4~6颗轴向

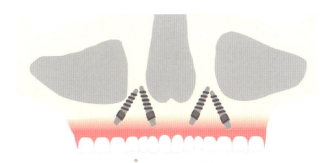

图6-8　1、2区骨量充足。All-on-4种植

种植体（图6-6和图6-7）。

- 1区和2区骨量充足：植入4颗种植体，前牙区2颗轴向种植体和后牙区2颗上颌窦壁引导的倾斜种植体。All-on-4方案（图6-8）。

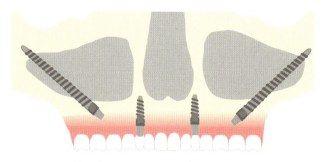

图6-9　1区骨量充足。All-on-4混合种植

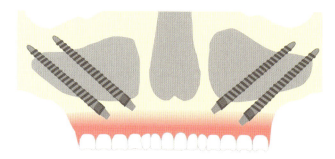

图6-10　1、2、3区均骨量不足。四方穿颧或All-on-4穿颧种植方案

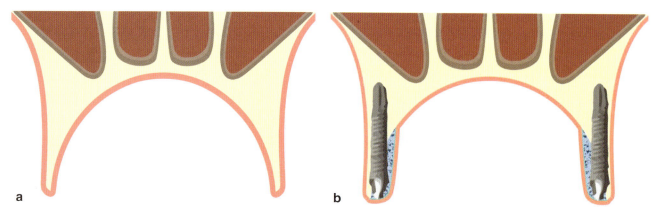

图6-11　腭侧种植体：（a）窄牙槽嵴。（b）采用骨替代材料覆盖腭部种植体暴露的螺纹，使用该方法可以保持一定厚度的皮质骨

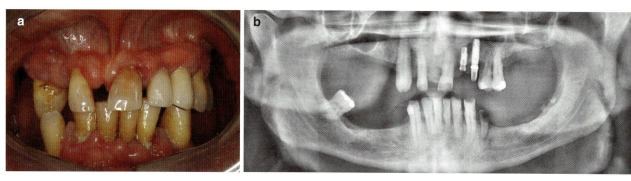

图6-12　术前（a）口内照和（b）全景片。患者要求改善口腔功能和美学。上下颌后牙区的骨量严重不足

- 仅1区骨量充足：前牙区2颗轴向种植体和磨牙/前磨牙区2颗穿颧种植体。All-on-4混合方案（图6-9）。

- 所有区域均骨量不足：4颗穿颧种植体。四方穿颧或All-on-4穿颧种植方案（图6-10）。

当牙槽嵴骨宽度不足时，可在前牙区或前磨牙区偏腭侧植入种植体，使植入的种植体获得良好的初期稳定性，克服窄牙槽嵴的缺陷（宽度小于4mm）。将种植体置于上颌牙槽嵴的腭侧，尤其适用于严重水平向骨萎缩的患者，与传统骨增量手术相比，大大降低了患者的并发症（Peñarrocha et al. 2009）（图6-11）。

All-on-4方案治疗的1例下颌B类以及上颌1、2区骨量充足的典型病例，如图6-12～图6-16所示。

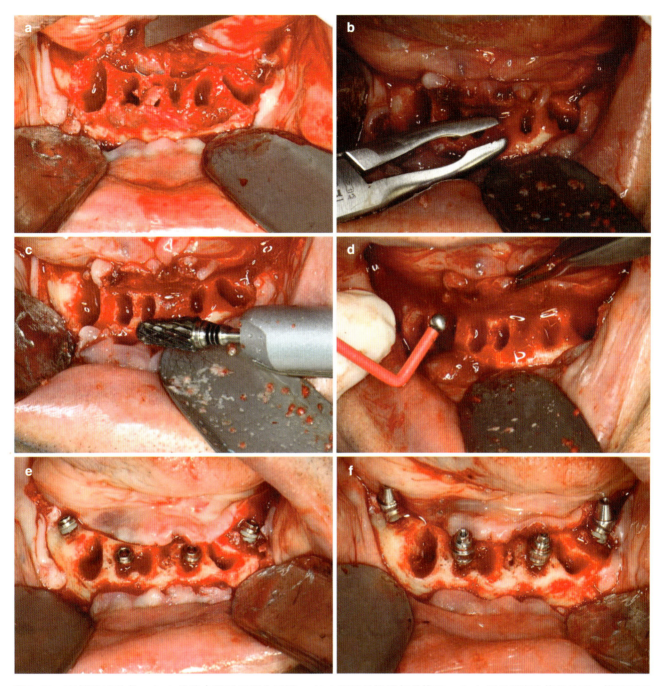

图6-13　下颌种植手术：（a）拔除余留牙后翻全厚瓣。（b）用咬骨钳进行骨修整。（c）用机用磨头修整骨面，使骨面更加圆钝平整。（d）用电刀电凝止血。（e）植入4颗种植体（Phibo TSH®, Phibo Dental Solutions, Sentmenat, Barcelona, Spain）。（f）安装修复基台。（g）制备A-PRF膜（A-PRF™, Process for PRF, Nice, France）。（h）将自体骨与切碎的A-PRF膜混合。（i）骨移植物填塞种植体周围的缝隙。（j）A-PRF膜覆盖骨移植物。（k）龈瓣复位缝合

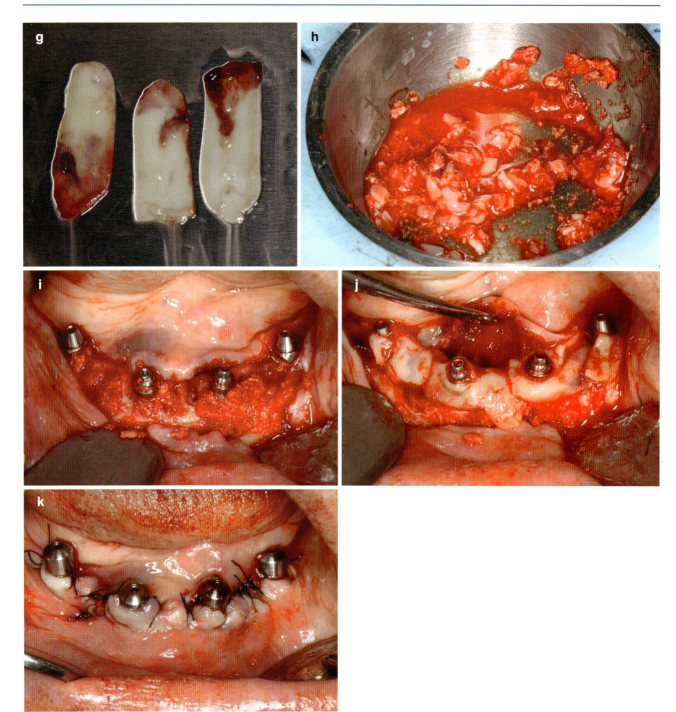

图6-13（续）

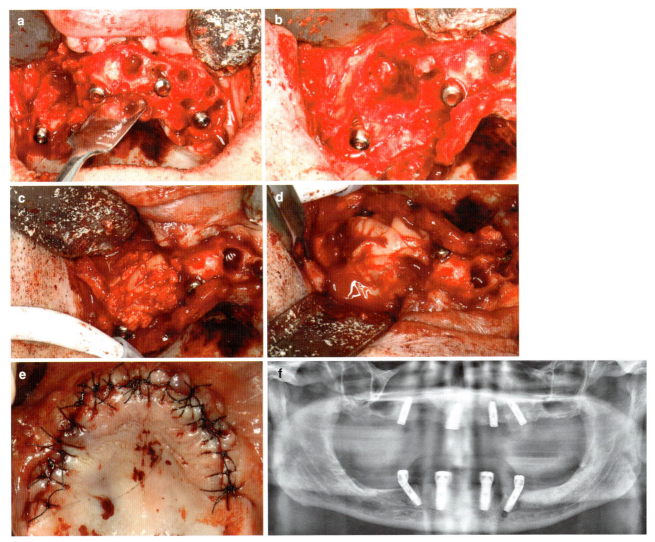

图6-14 上颌手术：（a）植入4颗种植体（Phibo TSH®, Phibo Dental Solutions, Sentmenat, Barcelona, Spain）。（b）右上象限的前、后种植体之间存在较大骨缺损。（c）自体骨混合切碎的A-PRF膜填充骨缺损。（d）A-PRF膜覆盖骨移植物。（e）龈瓣缝合。（f）术后全景片

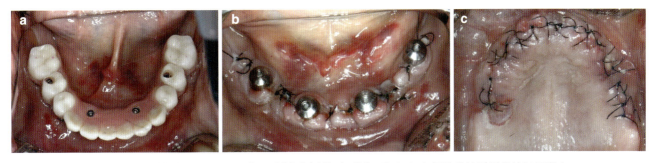

图6-15 （a）下颌临时修复体殆面观。（b）术后1周准备拆线时下颌以及（c）上颌种植体周围的软组织形态

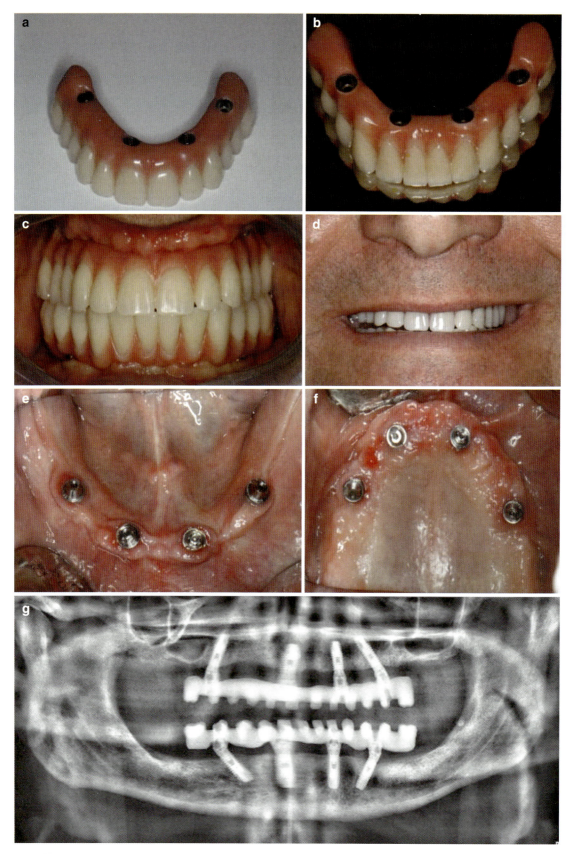

图6-16 最终修复情况：（a）上颌最终修复体。（b）下颌最终修复体，可见两个修复体的平滑基底部；最终修复体的（c）口内照和（d）口外照。（e，f）4个月时种植体周围黏膜的口内照。（g）患者戴入最终修复体后的全景片，可见修复体精准适配

第7章 即刻负重的诊断和治疗计划：修复诊断

Diagnosis and Planning in Immediate Loading: Prosthetic Diagnosis

Rubén Agustín-Panadero, Pablo Domínguez-Cardoso,
Ana Orozco-Varo, Juan Carlos Bernabeu-Mira,
David Peñarrocha-Oltra

缩写

CBCT	锥形束计算机断层扫描
CT	计算机断层扫描
PEEK	聚醚醚酮
VAS	视觉模拟评分

关键信息

即刻负重具有即刻恢复功能和美学的优势，大大提高了患者在种植体骨结合期的生活质量。

对全口无牙颌患者进行修复设计时，应评估的3个关键参数：修复空间、唇部支撑、笑线。

放射影像评估应以修复体为参考或导向，将牙槽嵴长轴与理想修复体轴相关联。

引言

目前，随着种植体表面处理及设计的不断发展，即刻负重已经成为一种较为常见的可选治疗方案，其成功率与传统负重方案无显著差异。与其他医学专科或牙科治疗一样，正确的诊断和治疗计划以及严谨的手术和修复操作对于良好疗效的获得至关重要。

为此，我们必须遵循规范的临床病史问询步骤，并进行种植修复治疗特有的诊断性检查。

我们必须依据规范有序地进行病例的治疗设计。本章节提出了设计规划过程的4个阶段，这些阶段可能与4次门诊预约保持一致，也可能不一致，这取决于各门诊的可用手段。新的数字化技术可能有助于减少达成4个阶段的临床诊疗次数，但在任何情况下都不意味着这些阶段中的任意一个可以被忽略（表7-1）。

表7-1 诊断计划概要

种植修复的诊断计划		
第一阶段	第二阶段	第三阶段
病史：回顾和探讨	上𬴂架	放射学检查：全景片、侧位片和CBCT
拍照	与技工室沟通：诊断蜡型和诊断性放射导板	口腔修复及外科医生联合评估：种植体的位点、倾斜角度、大小和数量
初步影像学分析		预算、知情同意和预约流程
研究模型		

第一阶段

这一阶段包括临床病史数据采集（分析和临床

R. Agustín-Panadero
Prosthodontics and Occlusion unit, Department of Stomatology,
Faculty of Medicine and Dentistry, University of Valencia,
Valencia, Spain
e-mail: ruben.agustin@uv.es

P. Domínguez-Cardoso · A. Orozco-Varo
Prosthetic Unit, Department of Stomatology, Faculty of Dentistry,
University of Sevilla, Sevilla, Spain
e-mail: pablodguez@us.es

J. C. Bernabeu-Mira · D. Peñarrocha-Oltra (✉)
Oral Surgery Unit, Department of Stomatology, Faculty of
Medicine and Dentistry, University of Valencia, Valencia, Spain
e-mail: david.penarrocha@uv.es

© Springer Nature Switzerland AG 2019
M. Peñarrocha-Diago et al. (eds.), *Atlas of Immediate Dental Implant Loading*, https://doi.org/10.1007/978-3-030-05546-2_7

检查）、照片、初始影像学评估和获取研究模型。

临床检查包括患者的口外和口内评估。

口外检查

建议对如下参数进行系统性检查：

- 面部比例：分三等份，从发缘点至眉间点，从眉尖点至鼻下点，从鼻下点至颏点（图7-1）。
- 面部正面和侧面观的对称性：所有标志线的平行度；双翼线、笑线、𬌗平面和Camper平面。
- 对唇颊部组织支撑的需求：有可摘义齿的患者应在佩戴和不佩戴义齿的状态下进行评估（图7-2～图7-8）。
- 颌骨关系分类：正常颌、前伸颌、后缩颌。观察上、下唇与美学平面的关系（从鼻下点至颏点的连线）。
- 颌间关系：垂直距离（正常、偏大、偏小）。在

垂直距离偏小的情况下，评估是否可以将其增大到所需距离并重新适应非常重要。

- 上颌中切牙边缘的位置与𬌗平面：评估休息时中切牙的位置及其与笑线高度的关系。唇长是休息时下鼻柱底部至人中的长度，它决定了休息时上中切牙切缘的可见高度：
  - 上唇短（10～15mm），切牙可见长度约4mm。
  - 上唇长度中等（21～25mm），切牙可见长度约2mm。
  - 上唇较长（31～35mm），切牙几乎看不见。
- 当患者笑线较高而导致牙槽嵴暴露时，应特别考虑美学效果和修复结果的可预测性。
- 颞下颌关节的运动和功能情况：面部肌的肥大或收缩，提示可能存在副功能习惯（常伴有牙齿磨损或磨耗面）。术前治疗关节问题有助于减轻负荷，提高治疗成功率。

口内检查

口内修复诊断检查包括以下几个方面：

- 牙齿检查包括现有修复体、龋齿、口腔卫生状况、牙周检查、牙髓活力测试、错位牙（拥挤、突出、异位）和上中切牙中线偏移。
- 骨缺损（垂直、水平、混合型）、冠骨比（临床牙冠理想位置与下方骨之间的关系），以及用软/硬组织移植或修复体来补偿缺损的可行性。
- 通过探诊和触诊了解软组织的质和量以及龈下骨组织的轮廓。合适的牙龈厚度有助于获得理想的牙龈形态。
- 现有义齿：颌间关系；义齿的大小、形状、位置和颜色。如果现有义齿的前述几个方面是符合要求的，则可以参考现有义齿制作新的修复体。

初始放射影像学诊断

全景片可提供足够的二维影像，有助于检查颌骨病变，并能评估垂直向和近远中向的骨量。这是

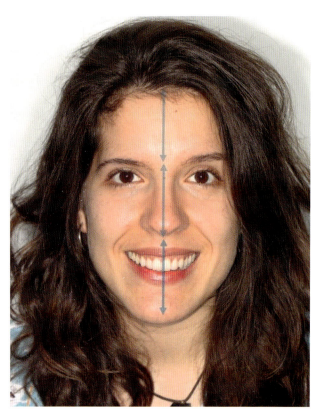

图7-1　面部比例三等分

图7-2 全面部口外照，对比未佩戴义齿时和戴入即刻负重义齿后上唇支撑的变化：（a）未佩戴义齿时的正面休息照。（b）未佩戴义齿时的正面微笑照。（c）未佩戴义齿时的正面大笑照。（d）未佩戴义齿时的侧面休息照。（e）未佩戴义齿时的侧面微笑照。（f）未佩戴义齿时的侧面大笑照。（g）戴入义齿后的正面休息照。（h）戴入义齿后的正面微笑照。（i）戴入义齿后的正面大笑照。（j）戴入义齿后的侧面休息照。（k）戴入义齿后的侧面微笑照片。（l）戴入义齿后的侧面大笑照

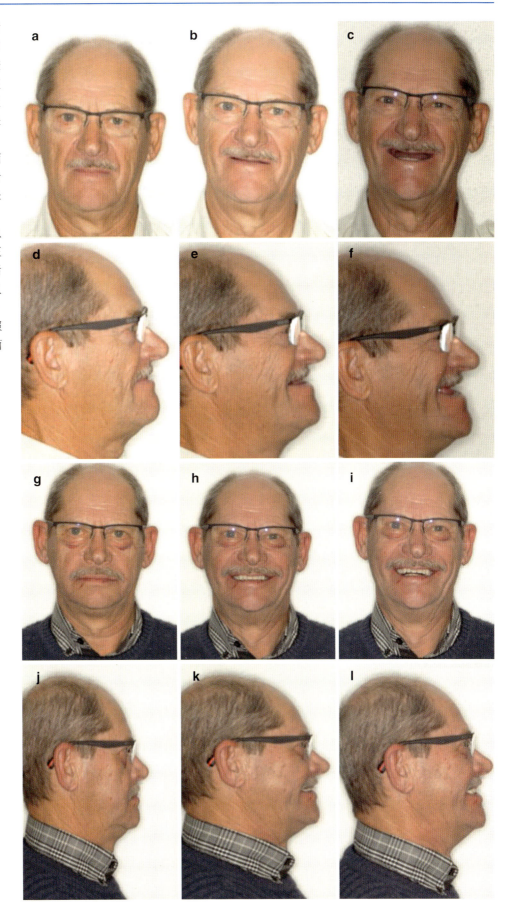

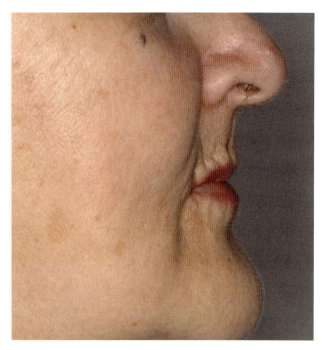

图7-3　面下1/3侧面照

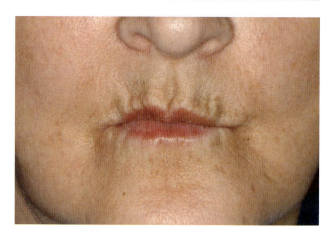

图7-5　缺乏唇部支撑并且垂直距离降低的正面照

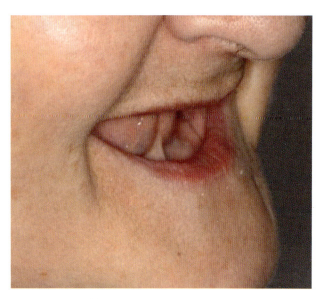

图7-4　侧面微笑照：上下颌牙槽骨吸收导致上唇缺乏支撑

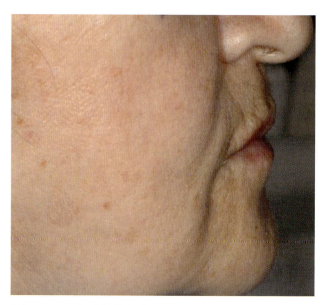

图7-6　上下颌种植体支持式义齿恢复唇部支撑和垂直距离的侧面照

一种标准的影像学评估手段，为初步诊断和制订治疗方案提供影像学参考。对于牙列缺损的患者，建议结合根尖片检查，以便制订全面的治疗计划。采用平行投照技术可以评估邻牙牙根的方向。

　　如今，为了实现种植体的即刻负重，术前进行计算机断层扫描检查是必需的。不同于全景片和根

尖片，计算机断层扫描提供了三维影像，尤其是矢状面，以便于评估颊舌向的骨量。CT为识别解剖结构、将种植体放置在最佳位置提供了更好的定位（图7-9）。进行CT检查时，患者可配戴一个根据诊断蜡型制作的放射导板，该导板能为后续的修复方案提供参考，具体请参阅本章节的第三阶段。

　　使用导板设计软件制作带有引导环的手术导板，可以更准确地植入种植体并戴入预制的临时修复体。

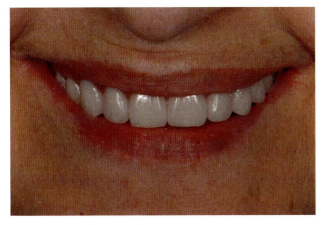

图7-7　治疗结束后的微笑照

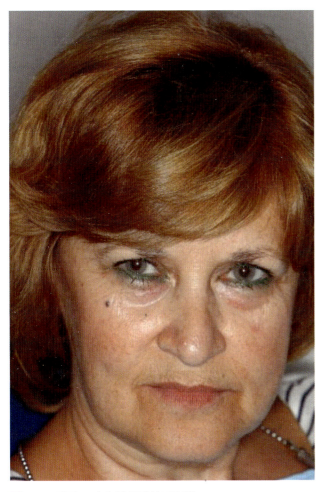

图7-8　面下1/3咬合重建后的正面照

照片

在种植病例中通过照片记录治疗过程已经成为必不可少的一部分，其中至少包括患者初始的口内照和口外照，戴入旧义齿以及不戴义齿的照片（如果有旧义齿的话），治疗完成照片，以及手术、修复和技工室制作细节的照片。

在摄影档案中，用图像记录每个病例，记录不同技术的应用，并回顾和分析其治疗效果，便于与患者和其他同行交流。这一阶段中的口外照和口内照片：

口外照

- 休息时面部正面照（全面部）。
- 面部正面微笑照。
- 休息时面部侧面照。
- 面部侧面微笑照。
- 休息时正面照（只有嘴）。
- 正面微笑照。
- 左右45°微笑照。

口内照

- 正面咬合照。
- 左右45°咬合照。
- 从正面到侧面的6个方位角度照。
- 镜中上下颌整体情况。

研究模型

用于评估初始临床情况的研究模型，可以通过印模（硅橡胶或藻酸盐）或通过数字化口内扫描仪获得。

第二阶段

这是最重要的诊疗阶段之一，这一阶段可以指导临床医生针对每名患者提出修复方案。第二阶段包括上殆架，分析模型，与技师沟通，根据患者个人情况设计义齿，然后将其转化为放射导板。

转化及模型分析

制订术前计划时，需要将患者口内情况转移到模型上。如果垂直距离丧失或者需要调整垂直距离，则必须将模型组装在带有正中关系和垂直距离的半可调殆架上（图7-10）。

如需改变牙齿位置或校正中线，应把这些改变转移到研究模型上以反馈给技师，技师再把这些变化反映在诊断蜡型中。改变后的蜡型结构可作为制作放射导板的参考，用于放射影像分析，该导板后期也将用作手术导板引导种植手术。最后，改变后

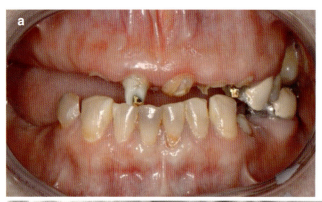

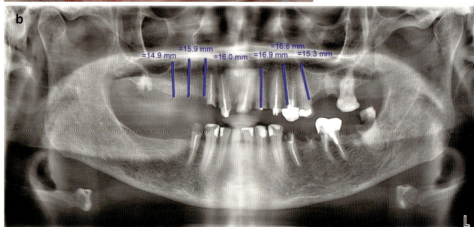

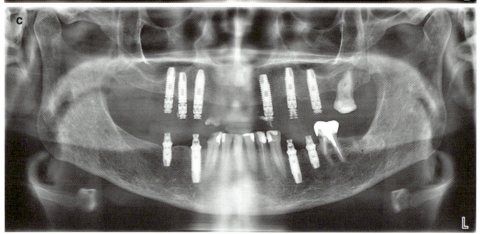

图7-9 三维断层扫描分析（CBCT）设计的临床病例：（a）术前口内照，提供了种植手术设计需要的基本信息。（b）术前设计种植位点的全景片。（c）种植体植入后的全景片。（d）上颌水平切面确定颊舌向和近远中向种植体的位置。（e）CBCT显示的全景图。（f）上颌种植体的三维重建设计。（g）CBCT冠状切面：评估两颗种植体颊舌向的位置。（h）戴入即刻负重临时义齿的最终口内照

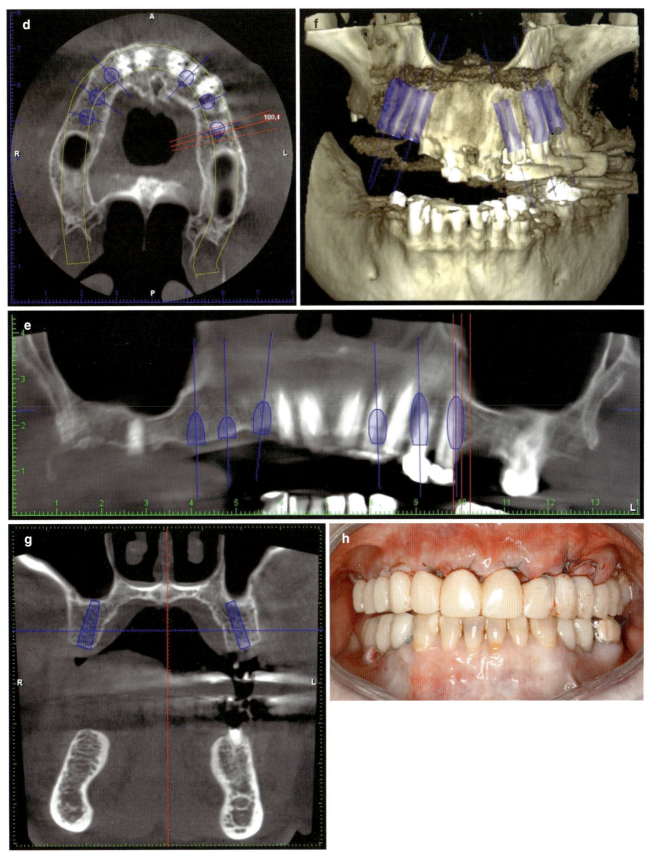

图7-9（续）

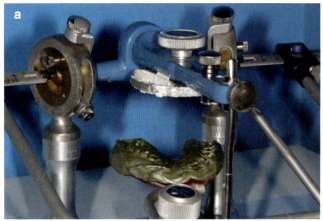
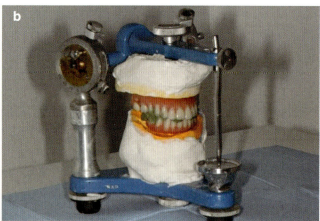
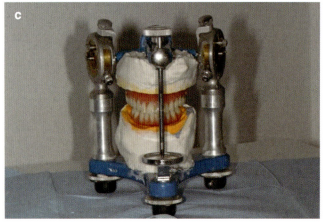

图7-10 （a）使用半可调𬌗架转移颅颌关系。（b）在半可调𬌗架上组装种植体支持式义齿。（c）种植体支持式义齿在半可调𬌗架上的正面观，可用于评估上下颌骨的正确位置关系

的诊断蜡型结构也可以指导设计临时修复体。

了解水平骨吸收、垂直骨吸收和义齿理想位置之间的关系是关键。当骨吸收程度较小时，理想的临床牙冠位置通常与牙槽嵴顶的软组织水平一致。在中、重度骨吸收的情况下，临床牙冠的理想位置与下方组织之间存在较大的垂直距离，必须通过植骨或在义齿上增加人工牙龈的方式来补偿。

需要分析的因素有：（1）正中关系位，包括咬合早接触；（2）牙槽嵴与邻牙、对颌牙弓的关系；（3）拟植入部位受力的方向；（4）咬合图，包括工作侧和非工作侧的接触；（5）角度、长度、宽度、位置、穿龈美学位置、肌肉附着点和缺牙区的软组织附丽点；（6）上下牙弓之间的距离和关系；（7）Wilson和Spee曲线；（8）对颌牙

列；（9）缺失牙数；（10）后期基台在牙弓中的位置；（11）牙弓的形状和不对称性。

诊断蜡型

将研究模型组装到𬌗架上，制作诊断蜡型，恢复缺失牙的理想位置和形态，并重建萎缩的牙槽突（图7-11）。

诊断蜡型有助于直观地观察口腔情况、美学效果及不同口腔结构之间的关系。模型分析有助于为种植治疗计划的制订提供有用信息：必要种植体的数量、位置和方向。对于牙列缺损的患者，需制作缺失牙的蜡型，而对于无牙颌的患者，则需制作排牙蜡型。

在全口无牙颌的口腔检查中需要评估3个基本参数：

（1）修复空间。
（2）唇部支撑。
（3）笑线。

修复空间：决定了义齿修复的类型。

唇部支撑：为了能够对全口无牙颌患者进行正确的预测和诊断，制作带唇侧翼缘的蜡型是必要的。在排牙蜡型的试戴过程中，可以通过去除唇侧翼缘来评估患者面部轮廓和笑线的变化。这将为选择适合患者的义齿类型提供非常有价值的信息（图7-12）。

笑线：对于上颌牙列缺失的患者，除了评估唇部支撑，笑线是另一个重要参数。当患者微笑时露出人工牙龈和牙槽骨之间的过渡面时，应该特别注意，因为这种暴露将影响后期义齿的设计，甚至可能会增加去除牙槽骨的手术（图7-13）。

因此，诊断蜡型可以合理地帮助我们预判理想的修复关系、实际的修复空间、美学效果、软组织处理需求以及种植修复义齿的位置（Sadowsky et al. 2015）。

将蜡型放置在患者口内，检查美学效果、发音和咀嚼功能，以便后期修复获得理想的满意度（Chiapasco 2004; Misch et al. 2004）。在确认患者对临时蜡型的形式、颜色和形状的满意度之后，就可以参考蜡型来制作临时修复体了。

诊断性放射导板

试戴并调整诊断蜡型或排牙蜡型之后，就可以根据蜡型制作放射导板，患者需佩戴该导板拍摄

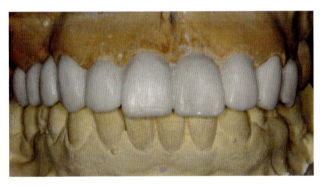

图7-11 治疗前的诊断蜡型

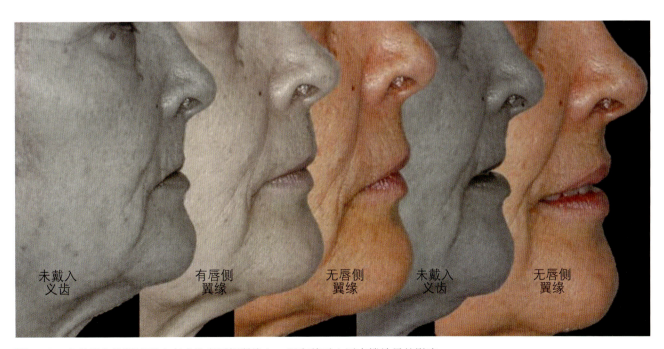

图7-12 患者戴入诊断蜡型（有或没有唇侧翼缘）：观察其对上唇支撑效果的影响

CBCT。该导板作为后期修复体制作时的参考，在进行放射学检查时，能帮助临床医生核对颌骨轴线是否与理想修复体的轴线相一致。

在导板制作过程中，使用阻射材料制作牙齿模型，使用透射材料制作基托。在引导种植手术中，放射导板的制作必须符合每个系统规定的标准。

第三阶段：三维影像

在这一阶段中，使用三维放射技术进行特定的放射学检查。

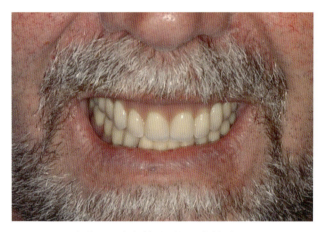

图7-13　患者戴入义齿微笑时牙龈过度暴露

在可用骨量的评估过程中，修复体的可视化技术使医生可以根据临时修复体来设计种植体的三维位置。这将最大限度地减少不理想的种植体植入角度，同时也降低了后期修复阶段的技术难度和美学风险。

如果可以预测种植体植入的位置，就可以在早期阶段选择合适的基台，特别是可以根据可用骨量调整植入角度。所有这些信息能帮助医生更好地设计义齿，从而减少并发症（图7-14）。

目前，有许多软件可以协助医生完成种植义齿的设计。这些软件的数据库囊括了不同系统种植体的形态和实际尺寸。根据义齿及缺牙区的可用骨量，这些软件可以虚拟设计种植体的理想位置，从而避免手术时出现并发症，如骨穿孔、解剖结构的破坏等。

第四阶段：决策

前3个阶段的信息收集完成后，就可以确定修复类型、种植体和基台的数量及位置。接下来将告知患者整个治疗计划的个人预算以及治疗步骤。

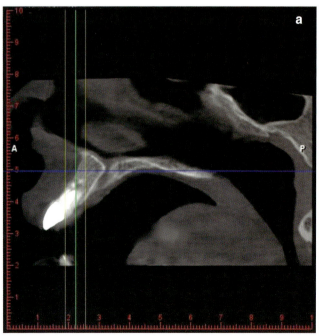
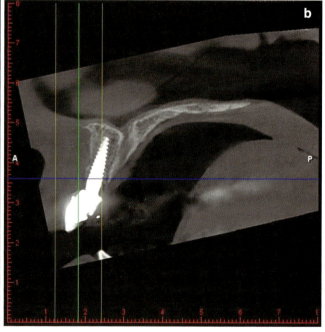

图7-14　（a）治疗前牙槽骨和余留牙的CBCT矢状切面。（b）种植体即刻负重6个月后的CBCT矢状切面，观察骨与种植体的关系

修复体种类

根据不同的参数，笔者总结了种植体上部不同类型修复体的特点（表7-2和表7-3）。粘接固位和螺丝固位修复体的优缺点也罗列在表中（表7-4）。

即刻负重的修复基台

在临时基台上制作即刻负重修复体：

- 钛基台：耐腐蚀性强，用于制作临时修复体。
- 塑料基台（甲基丙烯酸酯）：强度低，仅适用于短时间的修复体负重。
- PEEK树脂基台：由一种高强度树脂材料（聚醚醚酮）制成，并且带有机械连接结构，该基台与种植体连接时，不会受到多孔材料的影响而发生变形。

穿龈基台与种植体连接的部位有以下特征：

表7-2 上颌种植修复体的特点

上颌	固定修复	混合修复	覆盖义齿	固定-可摘修复体
修复缺损	临床牙冠	临床牙冠和牙槽骨	临床牙冠和牙槽骨	临床牙冠和牙槽骨
骨吸收程度	很少或无	高	很高	高-中等
种植体数量（颗）	6～8 分布良好	4～6 悬臂梁	4 (+2+4)	4～8 分布不良 方向不佳
连接方式	粘接固位 螺丝固位	螺丝固位	杆卡固位 球帽固位 磁性附着体固位	螺丝固位（底部结构） 摩擦固位（上部结构）

表7-3 下颌种植修复体的特点

下颌	固定修复	混合修复	覆盖义齿	固定-可摘修复体
修复缺损	临床牙冠	临床牙冠和牙槽骨	临床牙冠和牙槽骨	临床牙冠和牙槽骨
吸收程度	中等	高	中等	高-中等
种植体数量（颗）	6～8 分布良好	4～6 悬臂梁	2	4～8 分布不良 方向不佳
连接方式	粘接固位 螺丝固位	螺丝固位	杆卡固位 球帽固位 磁性附着体固位	螺丝固位（底部结构） 摩擦固位（上部结构）

表7-4 粘接固位和螺丝固位修复体的比较

粘接固位修复体		螺丝固位修复体	
优点	缺点	优点	缺点
𬌗面美观	难以拆除	容易拆除	𬌗面不美观
较易获得被动就位	精确性较低	单冠具有较高精确性	较难获得被动就位
制作简单	需要使用粘接剂		复杂的加工工艺
保持𬌗面的完整性	难以去除多余的龈下粘接剂		细菌通过螺丝孔定植
经济成本低			覆盖螺丝水平可能出现并发症
			配件较昂贵

- 抗旋：依靠其最顶端的倒几何形状，避免基台在种植体上旋转。
- 非抗旋：由圆形结构连接而成。

Agustín-Panadero等的研究（2015）建议选择不同的基台来制作种植体上部临时修复体，该研究在体外分析了5组（n=10）六角形内连接的种植体穿龈基台的机械负重情况（UCLA-甲基丙烯酸酯抗旋机械加工钛基台，PEEK树脂抗旋机械加工钛基台，抗旋临时钛基台，非抗旋最终钛基台和抗旋最终钛基台）。各组样本的负重值如下：抗旋最终钛基台抗压强度最大，平均抗折强度为（1106.7±344.4）N。PEEK树脂临时基台抗折强度最低，平均抗折强度为（329.4±103.6）N。临时钛基台抗折强度为第二高，平均抗折强度为（985.4±350.3）N。非抗旋的最终钛基台抗折强度位于第三位，平均抗折强度为（853.3±409）N。机械加工的甲基丙烯酸酯临时钛基台抗折强度为倒数第二位，平均抗折强度为（370.7±137.8）N。

基于文献，不同穿龈基台的使用建议如下：

- 甲基丙烯酸酯的基台适用于3个月内的短期修复以及不负重的即刻美学修复。
- 聚醚醚酮树脂基台也适用于3个月内的短期修复，但是可用于负重的即刻美学修复。
- 临时钛基台适用于3~6个月内的临时修复，其强度大，性能接近最终钛基台。建议用于复杂的临时修复体。
- 最终钛基台：适用于6个月至1年内的临时修复。临时修复阶段结束后，这类基台也可用于最终的修复治疗。

第8章　即刻负重的诊断和治疗计划：外科诊断
Diagnosis and Planning in Immediate Loading: Surgical Diagnosis

Ugo Covani, Enrica Giammarinaro, Paolo Toti,
David Soto-Peñaloza, Giovanni B. Menchini Fabris,
Simone Marconcini

缩写

3D	三维
CBCT	锥形束计算机断层扫描
CT	计算机断层扫描
DICOM	医学数字成像与通讯
HU	霍斯菲耳德单位
IT	植入扭矩
N·cm	牛顿每厘米
PT	稳定性测试
RFA	共振频率分析

关键信息

准确的外科诊断取决于临床和放射学评估。三维成像改变了现代种植学，使其具有更高的安全性和可重复性。尽管有技术创新，但追求即刻负重的外科医生需要有丰富的经验，并能够深入了解患者的需求、期望和手术适应证。

引言

仔细评估牙槽嵴形态是种植治疗的前提。临床检查手段例如触诊，卡尺测量以及研究模型分析都各有其局限性。影像学检查对于种植学来说极为重要。几十年来，二维影像是唯一可用于种植术前诊断的方法。随着数字化影像诊断学的引入和三维成像软件的应用，种植诊断和外科植入的成功率得到了显著提升（图8-1）。

口腔锥形束计算机断层扫描（CBCT）辐射剂量低、经济成本低，可以帮助临床医生分析骨量并制订手术计划。临床医生可以直观并准确地设计出种植体植入的最佳位点和角度。此外，通过三维（3D）软件读取CBCT的数据并结合临床照片，拟

U. Covani · G. B. Menchini Fabris · S. Marconcini
Department of Surgical, Medical, Molecular and Critical Area
Pathology, University of Pisa, Pisa, Italy
e-mail: covani@covani.it

E. Giammarinaro (✉) · P. Toti
Istituto Stomatologico Toscano, Fondazione per la Ricerca e l'alta
Formazione in Odontoiatria, Lido di Camaiore – LU, Italy
e-mail: capello.totipaolo@tiscali.it

D. Soto-Peñaloza
Oral Surgery Unit, Department of Stomatology, Faculty
of Medicine and Dentistry, University of Valencia, Valencia, Spain

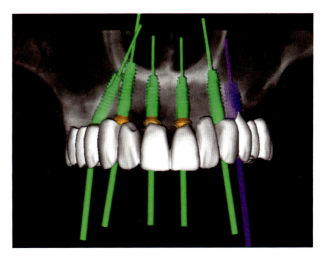

图8-1　根据修复以及手术适应证模拟上颌骨的种植设计

© Springer Nature Switzerland AG 2019
M. Peñarrocha-Diago et al. (eds.), *Atlas of Immediate Dental Implant Loading*, https://doi.org/10.1007/978-3-030-05546-2_8

图8-2　三维扫描下即刻负重的种植治疗计划流程图

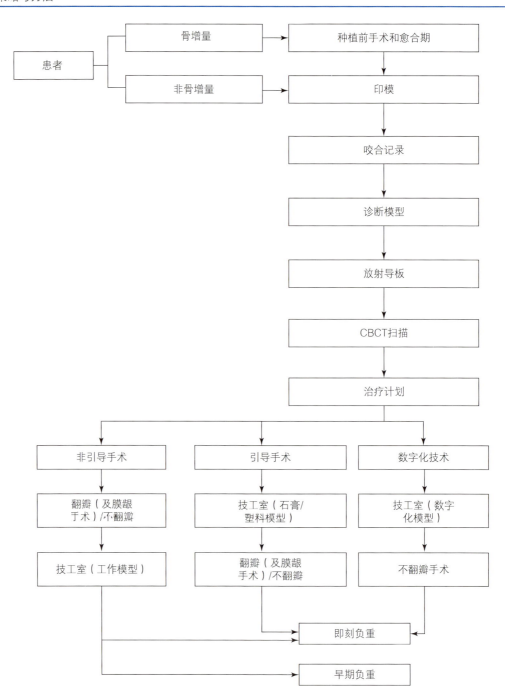

出治疗方案，所有这些术前工作都是为患者创建完整的资料库，从而加快种植治疗的进程。

引导种植手术是三维成像及软件发展所带来的主要成果之一。外科医生在导板引导下开展的不翻瓣种植手术，有利于缩短愈合期，提高患者的舒适度，并避免瘢痕的产生以及膜龈水平的改变，在总体上最大限度地减少了骨组织的改变（Chen et al. 2009）。图8-2概述了三维扫描辅助下种植即刻负重治疗计划的工作流程。

放射影像分析

影像学评估对即将开展种植手术的临床医生至关重要。使用影像学分析具有双重意义：一方面，解剖标志的可视化有利于保护重要结构；另一方面，临床医生可通过数字成像技术实现各个位点的种植体最优设计（图8-3）。尽管存在个体差异，三维成像数据却能稳定地提供每个牙位的解剖标志，这些数据在指导种植体植入角度时发挥着重要

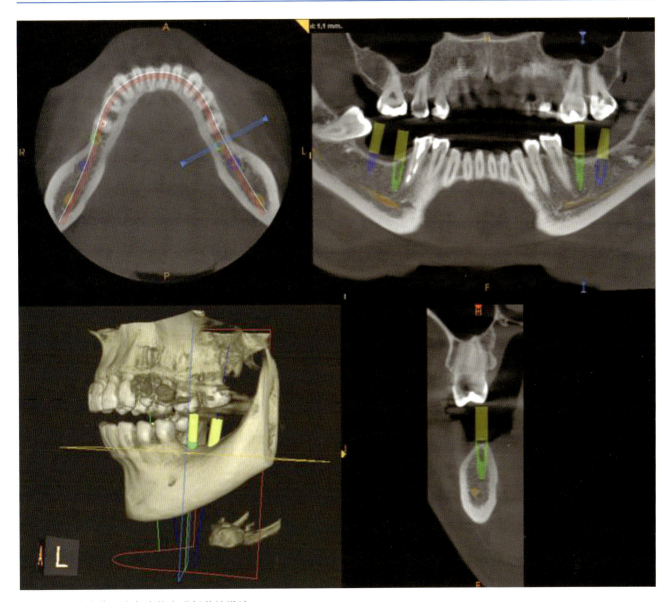

图8-3 三维成像可在每个位点进行种植设计

作用。对三维扫描不断地研究保证临床实现了以解剖为导向的种植设计。

二维诊断性影像学检查

制订即刻负重的治疗方案离不开细致的术前检查，包括颌骨的大小、上下颌牙弓的位置关系、颌间距离、咬合关系和骨的形态。当剩余牙槽嵴呈现出凹凸不平、宽窄不一的形态时，可以在受植区进行黏膜的位点刺穿来确定牙槽嵴实际宽度。

CBCT显然比全景片更精确、更完整，但并非每种情况都必须使用。例如，对于可以安全植入合适长度种植体的常规病例，全景片足以提供种植术前诊断所需的信息（Luangchana et al. 2015）。Luangchana团队建议，当可用骨高度比所选种植体长度长0~2mm时，建议术前进行CBCT检查，以更准确地确定骨高度，并精确识别解剖结构。如果可用骨高度比所选种植体的长度长2mm以上，并且牙槽骨有足够的宽度，则可以参考全景片提供的骨高度信息。

图8-4 下颌翻瓣下All-on-4种植外科诊断的全景片。两侧颏孔间的区域通常可以容纳4~5颗种植体以进行即刻负重。当这一区域骨量充足，并且外科医生为了获得更清晰的视野而翻瓣时，全景片足以提供种植术前诊断所需的信息

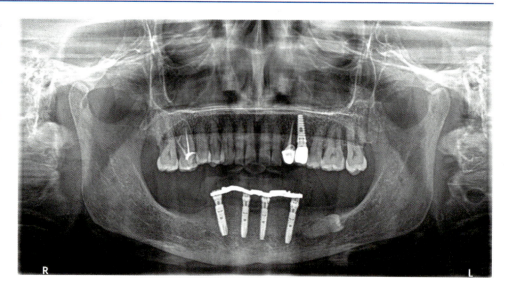

在下颌骨中，即使是严重萎缩的下颌骨，两侧颏孔间通常有足够的骨量，能够支持固定义齿修复。考虑到两侧颏孔间通常存在足够的骨高度来植入10~15mm长的种植体，因而全景片就能够提供所需的颌骨解剖结构信息（图8-4）。刚接触种植的医生总是特别关注钻头，却忽略了钻头是由医生主导其方向的。事实上，在没有引导的情况下，钻头将沿阻力最小的方向运动，这样很可能会偏离预期的植入位点。

翻起全厚瓣后，外科医生使用直径递增的钻头来预备种植窝洞。在此阶段，临床医生可以更改种植体的长度、直径、倾斜角度和位置以适应牙槽嵴的形状，并使用种植手术测量尺检查可用骨宽度。

种植体的方向可以通过指示杆进行控制，而几颗种植体之间的相对位置可以通过平行杆来检查（图8-5）。

在确认植入位点预备的方向正确后，临床医生完成窝洞预备并植入种植体。临床医生可以主观评估种植体的植入扭力，也可以使用手用或电子扭矩仪简单、客观地记录种植体的植入扭矩（IT）（Barone et al. 2016）。

外科医生通过IT值来判断种植体是否可以进行即刻负重、早期修复或延期修复，只有当IT>30N·cm时种植体才能进行即刻负重。

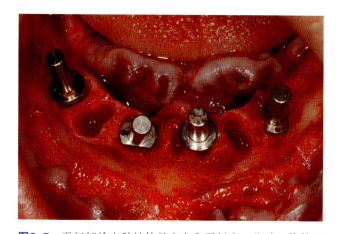

图8-5 平行杆检查种植体的方向和平行度。此时，外科医生可以轻微调整种植体预备的方向，以纠正其不平行或错误的角度

三维诊断性影像学检查

种植体支持式固定义齿，尤其是即刻临时义齿的成功，取决于是否能对以下问题进行准确的术前评估：

1. 确认可行的修复流程以修复患者的缺失牙。
2. 列出所有可能的治疗方案，包括活动义齿的修复方案，全面评估所有治疗方案的成本/效益比。
3. 准确评估患者的主诉后，向患者推荐最佳的治疗方案。
4. 诊断和治疗方案的实施，需要一个在外科、修复

以及修复工艺方面都有着丰富经验和知识储备的专业性团队来提供技术支持。

借助计算机断层扫描（CBCT），可以检查缺牙区是否具有足够的骨量，以及是否存在可能阻碍或干扰种植体植入的病变。表8-1总结了CBCT提供的所有临床信息（Jacobs and Quirynen 2014）。如果遇到相关解剖结构的问题，例如与上颌窦有关的问题，应由耳鼻喉科医生对患者进行评估，并在必要时进行治疗。对于牙列缺损的患者，由于金属成分会导致放射影像失真，扫描前必须拔除带金属或金属烤瓷修复体的炎症感染基牙。而在患者能够在空间上正确定位（参考平面调整为与金属修复体咬合面平行）并使用颌间支撑分开上颌牙弓的情况下，其他金属修复体可被保留。

引导患者至正中咬合，使用三维计算机断层扫描（CBCT），并使用数字成像与通讯（DICOM）格式记录数据。这些口腔扫描仪可以评估颌骨的三维骨量，并以霍斯菲尔德单位（HU）表示骨密度值。

根据横断面影像设计种植体植入的最佳位点：通过专用软件（Anatomage，Materialise，NobelGuide），临床医生可以在图像上手动叠加透明种植导板，或在三维图像中虚拟放置种植体模

表8-1 低剂量锥形束CT横断面成像提供的临床信息

治疗阶段	临床信息
种植术前诊断	邻牙或可疑患牙的预后评估
	重建拔牙位点
	骨缺损、上颌窦和/或牙体病变
种植术前设计	解剖边界的确定
	颌骨内神经血管的可视化
	骨量信息和植骨设计
	骨形态信息
	骨质和骨小梁结构信息
种植手术阶段	解剖、功能、生物力学和美学因素的整合
	计算机辅助外科手术
种植术后随访	术后并发症的诊断
	并发症处理后的随访

型。牙槽嵴的三维分析有助于诊断和制订即刻负重治疗计划。在自由手种植手术中，三维扫描有助于医生了解种植区解剖结构和骨质。但是，除非患者在CBCT扫描时佩戴放射导板，否则外科医生无法直接将数字化影像与口内情况相关联。

Lofthag-Hansen等检测了不同测试者使用CBCT时的测试一致性（Lofthag-Hansen et al. 2009）：研究发现，测试者在对边缘骨嵴和下牙槽神经管进行评估时，其数据存在高度可信性，因此建议将CBCT用于下颌骨的种植设计。

临床操作与外科医生的技术和能力密切相关，外科医生需切开牙龈黏膜，翻开黏骨膜瓣，在没有其他器械的辅助下手动定位种植位点，并进行种植体周围软组织的严密缝合。

三维导板引导的翻瓣种植手术

除了三维图像分析外，导板可以将术前设计与术中位点相关联。"代型"是指在没有将CT数据和植入操作进行数字化关联的情况下由牙科技师"手工制作"的模型；在知悉临床医生所需的种植体位置、方向、长度和直径后，技师根据石膏模型或快速成型模型提供的信息，在手术导板上钻孔、定位种植引导环。

手术导板的类型是根据支撑的解剖结构来分类的，如牙、骨组织或黏膜等（请参阅下一节）。在牙列缺损的患者中，导板可以固定在余留牙上，已有研究证明这种导板在设计和实际手术过程之间出现的偏差最小（Ozan et al. 2009），但如果是无牙颌，多数学者倾向于选择黏膜支持式导板而不是骨支持式导板（Arisan et al. 2010）。稳定手术导板最常使用固位螺丝或固位针，固位针可钻入或钉在皮质骨中。此外，与不翻瓣手术相比，在骨支持式导板的辅助下，临床医生在种植手术过程中可实现更好的控制（图8-6）。

导板引导的翻瓣种植手术主要流程如下：

1. 根据颌骨的藻酸盐印模制作放射导板。

2. 患者佩戴导板，并通过咬合记录来确保导板位于

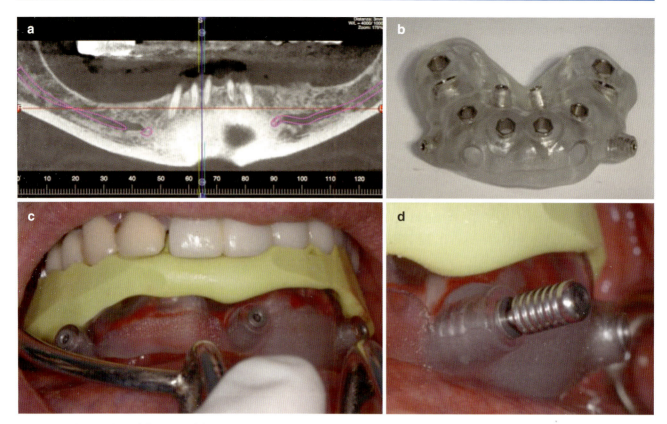

图8-6　下颌骨固定式手术导板的病例：（a）CBCT成像中的下牙槽神经管。（b）下颌丙烯酸树脂手术导板。（c）硅橡胶咬合记录定位手术导板。（d）植入固位针固定手术导板

正中位，然后CT扫描采集数据。

3. 以DICOM格式将数据加载到Dentascan软件中。

4. 复制主模型，或者利用三维图像制作快速成型模型（骨水平阈值：HU> 350 ~ 500）。

5. 将种植体代型放置在颌骨的替代模型中，例如石膏模型（如果是牙支持式导板）或骨模型（如果是骨支持式导板）。基台可同时与替代体相连，以便在手术前制作种植体支持式固定义齿的蜡型（另一种方案是在种植体植入后取模，在手术当天完成临时修复体）。

6. 技师将种植备洞设计转移至手术导板。

7. 反复检查引导环的位置确保它们准确反映了设计位点的位置；如有必要，可更改设计位点并重新制作导板，然后制作临时修复体。

8. 将导板放入口内，外科医生只需将钻头放到导板的引导环中，预备至钻头上的标记点，即可预备出种植窝洞（图8-7）。

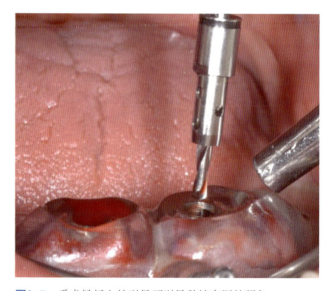

图8-7　手术导板上的引导环引导种植窝洞的预备

三维导板引导的不翻瓣种植手术

黏膜支持式手术导板引导下的不翻瓣手术在缩短种植手术时间的同时，还可以减少手术创伤。表8-2列举了不翻瓣手术的主要适应证。不翻瓣手术需要对角化龈宽度和厚度进行准确的评估。临床上

表8-2 不翻瓣手术的适应证

不翻瓣手术的要点	
膜龈形态	软组织量不足
膜龈联合（MGJ）	膜龈联合和牙槽嵴顶之间的距离 ≥2mm
骨组织	良好的骨量
手术建议	备洞时手指施压，使导板与牙槽骨贴合

可在局麻下探诊测量软组织的厚度，也可以在患者佩戴放射导板且位于正中颌位时进行CT扫描来测量其软组织的厚度，导板和颌骨骨面之间的空白区域代表黏膜厚度。

牙列缺损患者的手术导板可采用牙支持式导板，而无牙颌患者则需采用黏膜支持式手术导板。

黏膜支持式手术导板的基本概念是：

1. 种植部位周围附着的角化龈十分有限。翻瓣会对种植体周围组织的愈合产生不利影响，并导致软组织退缩。如不需要进行软组织增量手术，那么通过黏膜支持的手术导板进行不翻瓣手术是更为合适的选择。
2. 种植部位骨量较少。研究证实，与不翻瓣手术相比，翻瓣手术对骨改建的不利影响更大。如果牙槽嵴的骨量仅允许植入1颗种植体，那么翻瓣手术可能会降低种植体的远期成功率。

黏膜支持式手术导板的就位是非常困难的，首先要保证黏膜和导板边缘完美贴合，然后手动施加压力，并通过导板固位针或固位螺丝将导板牢固地固定在骨面上（Van Steenberghe et al. 2005）。

以下是三维导板引导的不翻瓣种植手术的主要流程：

1. 根据工作模型制作放射导板。
2. 患者佩戴导板，并确保导板位于正中位，然后CBCT扫描采集数据。
3. 在三维设计软件中加载CBCT扫描数据，并模拟种植体的植入位点和方向。
4. 复制工作模型或制作快速成型模型（计算机辅助快速立体成型模型的骨水平阈值：HU>350~500）。
5. 将设计参数转移到物理模型上（石膏模型或树脂模型）。
6. 制作带有引导环的手术导板，引导定位钻以及手术配件的放置。
7. 反复检查种植体的位置，并设计上部修复体。
8. 进行外科手术。

图8-8和图8-9分别展示了牙列缺损和牙列缺失的临床病例，都进行了导板引导的不翻瓣种植手术和即刻负重。

手术导板的制作历经多道工序，从印模制取到手术操作所经历的步骤越多，越容易积累微小误差。回顾文献中引导种植手术的并发症，包括咬合记录不匹配，张口度不足导致手术导板使用困难，手术导板不匹配，由于骨质疏松导致种植体初期稳定性不佳，以及手术导板折裂（Hultin et al. 2012）。

骨量和骨质

骨的力学性能是成功进行骨结合的决定性因素。Lekholm和Zarb提出了通过放射影像进行骨质分类的方法（Lekholm and Zarb 1985），并得到了广泛的应用，同时其他学者对该分类进行了完善，引入了对预后的预测（Misch 1990）。表8-3列出了骨质和骨量的分类。Lekholm和Zarb根据骨的组成（皮质骨和松质骨的比例）以及骨对钻头的阻力，将骨密度分为4类（I~IV类）。从I类骨到IV类骨，皮质骨量和骨阻力逐级降低。根据Lekholm & Zarb分类与骨组织形态计量学分析结果、骨密度测量和micro CT变量之间的相关性，一些研究证实了Lekholm & Zarb分类的有效性（Bergkvist et al. 2010；Pereira et al. 2013；Ribeiro- Rotta et al. 2012）。

Anitua团队推荐了一种分类法，其中包含骨密度和皮质骨厚度两个参数，可以在种植体植入前帮助确定最终钻头的直径（Anitua et al. 2015）。

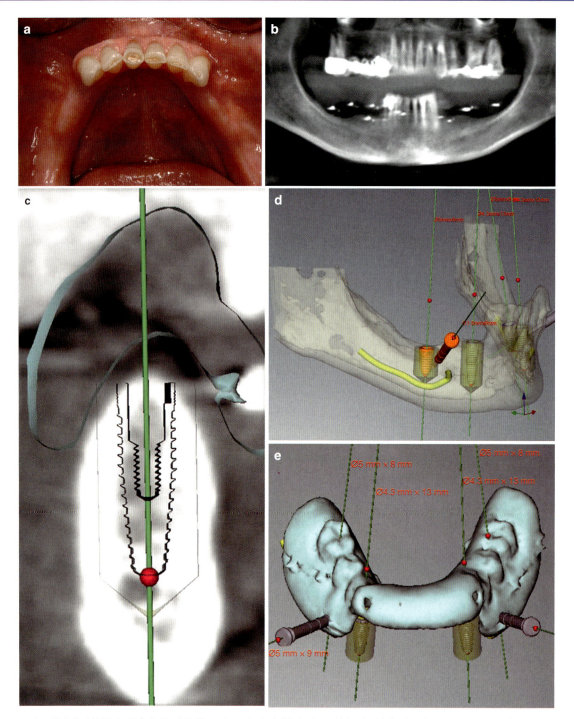

图8-8　（a）下颌牙列缺损患者余留前牙的𬌗面观。（b）全景片示：下颌双侧前磨牙和磨牙缺失。（c）使用NobelGuide®进行手术设计，种植设计能够使修复体完成后有适当的咬合接触。此外，根据骨量和下牙槽神经放置种植体，以免损伤神经。（d）此病例中，手术导板是牙和黏膜共同支持式。在这种情况下，必须使用固位针以保证导板的稳定性。如果固位针放置的位置距离种植体太近或直接接触种植体，软件会将固位针的颜色改为橙色来警示操作者。（e）设计好的手术导板电子图像。（f）在全景片中模拟种植。（g）制作完成的手术导板。（h）根据手术导板在术前制作即刻负重过渡义齿。（i）口内试戴手术导板，并检查其稳定性和定位。为了实现微创翻瓣，在导板引导环下的种植位点处用蓝色标记笔标记出环切孔。（j）标记种植体植入位点后的𬌗面观。（k）用外科缝线提起并分离微型瓣。（l）固位针固定手术导板。（m）首先植入远中种植体以稳定导板。用特殊的手术工具盒预备种植窝洞。（n）远中种植体植入后的𬌗面观。（o）植入近中的种植体。（p）近中种植体植入后的𬌗面观。（q）去除手术导板，将微型龈瓣颊向翻转。（r）使用Osstell®仪器测量种植体稳定性系数（ISQ）。（s）达到高ISQ值才能进行即刻负重。（t）戴入预先制作好的过渡义齿进行即刻负重

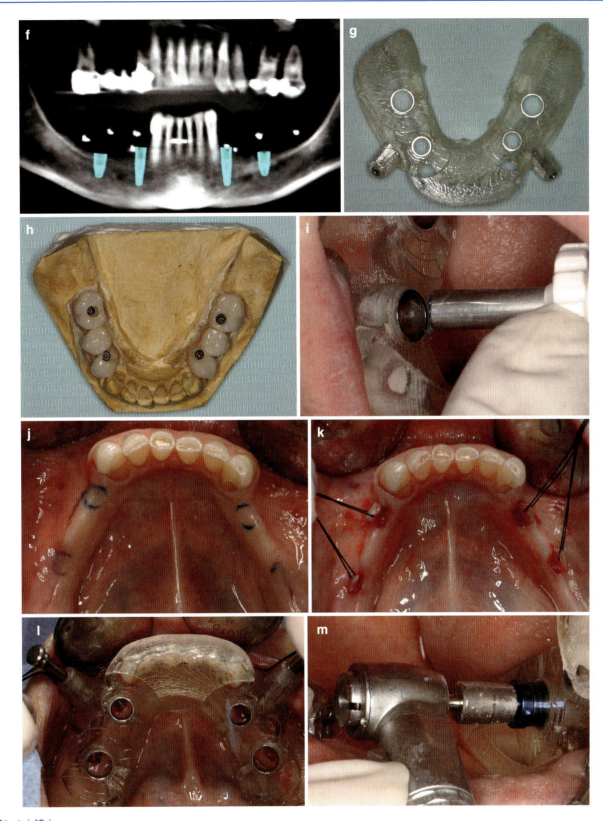

图8-8（续）

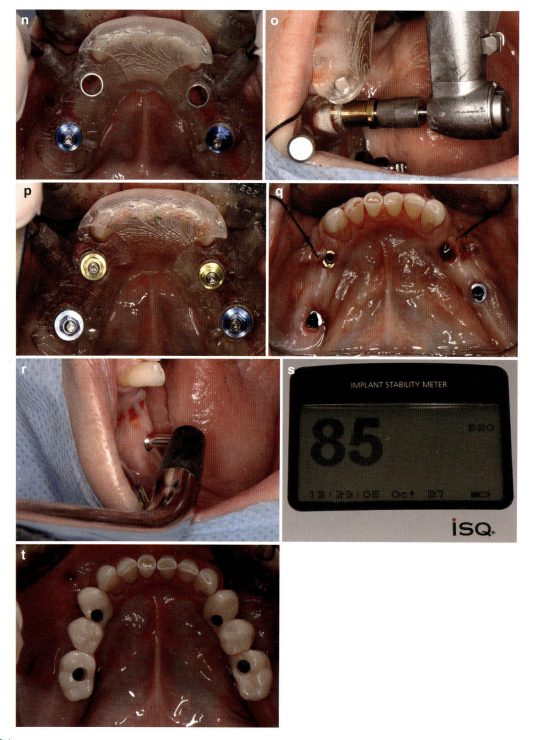

图8-8（续）

- 1类骨：骨密度大于1000HU，并且主要由皮质骨组成（类似于Lekholm & Zarb Ⅰ类骨）。

- 2类骨：骨密度为850～1000HU，由3～4mm厚的皮质骨围绕致密的松质骨组成（类似于Lekholm & Zarb Ⅱ类骨）。

- 3类骨：骨密度为550～850HU，由2mm厚的皮

质骨围绕致密的松质骨组成（类似于Lekholm & Zarb Ⅲ类骨）。

- 4类骨：骨密度为400～500HU，由0.5～1mm厚的皮质骨围绕松质骨组成（类似于Lekholm & Zarb Ⅳ类骨）。

- 5类骨：骨密度为100～400HU，主要由松质骨组

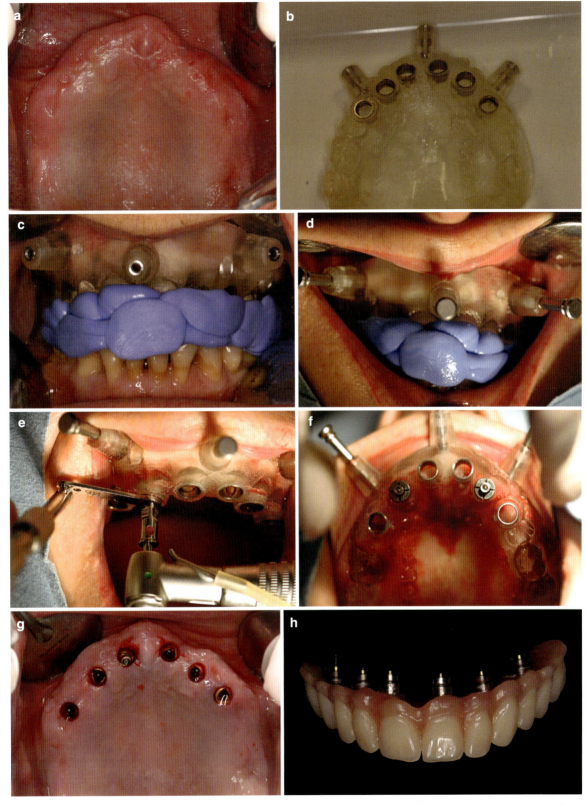

图8-9　（a）上颌无牙颌的𬌗面观。（b）种植体模拟设计后制作的手术导板。（c）使用硅橡胶咬合记录指导手术导板正确戴入口内。（d）固位针固定手术导板。（e）在导板引导环的引导下使用配套直径的钻头进行种植窝洞的预备。（f）从上颌两侧的中间位置开始，以对称的方式植入种植体，以获得更好的稳定性。（g）种植体植入后的𬌗面观。（h）术前制作的上颌即刻负重临时义齿。（i）临时义齿就位后的𬌗面观。（j）即刻负重的口外正面观。（k）全景片确认义齿就位

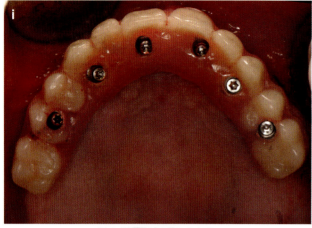
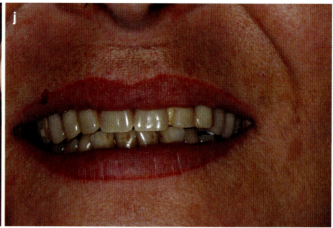
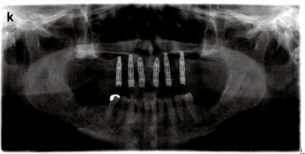

图8-9（续）

表8-3　骨量和骨质的不同分类

骨密度分类		
Lekohlm and Zarb (1985)	Misch (1995)	Anitua et al. (2015)
Ⅰ类骨：均匀的皮质骨	Ⅰ类：致密皮质骨	1类骨：骨密度大于1000HU，并且主要由皮质骨组成
Ⅱ类骨：较厚的皮质骨包绕密集排列的骨小梁	Ⅱ类：多孔皮质骨	2类骨：骨密度为850~1000HU，由3~4mm厚的皮质骨围绕致密的松质骨组成
Ⅲ类骨：薄层皮质骨包绕密集排列的骨小梁	Ⅲ类：粗大骨小梁	3类骨：骨密度为550~850HU，由2mm厚的皮质骨围绕致密的松质骨组成
Ⅳ类骨：薄层皮质骨包绕疏松排列的骨小梁	Ⅳ类：微细骨小梁	4类骨：骨密度为400~500HU，由0.5~1mm厚的皮质骨围绕松质骨组成
		5类骨：骨密度为100~400HU，主要由松质骨组成

成（类似于Lekholm & Zarb Ⅳ类骨）。

该分类的优点是能为种植位点的预备提供"生物学引导"。除非是单颗种植体并且避免一切功能性负重，不然Ⅳ类和Ⅴ类骨通常不支持种植体的即刻临时修复。当早期种植失败是由宿主反应导致时，Ⅳ类骨的种植失败率会显著高于其他类型。

许多学者主张Ⅱ类骨与Ⅲ类骨适合即刻负重（Szmukler-Moncler et al. 1998；Balshi et al. 2005）：这两种类型的牙槽骨兼具良好的初期稳定性和骨再生能力，而Ⅰ类骨的预后尚不确定。虽然所有学者均证实植入Ⅰ类骨中的种植体获得了即刻稳定性和长期骨结合，但有少数学者发现其机械稳定性在植入后的第一个月明显降低。

通过CBCT骨密度对牙槽骨类型进行术前分类时，我们建议控制密度基线：空腔（约-1000HU）、结缔组织（0HU至250~300HU）、骨组织（>1000HU）。可以适当调整参考值范围，以便根据CT骨密度准确地确定每名患者的骨类型。

表8-4 影响种植体稳定性的因素

影响种植体初期稳定性的因素	影响种植体后期稳定性的因素
骨量	初期稳定性
骨质	骨重建
手术技术	种植体表面
种植设计	负重（适当负重、过度负重或不均匀负重）
种植体的三维位置	
植入扭矩	

初期稳定性的测量

在种植体植入的那一刻，外科医生就能决定是否可以进行即刻负重。实际上，成功进行即刻负重的基本前提是初期稳定性（Esposito et al. 2009；Hartog et al. 2008）。种植体的初期稳定性是指种植体植入时达到的生物学稳定性；如果能获得初期稳定性，种植体就能够机械固定在患者的牙槽骨中，直到成功完成骨结合（后期稳定性）。机械固定的成功与否取决于几个因素，包括种植体周围骨的特征、种植体的植入深度、直径、表面形态以及所使用的植入技术（表8-4）。

可采用有创或无创的方法测试种植体的临床稳定性：Periotest稳定性测试（PT），手术植入扭矩（IT）和共振频率分析（RFA）属于无创方法。可以使用Periotest®仪器测试种植体的偏转/减速度，以测量骨/种植体界面的刚度。仪器手柄内部的活塞反复敲击种植体，测量、分析和记录仪器敲击头与种植体之间的时间接触。但是，Periotest存在分辨率较低、灵敏度差以及不同操作者之间存在技术敏感性等问题（Meredith 1998）。

有学者提出，力矩的测量，即"扭矩"（种植体植入时所需）也可用于测量种植体的初期稳定性（Trisi and Rao 1999）。植入扭矩可以在种植体植入时通过安装在钻头上的扭矩仪测量，也可以在种植体植入到最终位置后使用电子扭矩仪测量（Barone et al. 2016）。一些学者认为植入

扭矩是种植体稳定性的决定因素，且大多数学者建议即刻负重种植体的初期稳定性阈值至少为30N·cm（Cannizzaro et al. 2008；Fung et al. 2011；Maló and Nobre 2008；Bogaerde et al. 2008）；也有少数学者认为，将种植体植入骨质不佳区域或采用种植体夹板式连接后，初始扭矩至少为20N·cm（Romanos 2009）。种植体植入的扭矩非常重要，根据制造商的产品指南，用固位螺丝将基台与种植体连接时也需要一个小扭矩。尽管高植入扭矩会使种植体螺纹与骨有更好的接触，但不同的临床前期和临床研究表明，IT与初期稳定性不是必然相关的（Marconcini et al.2018）。过高的植入扭矩可能会超过骨的弹性极限，从而导致压迫性坏死并增加边缘骨吸收的风险。因此，在对All-on-4种植修复的种植位点进行预备时，临床医生应特别注意植入扭矩。

RFA装置对种植体施加不同频率的刺激，再通过共振反应来检测其稳定性。通常使用两种类型装置：用螺丝将传感器固定在种植体上形成种植体/传感器复合体，再通过压电晶体或磁脉冲进行刺激（Friberg et al. 1999）。

影响检测结果最重要的因素是种植体植入位点的骨结构，而种植体的长度或探针的位置（殆向或侧向）则不会影响RFA结果（Park et al. 2010）；较之单一方向的读数，不同检测方向读数的信息敏感性更高。种植体-骨界面的结合度由种植体稳定性系数（ISQ）（范围为1~100）来体现：一些学者认为，ISQ<40~45表示初期稳定性较差，而阈值65最有利于初期稳定性（Aparicio et al. 2006）。这些设备的局限性体现为：当传感器没有很好地固定在种植体上时，则会出现较低的ISQ值，以及最终修复之前必须再次测量种植体稳定性。

总之，种植体满足以下至少一项标准即可进行即刻负重：

- ISQ值至少为60。
- 最终种植体植入的最小扭矩为25N·cm

初期稳定性在很大程度上受到手术技术的影

响。当手术受到诸如颌骨或骨质类型等因素的限制时，外科医生的专业技术可以适度补偿这些因素对初期稳定性的影响。即刻负重是一种高风险的治疗方法，只有经验丰富的外科医生才能把握最佳的骨质条件，对患者进行常规治疗。当骨质良好时，渐进式螺纹设计可以减少牙槽嵴顶的压迫，从而防止骨吸收（Romanos and Nentwig 2009）。在骨质不佳处植入种植体时，可通过骨挤压或种植窝的级差预备增加骨密度，从而实现种植体的初期（机械）稳定性。

第三部分

即刻修复
Immediate Restoration

第9章　美学区单颗和多颗牙的临时修复

Single– and Partial Multiple–Unit Provisional Restorations in the Esthetic Area

Rubén Agustín-Panadero, Arturo Llobell-Cortell,
Blanca Serra-Pastor, David Peñarrocha-Oltra,
Miguel Peñarrocha-Diago

缩写

3D	三维
BOPT	生物导向预备技术
CAD/CAM	计算机辅助设计/计算机辅助制造
CaP	钙磷生物陶瓷
CBCT	锥形束计算机断层扫描
HA	羟基磷灰石
STL	标准模板数据库

章节概述

本章简要说明了美学区临时修复的重要性和几种修复类型，并循序渐进地展示了一些病例。这些病例共包含59幅图像，记录了从口内初始情况到最终修复的临床情境，其目的是让读者能够根据步骤，连续且有侧重地理解背后的原因。

关键信息

临时修复是指最终修复完成之前制作的具有美学和功能效益的临时性修复体。

R. Agustín-Panadero · B. Serra-Pastor
Prosthodontics and Occlusion Unit, Department of Stomatology,
Faculty of Medicine and Dentistry, University of Valencia,
Valencia, Spain
e-mail: ruben.agustin@uv.es

A. Llobell-Cortell · D. Peñarrocha-Oltra · M. Peñarrocha-Diago (✉)
Oral Surgery Unit, Department of Stomatology, Faculty of
Medicine and Dentistry, University of Valencia, Valencia, Spain
e-mail: david.penarrocha@uv.es; Miguel.penarrocha@uv.es

不同类型临时修复体的优点、局限性和命名可能看起来复杂，然而了解这些内容对于达到预期的最佳效果非常重要。

临床上可采用不同的方法设计并制作临时修复体。种植体支持式即刻临时修复被认为是可选方案中的首选，因其能提供更理想的美学和功能效益。

临时修复体也可作为一种诊断工具，帮助患者、临床医生和技师预估最终的修复效果。

种植体支持式临时修复中，其龈下部分对最终修复效果的影响不容低估，因为它能决定临床牙冠的解剖结构和周围软组织的外观。

引言

种植体支持式即刻临时修复对牙列缺损或牙列缺失患者来说，是一种可预期且广为接受的治疗方法。《修复术语词汇表》将临时修复体定义为一种在种植体植入后和最终修复前，用以改善或评估美学、语言和咬合功能的临时修复体（Driscoll et al. 2017）。临时修复的规划和设计始终应在治疗术前进行，并成为团队成员之间交流的工具，在大多数情况下，团队成员是多学科联合的（包括修复医生、口外医师、牙科技师）。

临时修复体的要求与其他牙科修复体相同，即兼具功能性和美观性，且不影响种植体骨结合。临时修复体的材料选择取决于其物理特性、操作特性、美观性、耐用性和成本等。Priest（2006）认为，临时修复体的设计必须考虑以下8个标准才能为每个病例提供最佳治疗方案：美学、患者舒适度、治疗时间、技工室成本、咬合空间、便于拆卸、经久耐用及易于修理。

为了提升美学效果，临时修复体还能在拔牙和/或种植体植入后的不同愈合阶段引导牙龈软组织的塑形。这种塑形应使牙龈和修复体之间有一个良好的过渡，确保能获得尽可能自然的最终修复效果。

临时修复体通常呈卵圆形，以保持或改善软组织形态，但并不意味着这是一个固定的标准。

临时修复的分类

在种植学中，可根据修复时间、功能、缺牙类型以及患者能否自行摘戴对临时修复进行分类。

修复时间

根据修复时间，可将临时修复体分为种植术前使用和种植术后使用两类。无论何种类型，都必须在术前制订计划。

种植术前预制的临时修复体将一直使用到种植术前，其目的是为了提升美学效果，或在近期拔牙后维持良好的牙龈轮廓。义齿以固定或活动的形式固定于缺牙区的邻牙上。

种植术后临时修复体则是在种植体植入后使用。根据手术和负重方案的不同，临时修复体的设计应视临床情况而定。

当种植体植入后进行临时修复时，临时修复体可以选择即刻修复、早期修复或延期修复。即刻修复是指植入后7天内完成临时修复体的安装，而早期修复是指在这段时间之后、骨结合完成之前进行临时修复。延期修复符合传统的负重方式，在种植体骨结合完成后进行，种植体超过2个月没有负重（Esposito et al. 2013）。

决定即刻、早期或延期修复取决于术中种植体的初期稳定性、种植体周围牙龈组织的位置以及种植位点周围的骨形态。

功能

文献中描述了两种即刻负重方案：（a）功能性（或咬合）即刻负重和（b）非功能性（或非咬合）即刻负重。功能性（或咬合）即刻负重是指在手术当天戴入一个临时或最终修复体，并与对颌牙弓接触（Degidi and Piattelli 2003）。非功能性（或非咬合）即刻负重需要对即刻临时修复体进行调磨，防止正中咬合和侧向运动有咬合接触，从而避免功能性或副功能性的力造成过度机械负荷（Misch 1998），这里要强调的是某些术语有误导性，因为"即刻临时修复"也可具备恢复部分功能的作用（Roccuzzo et al. 2018）。我们建议对单颗前牙修复进行非功能性即刻负重，而对牙列缺损和牙列缺失建议进行功能性即刻负重。然而，Lideboom等发现随访1年后，上颌单颗种植体"即刻修复"和种植体"即刻负重"之间在影像学或美学上并无差异。

根据临床情况，这两种类型的即刻修复均能达到最大的美学效果，并有助于获得理想的修复体穿龈轮廓，特别是拔牙后的种植位点（Locante 2001）。必须在基台/修复体界面处仔细优化龈缘轮廓，这对确保最终修复完成后获得理想的外观起决定性作用（Steigmann et al. 2014）。

缺牙类型

根据所涉及的缺牙类型，临时修复可应用在全牙弓（牙列缺失）、部分牙弓（牙列缺损）或单颗牙缺失（单颗种植体的临时修复，属于局部牙弓临时修复体）。根据本章目标，我们将专门详述牙列缺损和单颗牙缺失的临时修复。

患者能否自行摘戴修复体

根据患者能否自行摘戴修复体，可分为可摘临时修复体和固定临时修复体。

可摘临时修复体

传统的可摘临时修复体由丙烯酸树脂或复合树脂制成。它们的优点是成本低、易于制作和摘戴；其缺点包括：对骨结合有潜在风险、美学局限性、舒适度差和功能局限性。这类临时修复体若与软组织紧密接触，贴近牙龈的部分可能向种植体传递不受控制的咬合力，从而导致种植体周围组织丧失，影响骨结合（Bergkwist et al. 2008）。

替代传统可摘局部义齿的方法是使用Essix固定器（Moskowitz et al. 1997）。在技工室利用真空技术制作醋酸夹板，并在缺牙区放置复合填充物或丙烯酸树脂牙，避免与牙龈组织过度接触。这种可摘义齿通常适用于短期和/或咬合空间有限的情况。

固定临时修复体

患者无法自行取下固定临时修复体。可分为两类：种植体支持式固定临时修复体和牙支持式（即非种植体支持的）固定临时修复体。

种植体支持式固定临时修复体

种植体支持式固定临时修复体通过临时基台直接固定在种植体上。Priest（2006）认为，虽然卵圆形桥体有助于种植体周围软组织的成形，但直接在种植体上进行临时修复是最有效的。我们认为这种类型的临时修复是美学要求较高时的首选。然而，为了确保修复成功，必须达到一些标准：必须确保足够的种植体初期稳定性（Becker et al. 2011），牙周健康状况良好，龈缘高度和邻牙之间没有明显差异（Santosa 2007）。

种植体上部修复体良好的咬合关系是种植治疗成功的关键。一些学者建议在多夹板固定种植体即刻负重时需实现咬合轻接触。然而，在单颗种植体即刻负重的情况下，应避免正中和侧向运动（前伸和侧方）中的咬合接触（Siadat et al. 2017）。因此，建议临时修复体压低咬合（Schnitman et al. 1997）。

根据临时基台上修复体的固位方式，种植体支持式固定义齿依据患者的临床状况以及临床医师的喜好，可细分为粘接固位和螺丝固位修复体。

粘接固位修复体

在临床上，出于美学效果的考虑，如果种植体的角度不允许安装带腭侧/舌侧螺丝孔的螺丝固位修复体，建议使用粘接固位临时修复体（Chee et al. 2018）。这类修复体需要特别注意粘接剂不能残留在龈下和/或与其他组织（如移植骨或结缔组织）接触，因为这可能增加种植体周围细菌感染的风险，并对最终结果产生不利影响，故应避免使用龈下边缘。

螺丝固位修复体

螺丝固位临时修复体消除了龈下粘接剂残留的风险（Wittenben et al. 2013），同时更易于拆卸，这对于形成适当的穿龈轮廓非常重要。与粘接固位临时修复体相比，螺丝固位临时修复体增加了内部细菌污染的机会（Penarrocha-Oltra et al. 2016）。

牙支持式固定临时修复体

种植体植入后，我们可以使用带有卵圆形桥体（Liu 2004）的马里兰桥（Livaditis and Thompson 1982），或者种植体的邻牙需要做冠修复时（Zitzmann et al. 2002），可在预先修整过的基台上安装局部固定桥。如上所述，在骨结合期间，义齿不应与种植体周围软组织或愈合基台有过多的接触。马里兰桥最大的优势在于它的微创性，同时也存在一些弊端，例如容易脱落，不适用于深覆𬌗或有副功能习惯的患者。

表9-1　修改牙冠外形以优化软组织轮廓（Prist 2006）

穿龈轮廓	牙冠外形
抬高龈缘	增大颊侧凸度
压低龈缘	减小颊侧凸度
抬高龈乳头	减少邻面接触面积
压低龈乳头	增加邻面接触面积

临时修复体的重要性

近年来，美学效果已成为临床医生和患者牙科治疗主要的关注点。临时修复可以作为诊断性修复评估最终修复结果，使得患者和临床医生看到与最终结果相近的修复效果。然而，种植学上成功的美学效果不仅取决于修复体的形状、颜色、轮廓和自然度，还取决于软组织的形态和外观。因此，临时修复体在种植学中最重要的功能之一是引导软组织轮廓的形成。为理解临时修复体对种植体周围软组织轮廓的作用，我们首先需了解一些术语，如穿龈轮廓和牙间乳头。

穿龈轮廓是修复体的一部分，界定了修复体的龈缘轮廓，从牙龈缘延伸至种植体颈部的冠方部分。龈缘位置在很大程度上决定了个性化修复的最终美学效果。因此，建议通过个性化临时修复体来引导和重塑软组织。为实现个性化修复，我们将穿龈轮廓定义为两个区域：龈缘轮廓和龈下轮廓（Su et al. 2010）。龈缘轮廓指贴近牙龈边缘的轮廓。改变龈缘轮廓会改变临床牙冠的形态。龈下轮廓则是从龈缘轮廓延伸至种植体颈部的冠方部分。龈下轮廓的变化会改变牙龈组织的张力，并有助于我们模拟所替换牙根的外形（表9-1）。

Cohen（1967）将牙间乳头描述为邻面区域角化组织的一系列颊舌侧突起，包含未角化或角化不全的组织。牙间乳头不仅被认为是保护牙周组织的生物屏障，同时也是牙齿美学的标志，因为牙间乳头缺失会产生"黑三角"，带来很大的美观问题。目前，保存前牙区牙间乳头的形态是种植修复治疗的美学挑战。Tarnow等（2003）发现两颗种植体之间的龈乳头平均高度低于天然牙之间的平均高度，并受到邻近骨高度的影响。

即刻临时修复的治疗流程

单颗粘接固位临时修复体（Rubén Agustín）

详见图9-1～图9-28。

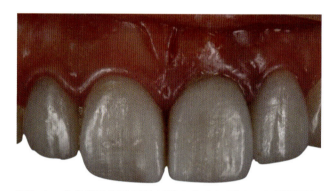

图9-1　术前照示瓷贴面修复的左上中切牙（21）周围牙龈红肿退缩

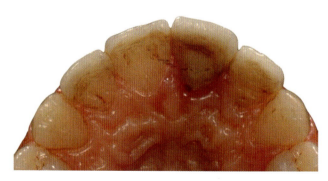

图9-2　术前𬌗面观。左上中切牙的腭侧黏膜见水肿和炎症

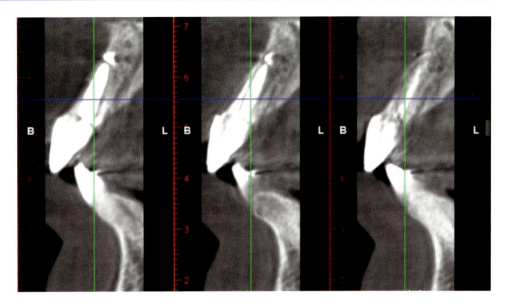

图9-3 术前CBCT示21牙根纵折，唇侧骨板缺损

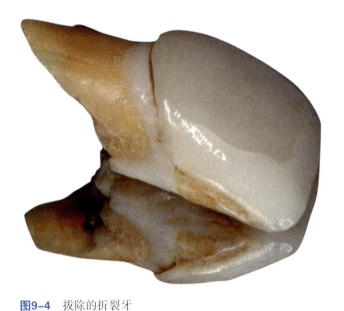

图9-4 拔除的折裂牙

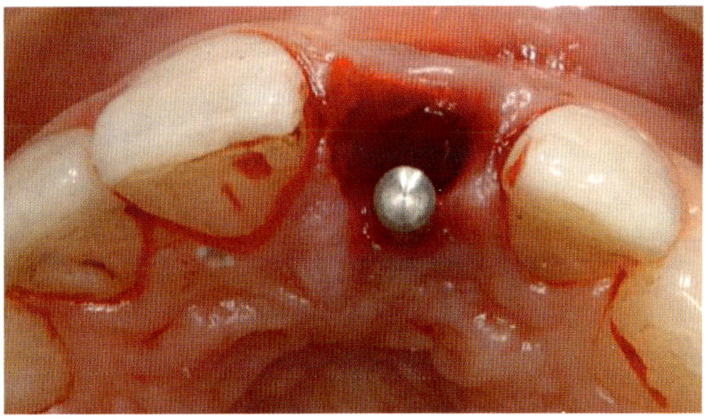

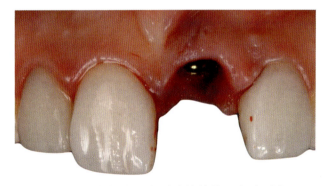

图9-6 种植窝殆面观

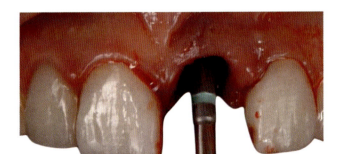

图9-5 定位器唇面观，用于检查骨钻的位置以确保种植体的正确植入

图9-7 拔牙位点植入窄颈种植体的组织水平颊面观（PRAMA. Sweden & Martina）

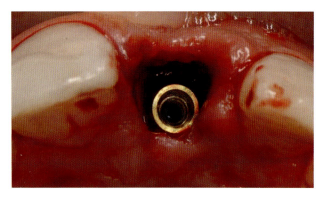

图9-8　在拔牙位点偏腭侧植入种植体后的殆面观

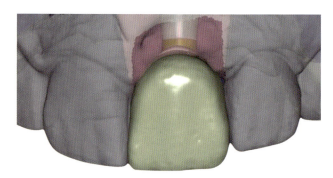

图9-11　模拟设计即刻负重粘接固位修复体的树脂冠和钛基台

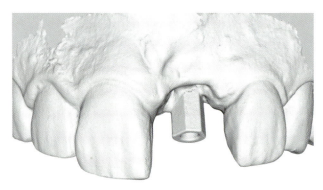

图9-9　种植体上部扫描体的数字化扫描图像（STL）

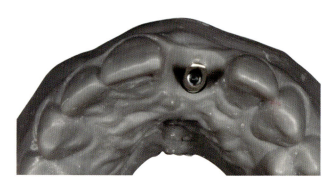

图9-12　三维打印快速成型树脂模型

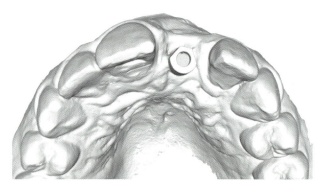

图9-10　种植体数字化扫描的殆面观，用以制作粘接固位即刻负重义齿的牙冠和基台

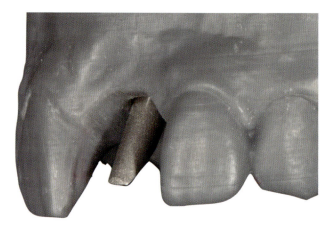

图9-13　采用CAD/CAM技术制作的无终止线（BOPT）钛基台

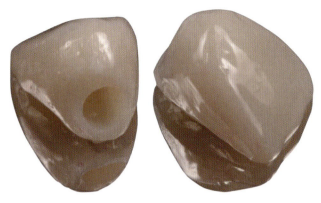

图9-14　即刻负重粘接固位临时树脂冠（CAM切削树脂冠）

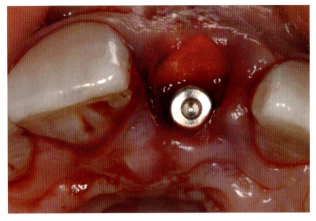

图9-17　将胶原膜放置在结缔组织移植瓣腭侧，充当软组织移植物和骨之间的屏障。同时也便于在暴露的种植体颊侧进行人造骨移植，促进颊侧骨再生

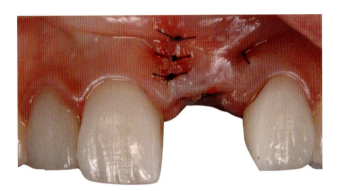

图9-15　结缔组织瓣移植到牙槽窝颊侧，以修复颊侧软组织缺损

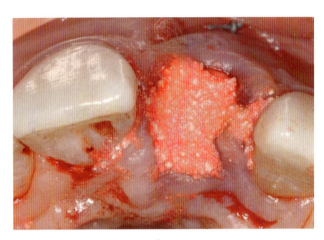

图9-18　人造骨（Maxresorb® Inject. Active nano-HA, Biphasic Ca/P and HA）移植后的殆面观

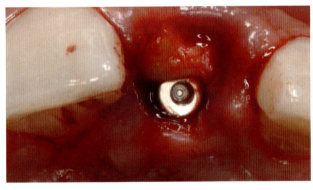

图9-16　结缔组织瓣移植后的殆面观

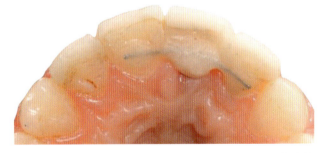

图9-19　术后48小时内患者佩戴美学即刻负重种植体支持式马里兰桥，直至CAD/CAM设计的即刻负重义齿完成

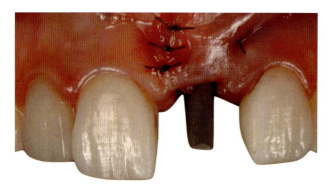

图9-20 种植术后48小时钛基台就位的颊面观

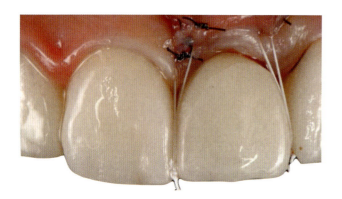

图9-21 使用TempBond Clear™（Kerr Dental）粘接剂将临时树脂冠固定于钛基台上的颊面观

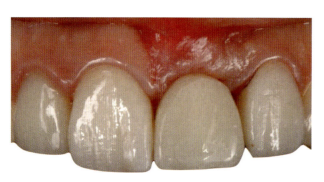

图9-22 术后15天角化龈愈合

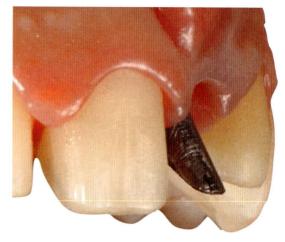

图9-23 术后10周种植体周围角化龈的侧面观

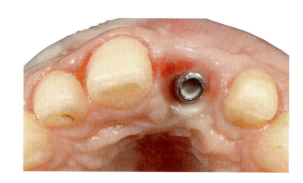

图9-24 种植体骨结合后角化龈的𬌗面观

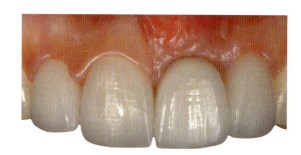

图9-25 最终二硅酸锂玻璃陶瓷粘接固位修复体的颊面观

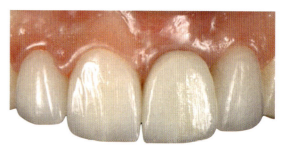

图9-26 21种植体粘接固位全瓷冠修复、其余上切牙（11、12、22）瓷贴面修复2周后的颊面观

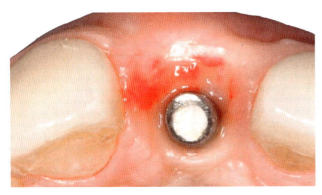

图9-27 最终全瓷冠修复2周后钛基台周围角化龈的殆面观

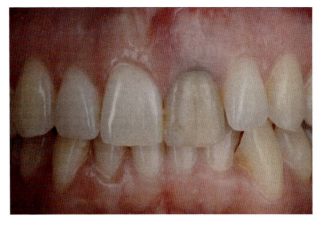

图9-29 术前见21折裂，龈缘冠向移位，牙根透过牙龈呈半透明黑色边缘

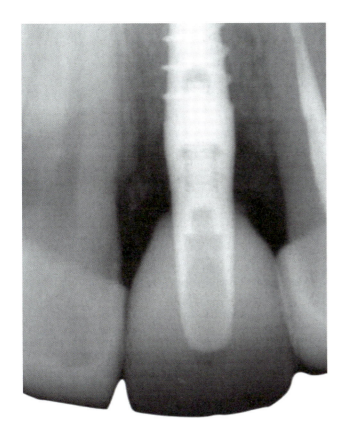

图9-28 种植术后10周，种植体–基台–冠的X线片

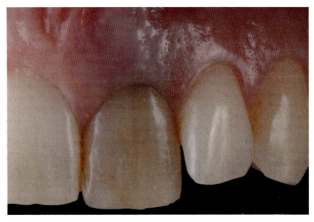

图9-30 术前见21折裂，龈缘冠向移位，牙根透过牙龈呈半透明黑色边缘

单颗螺丝固位临时修复体（Arturo Llobell）

详见图9-29～图9-50。

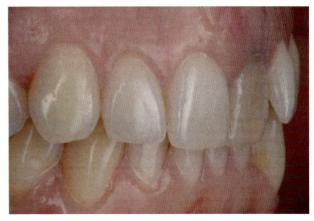

图9-31 术前见21折裂，龈缘冠向移位，牙根透过牙龈呈半透明黑色边缘

图9-32 根尖片和CBCT显示21根尖处牙槽骨缺损（开窗性缺损）

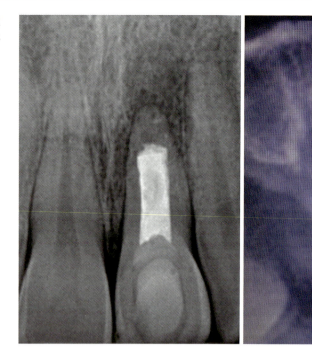

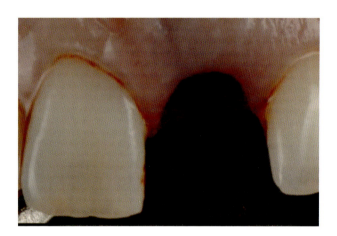

图9-33 微创拔牙以保持完整的牙龈形态和血液供应

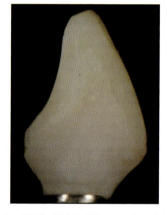

图9-35 制作龈下轮廓略缩窄的螺丝固位即刻临时修复体

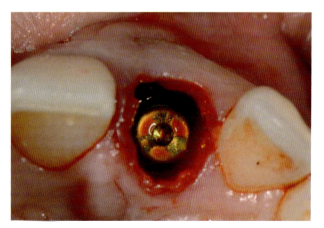

图9-34 21不翻瓣手术，在牙槽骨偏腭侧植入种植体（Nobel Active）后，预留颊侧间隙以填充异种移植骨

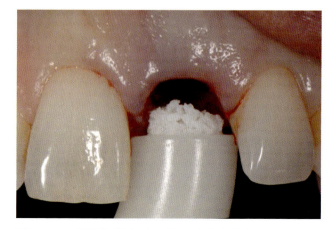

图9-36 种植体植入后，植入异种移植物（Bio-Oss，Geistligh Pharma AG），以填充种植体与牙槽骨之间的间隙

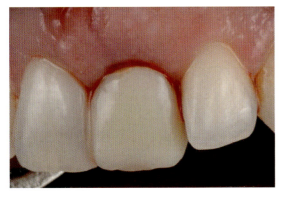

图9-37 载入依据所拔除牙齿的龈缘轮廓及缩窄龈下轮廓制作的即刻临时修复体,用种植体和异种移植物封闭拔牙窝

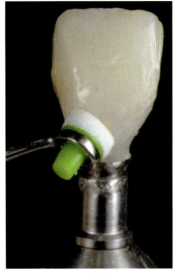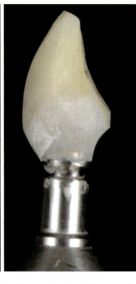

图9-41 使用复合树脂(Tetric EvoCeram Ivoclar Vivadent)对牙冠的龈缘轮廓进行修整,以获得更理想的牙龈形态

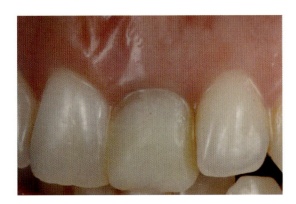

图9-38 术后3个月的口内情况

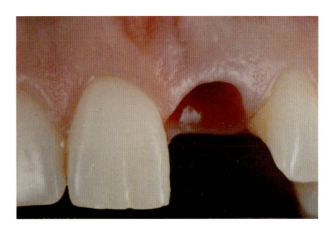

图9-42 轮廓修整后的口内情况和牙龈形态

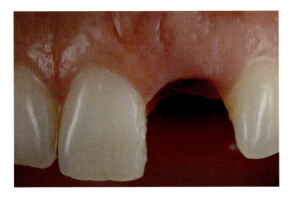

图9-39 术后3个月的牙龈轮廓

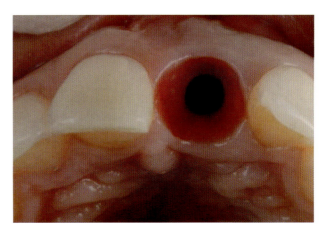

图9-43 轮廓修整后的口内情况和牙龈形态

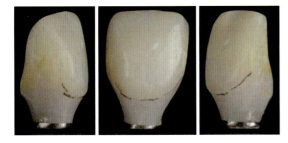

图9-40 牙冠的龈缘轮廓

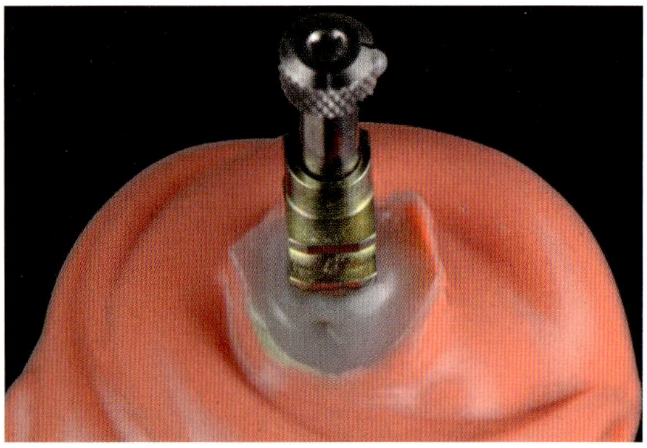

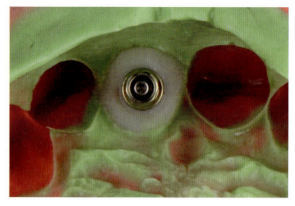

图9-44 根据临时修复体的牙龈轮廓制作个性化印模

图9-47 使用加成型硅橡胶（Elite HD+, Zermack）制取开窗式终印模

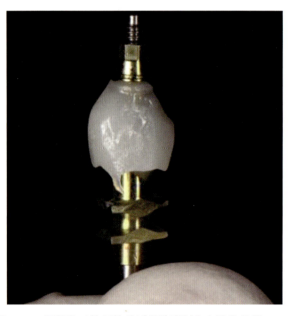

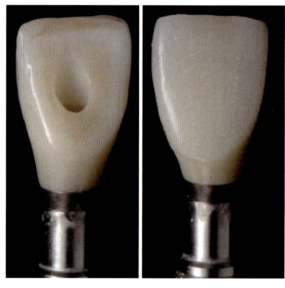

图9-45 根据临时修复体的牙龈轮廓制作个性化印模

图9-48 制作完成的螺丝固位氧化锆最终修复体，唇面采用长石瓷饰面增强美学效果。使用圆柱形钛基台（Nobel Biocare）连接种植体

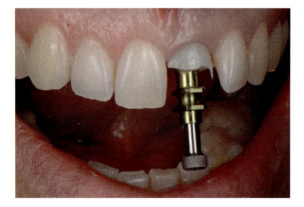

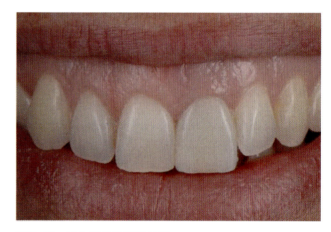

图9-46 根据临时修复体的牙龈轮廓制作个性化印模

图9-49 20个月后的随访结果

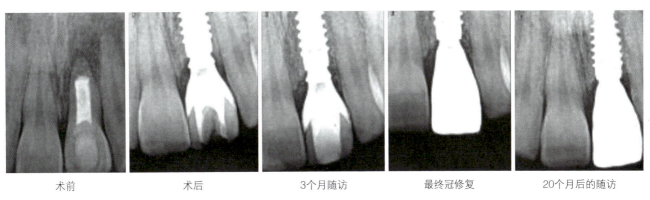

| 术前 | 术后 | 3个月随访 | 最终冠修复 | 20个月后的随访 |

图9-50 治疗过程中的X线片

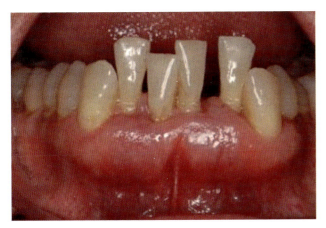

图9-51 术前见下前牙错位伴牙槽骨退缩

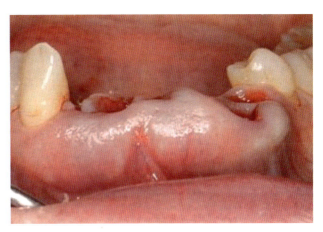

图9-53 拔牙术后

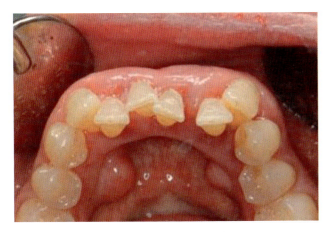

图9-52 术前见下前牙错位伴牙槽骨退缩

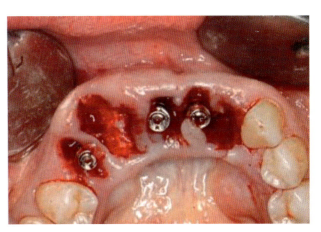

图9-54 植入种植体（Phibo TSA®）

多颗牙缺失的即刻临时修复（Miguel和David Peñarrocha）

详见图9-51～图9-59。

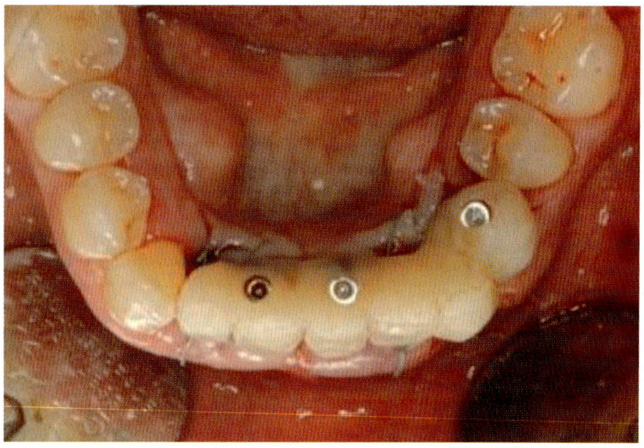

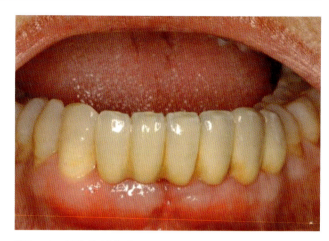

图9-55 手术当天戴入螺丝固位即刻临时修复体

图9-58 最终修复完成

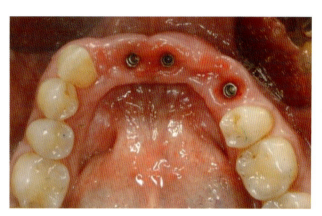

图9-56 牙龈愈合后的螺丝固位即刻临时修复体

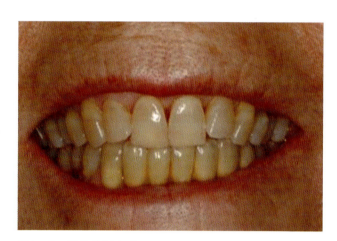

图9-59 最终修复完成

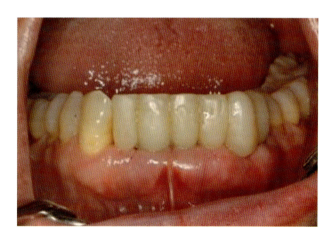

图9-57 种植体周围牙龈组织的愈合情况

第10章 无牙颌种植固定义齿的即刻负重：治疗方案
Immediate Loading with Fixed Full–Arch Prosthesis in the Edentulous Patient:Treatment Protocol

David Peñarrocha-Oltra, Juan Carlos Bernabeu-Mira,
Ugo Covani, Alberto Fernández-Ruiz,
María Peñarrocha-Diago

缩写

CCD	电荷耦合器件
ISQ	种植体稳定系数
N·cm	牛顿每厘米
STL	计算机辅助快速立体成型技术

关键信息

为了提高手术成功率，无牙颌患者即刻负重的手术技术会有所调整，例如通过骨成形术修整牙槽嵴，以及采用一些可以增强初期稳定性的方法。

制作即刻负重全口临时义齿的方法主要有两种，一种是椅旁技术（或直接法），即种植体植入后立即改装传统义齿；另一种是技工室技术（或间接法），即种植体植入后制取印模和咬合记录，技工室在术后几日内制作出即刻负重临时义齿。

专为即刻负重和数字化技术设计的新设备将提供更加可预期的治疗选择。

D. Peñarrocha-Oltra · J. C. Bernabeu-Mira · M. Peñarrocha-Diago (✉)
Oral Surgery Unit, Department of Stomatology, Faculty of Medicine and Dentistry, University of Valencia, Valencia, Spain
e-mail: david.penarrocha@uv.es; juanber4@alumni.uv.es
maria.penarrocha@uv.es

U. Covani
Department of Surgical, Medical, Molecular and Critical Area Pathology, University of Pisa, Pisa, Italy
e-mail: covani@covani.it

A. Fernández-Ruiz
Private Clinical Practice, Dental Clinic Fernández, Ibiza, Spain
e-mail: direccion@clinicafernandez.es

手术方案

切口和翻瓣设计

即刻负重全口固定义齿对无牙颌患者的上颌和/或下颌均适用。

在上颌病例中，一种常见方法是做一个牙槽嵴顶切口和两个远中松弛切口。为了增加种植体颊侧的角化龈，牙槽嵴顶切口通常稍偏腭侧。在中线处不需要进行种植窝洞预备的情况下，可分别在第一象限和第二象限做两个独立梯形瓣。

在下颌病例中，牙槽嵴顶切口可附加一个正中前庭沟松弛切口，形成两个角形瓣，或做两个远中松弛切口，形成梯形瓣。由于严重骨吸收可使颌骨内的神经变得表浅，远中松弛切口须避免神经暴露。

通常在拔牙后做切口并翻全厚瓣（图10-1和图10-2）。

在少数病例中，当骨和角化黏膜都很充足时，可在不翻瓣手术的情况下进行即刻负重（图10-3）。不翻瓣的优点在于减少手术次数，减轻疼痛出血等术后并发症，并提高患者舒适度（Arisan et al. 2010）。此外，最近研究发现，应用该技术能促进伤口愈合，降低牙槽骨和种植体周围骨吸收率（Covani et al. 2014; Barone et al. 2014）。引导手术有利于不翻瓣种植手术的实施，因为它在无须直视的条件下，仍可最大限度地利用可用骨（图10-4）。然而，由于多数病例尚需行骨再生、牙槽嵴成形术或角化龈移植术，即使运用导板也难以施行

© Springer Nature Switzerland AG 2019
M. Peñarrocha-Diago et al. (eds.), *Atlas of Immediate Dental Implant Loading*, https://doi.org/10.1007/978-3-030-05546-2_10

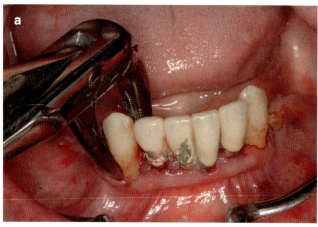
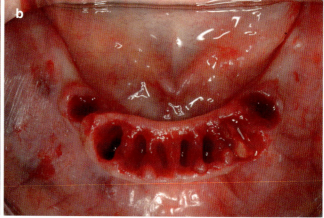

图10-1 （a）拔除因晚期牙周病致骨吸收的下颌余留牙，并计划行即刻负重。（b）微创拔牙

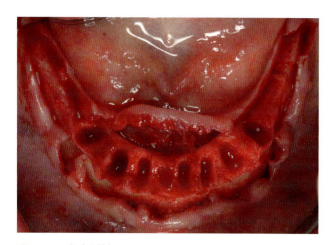

图10-2 翻全厚瓣

不翻瓣的种植手术。

骨成形术

牙槽嵴高度应一致，以便设计修复体。此外，理想情况下牙槽嵴宽度至少应为6mm，植入标准直径的种植体后使其能被至少1mm的骨完全包绕。为达到这一理想状态，通常需行骨成形术（图10-5）。

种植体植入

通常种植体分布在尖牙（或侧切牙）、第一前磨牙和第一磨牙的位置。导板辅助下在种植位点预备种植窝洞（图10-6）。先植入前端的种植体。前磨牙位置的种植体需考虑其与颏孔的距离。在种植

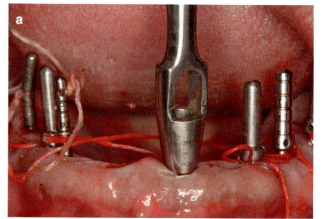

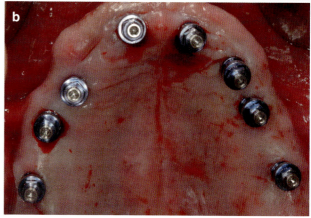

图10-3 不翻瓣手术病例：（a）牙龈环切。（b）通过牙龈环切孔植入种植体（Phibo TSA®, Phibo Dental Solutions, Sentmenat, Barcelona, Spain）

体植入前，采用平行杆（图10-7）检查其角度和位置（图10-8）。

如后牙区骨量充足，无论是否进行即刻负重都可在远中植入种植体。前端种植体的植入和定位可为远中种植体提供指导（图10-9）。如牙槽嵴萎缩

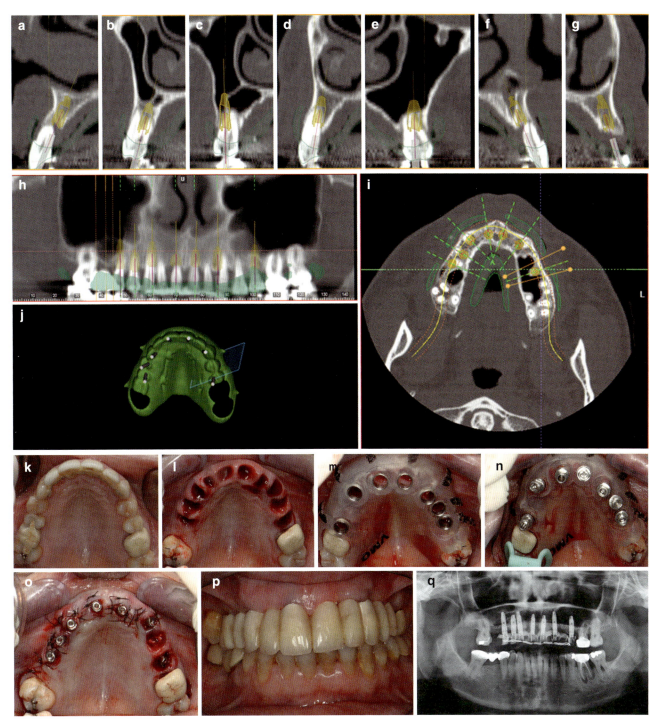

图10-4 术前设计的CBCT切片。（a～g）冠状和矢状切面评估颊舌向植入位置。（h）CBCT全景片重建。（i）种植体位置设计的水平切面。（j）三维制作手术导板，这张图片源自同一病例的三维模拟设计。（k）术前口内照。（l）微创拔牙。（m）放置由余留牙和腭部固定的手术导板。（n）导板辅助下植入Galimplant®IPX种植体（Galimplant Dental Implant System, Sarria-Lugo, Galicia Spain）。（o）植入种植体、缝合软组织后的殆面观。（p）临时修复体。（q）修复体戴入后的全景片

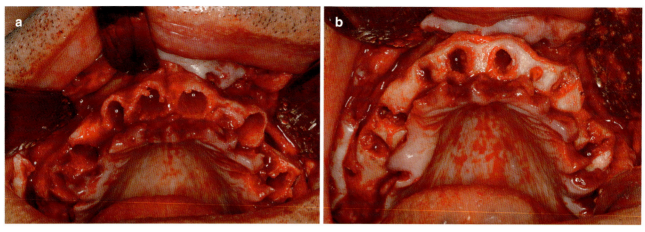

图10-5 上颌拔牙后行骨成形术。（a）拔牙后不平整的牙槽骨。（b）种植体植入前通过骨成形术修整牙槽骨

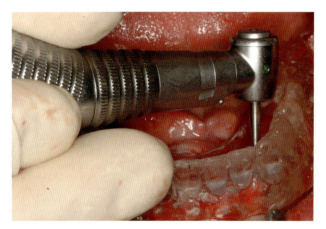

图10-6 手术夹板辅助下预备种植窝洞，以便确认种植体的定位和分布

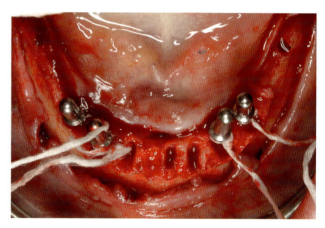

图10-7 采用平行杆检查植入部位的位置和角度

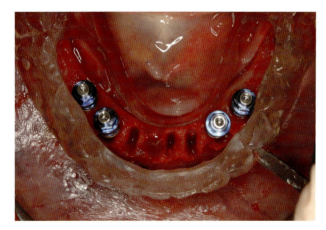

图10-8 通过手术夹板验证前端种植体（Phibo TSA®，Phibo Dental Solutions,Sentmenat, Barcelona, Spain）的位置是否正确

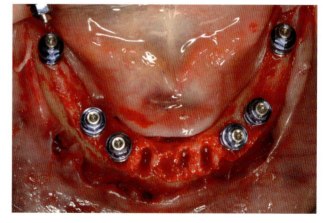

图10-9 以前端种植体为参考植入远中种植体

导致后牙区骨量不足，则在两侧颏孔之间植入4颗种植体，并用丙烯酸树脂制作8个牙冠的临时固定修复体。最终修复体可通过悬臂达到10个冠。

在拔牙后即刻种植的病例中，两颗远中种植体可以放置在第一磨牙的近中根、第一前磨牙、尖牙或侧切牙的拔牙窝中。种植体的长度和直径因人而异，这取决于每个种植位点的骨质和骨量。

提高初期稳定性的方法

使用扭矩扳手或种植机测量植入扭矩值来评估初期稳定性。此外，还可以进行共振频率分析。一般认为种植体植入的最小扭矩为30N·cm，最小共振频率分析值为60 ISQ（Osstell ISQ®，Osstell AB，Göteborg，Sweden）（图10-10）。

如果骨质较差使得种植体无法获得足够的初期稳定性，以下详述了几种提高初期稳定性的方法：

· 级差备洞技术

在骨密度低的部位（上下无牙颌后部）进行级差备洞可提高种植体的稳定性（Turkyilmaz et al. 2008）。与标准备洞后植入种植体相比，级差备洞后植入种植体，其初期稳定性更高。这一点很好理解，因为种植体植入小尺寸的种植窝洞会挤压牙槽骨并增加骨密度，从而提高种植体的初期稳定性（Alghamdi et al. 2011）。

· 骨挤压术

使用骨挤压术预备种植窝洞，可通过类似于增加种植体周围骨密度的过程显著提高初期稳定性（Shayesteh et al. 2013; Marković et al. 2013）（图10-11）。这种初期稳定性的增加可能是由于骨挤压导致根尖骨压缩，从而引起种植体周围骨小梁微形态改变（Javed and Romanos 2010）。

· 双皮质固定

皮质骨密度远大于松质骨密度，因此双皮质固定可以提高种植体的初期稳定性。所有种植体都固定于皮质骨，但有时也可以固定在窦底、翼上颌骨，甚至鼻底（图10-4a～c, e, g）。因此，由于骨

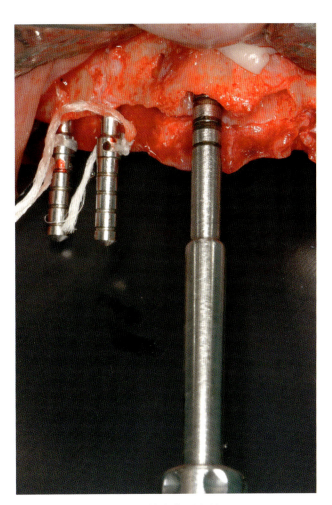

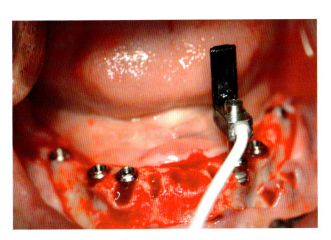

图10-10 使用Osstell®装置检查种植体的初期稳定性

图10-11 使用骨挤压器增加初期稳定性

与种植体的接触增加，种植体的初期稳定性得到了提高（Martinez et al. 2001）。

椅旁修复流程（直接法）

种植体植入后（图10-12），根据软组织的厚度选择穿龈基台，并以约25N·cm的扭矩拧紧。

穿龈基台固定后，将塑料或金属基底旋在基台上，检查与种植体肩台是否密合，缝合切口（图10-13），用橡皮障隔离（图10-14）。

在树脂义齿上开孔（图10-15）并戴入口内检查就位（图10-16）。如义齿无法完全就位，则扩

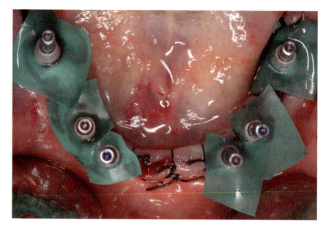

图10-14 用橡皮障保护术区

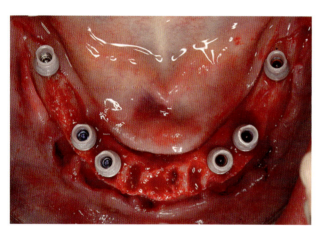

图10-12 下颌植入6颗种植体

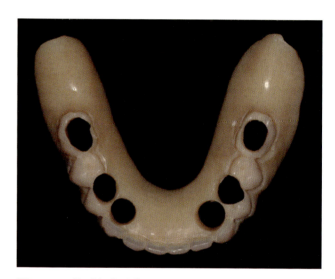

图10-15 临时义齿开孔

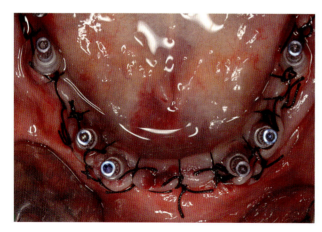

图10-13 缝合切口。用螺丝固定塑料基底

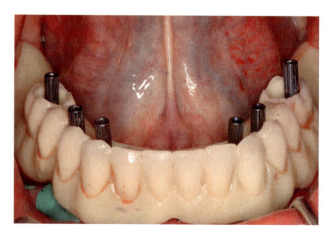

图10-16 检查义齿就位

大开孔，以创造足够的空间确保义齿在种植体上完全就位。

此时，建议使用硅橡胶或蜡作咬合记录，帮助确定义齿的正确位置。在最前端种植体处用两个长技工螺丝固定义齿，并用硅橡胶或蜡咬合记录进行义齿的重新定位（图10-17）。技工螺丝不应干扰咬合。如干扰咬合，则需将其𬌗面部分磨除，并刻"一"字形凹槽以便于用螺丝刀拆卸，或加高咬合。

义齿暂基托的制作将分为两个阶段进行。首先，中间两颗种植体的基底用树脂覆盖，以获得第一个稳定点。在临时义齿前部预成孔处填充树脂（图10-18），同时将咬蜡保持在正确的位置，并

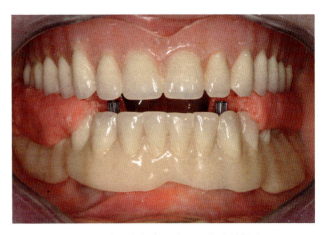

图10-19 通过咬蜡正确定位义齿后固化充填树脂

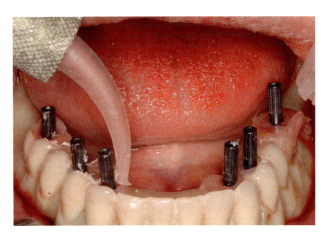

图10-20 在其余的义齿预成孔处填充树脂，以夹板固定后牙区种植体

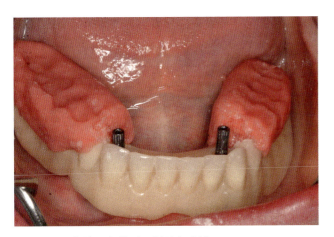

图10-17 安放两个前牙区螺丝和咬蜡

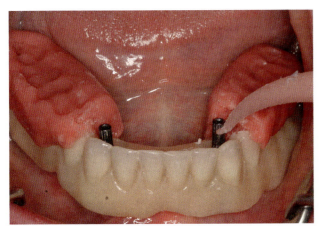

图10-18 在义齿前牙区预成孔处填充树脂

要求患者按照之前的咬合位置咬紧（图10-19）。

前端两颗种植体的树脂凝固后，去除咬蜡。义齿通过前端种植体固定在口内。4颗后牙区种植体也采用长技工螺丝固定，并用丙烯酸树脂填充余下的预成孔（图10-20）。

树脂凝固后，取下临时树脂义齿（图10-21和图10-22）。在技工室，在需要的位置填充树脂，然后去除多余的树脂、悬凸和飞边，制作具有自洁能力的即刻负重义齿，最后抛光义齿（图10-23和图10-24）。

将临时义齿戴入口内，依照厂商推荐的扭矩（15～20N·cm）（图10-25）用螺丝固定义齿。采用聚四氟乙烯充填义齿预成孔，表面用暂封材料封

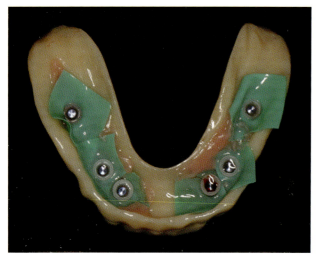

图10-21　取下义齿和橡皮障

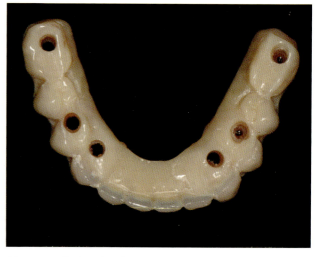

图10-24　抛光后临时树脂义齿的𬌗面观

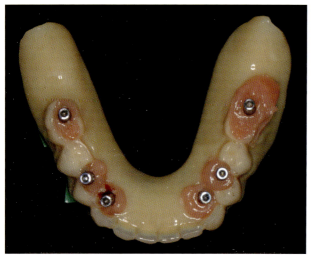

图10-22　临时树脂义齿的𬌗面观

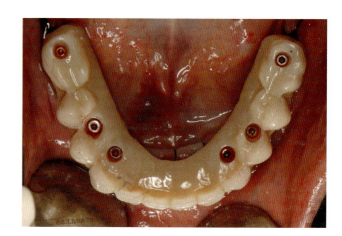

图10-25　义齿在口内就位，将螺丝旋紧至15N·cm

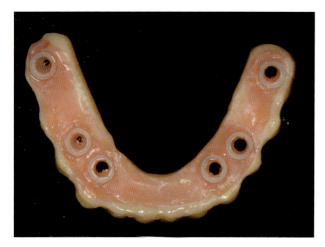

图10-23　磨除义齿的凸起、飞边，并抛光义齿

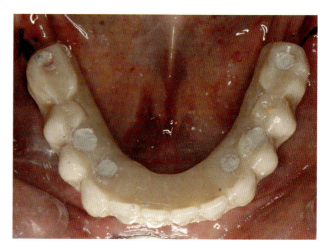

图10-26　用临时材料封闭预成孔

闭（图10-26）。

拍全景片检查螺丝就位情况（图10-27）。评估并调整咬合，使咬合接触均匀分布，并且没有早接触或殆干扰（图10-28）。

临时修复体戴入后，建议患者进2个月软食，用冲牙器维护口腔卫生。术后1周拆除缝线，必要时取下临时修复体。此后2个月不会再拆卸义齿。

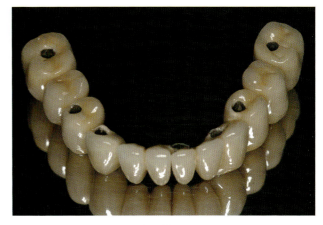

图10-30 最终金属烤瓷修复体

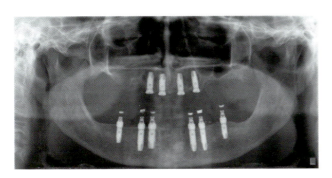

图10-27 戴入下颌临时树脂修复体后的全景片

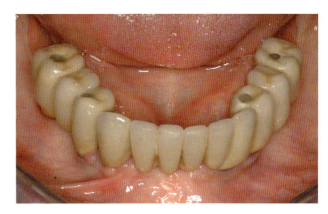

图10-31 戴入最终修复体

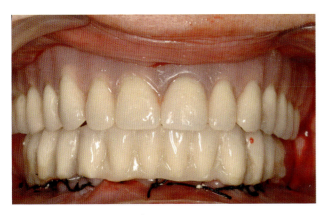

图10-28 检查并调整咬合

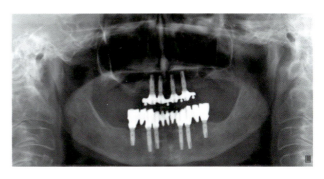

图10-32 评价种植体-修复体密合度的全景片，种植系统为Phibo TSA®（Barcelona, Spain）

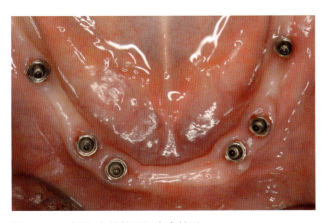

图10-29 术后3个月软组织愈合情况

植入种植体并佩戴即刻临时修复体3个月后，根据标准修复程序开始制作最终修复体。待软硬组织愈合后（图10-29），戴入最终修复体（图10-30和图10-31）。拍全景片评估种植体-修复体的密合度（图10-32）。表10-1总结了整个治疗的流程。

技工室修复流程（间接法）

在间接修复方案中，即刻负重全口义齿是在技工室加工完成的，其优点是可以用金属支架增加义齿强度。缺点是由于技工室制作义齿需要24~72小时，因此通常涉及义齿延期出件的问题。下面展示了一个病例（图10-33）。

术前制取传统印模，由技工室加工透明树脂手术夹板、临时可摘全口义齿以及术中定位种植体

表10-1　椅旁制作即刻负重全口固定义齿（直接法）的流程

1	诊断印模、面弓、安装殆架和诊断蜡型
2	制作手术导板和临时树脂义齿
3	上殆架
4	拔除余留牙
5	去除部分牙槽骨，修整牙槽嵴
6	植入4~8颗种植体
7	放置穿龈基台和临时金属/塑料基底
8	缝合
9	上橡皮障保护手术切口
10	确认临时义齿的密合度
11	放置咬蜡
12	用自凝树脂填充义齿预成孔以固定临时修复体和基底
13	技工室修整义齿，去除多余的树脂、悬凸和飞边
14	抛光义齿
15	戴入螺丝固位临时义齿
16	全景片检查就位情况
17	封闭螺丝孔

的夹板。最后一个夹板没有颊侧基托，它由牙槽骨后部和两颗种植后需要拔除的前牙固定（图10-34）。术前必须确认导板的稳定性。

除了支撑导板的牙齿，拔除所有余留牙（图10-35）。在手术夹板的辅助下植入种植体（图10-36）。术中定位种植体。插入印模帽并用橡皮障保护黏膜（图10-37）。口内放置印模夹板，并使用DuraLay®树脂（Dental Mfg. Co., Worth, Illinois, USA）将印模帽固定于印模夹板上（图10-38）。

待DuraLay®树脂凝固后，将印模夹板和印模帽移出口内（图10-39和图10-40）。然后拔除余留牙，放置愈合基台，缝合软组织（图10-41）。如有可能，可在离切口线一定距离处缝合，以便在不拆卸义齿的情况下拆除缝线。患者佩戴调磨后的传统可摘义齿，直到技工室完成即刻负重固定义齿的制作（图10-42）。

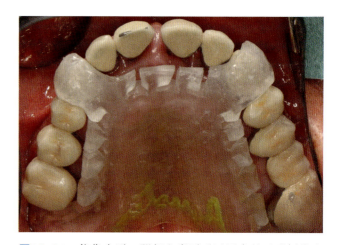

图10-34　依靠尖牙、腭部和磨牙后区固定的透明树脂夹板，用于定位种植体

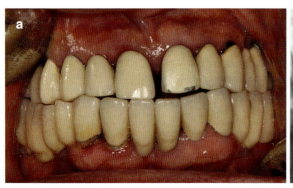
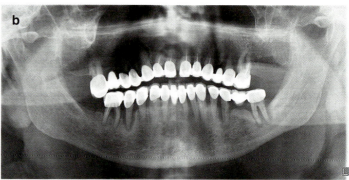

图10-33　患者初始情况：（a）正面观。（b）术前全景片

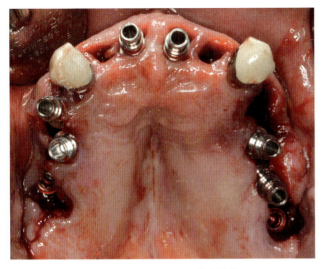

图10-35 去除夹板，植入Phibo TSA®种植体

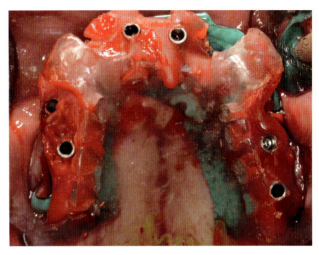

图10-38 放置印模导板和印模帽，并用DuraLay®树脂固定

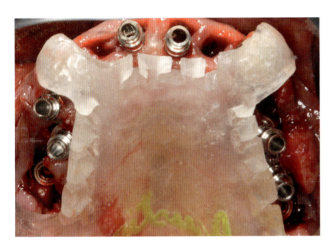

图10-36 植入种植体。尖牙尚未拔除

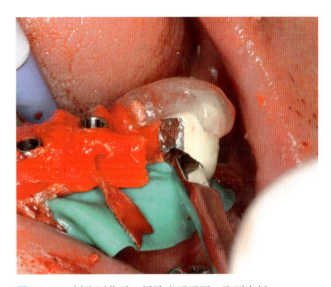

图10-39 树脂固化后，拆除尖牙牙冠，取下夹板

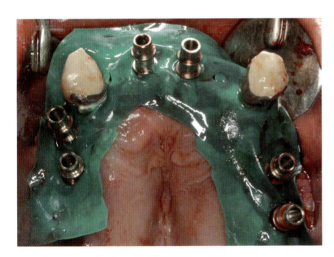

图10-37 插入印模帽，并放置橡皮障以保护术区

为了制作即刻负重义齿，牙科技师使用印模夹板在诊断模型中定位种植体的位置。首先，将诊断模型安装在殆架上（图10-43），除了模型上起固定印模导板作用的牙，余牙都将刻除（图10-44）。然后，磨除石膏，留出放置印模夹板的空间，并将替代体旋到印模帽上（图10-45）。当印模夹板在模型上稳定并正确地就位后（图10-46和图10-47），用石膏固定替代体（图10-48和图10-49），并在殆架上试排牙（图10-50）。全牙弓临时固定式树脂义齿由金属支架加固而成，且没有远端悬臂（图10-51～图10-53）。

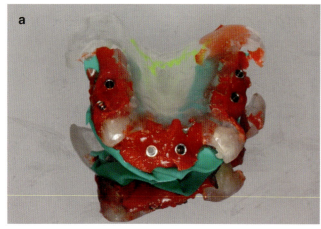
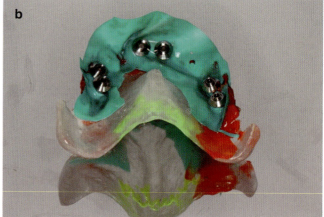

图10-40 定位种植体：印模夹板、种植体印模帽、橡皮障、固定树脂。（a）咬合面。（b）组织面

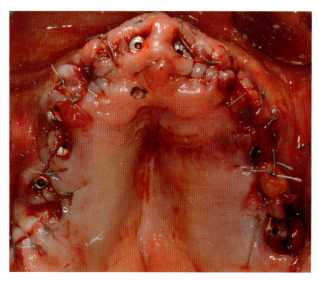

图10-41 离切口一定距离缝合，以便在不拆卸义齿的情况下拆除缝线

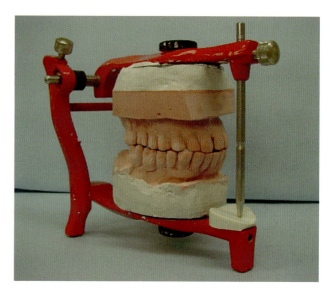

图10-43 将诊断模型安装在𬌗架上

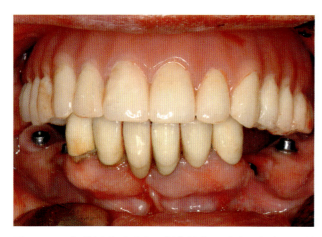

图10-42 佩戴因美观需求而制作的全口活动义齿直至即刻负重义齿完成

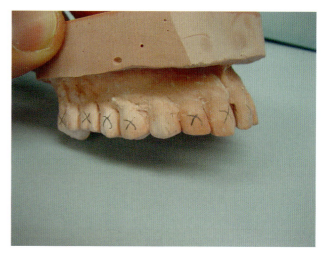

图10-44 标记现阶段需从诊断蜡型上刻除的牙齿

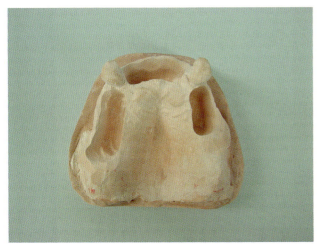

图10-45 磨除石膏以放置技工代型

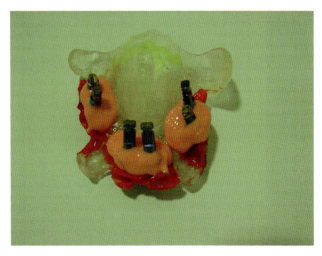

图10-48 在石膏模型上制作硅橡胶人工牙龈

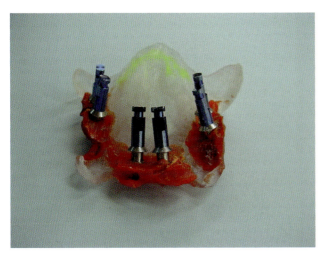

图10-46 将替代体旋在印模帽上

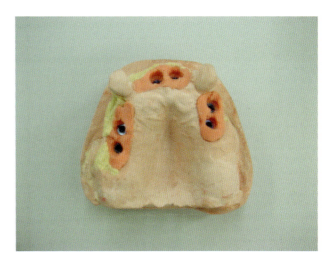

图10-49 将代型放在模型上

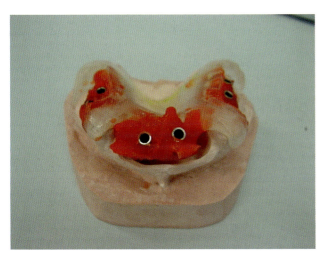

图10-47 将印模放在诊断模型上，并检查其就位

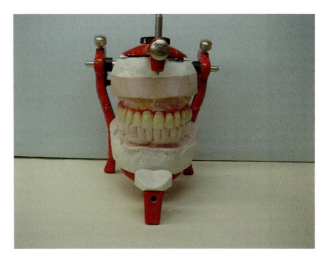

图10-50 在𬌗架上试排牙

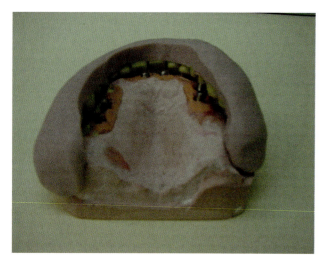

图10-51　用硅橡胶转移金属支架上的人工牙位

一般在术后7天内戴入即刻负重义齿，并以15～20N·cm的扭矩旋紧。至少佩戴8周以上，然后开始制作最终义齿（图10-52～图10-56）。

其他义齿修复方案

Flexafit®系统

制作即刻负重临时义齿是一个繁杂的过程。Flexafit®技术（Dentisel®, Barcelona, Spain）引入了一种具有压力或摩擦接口的基台系统，以固定种植体支持式义齿。

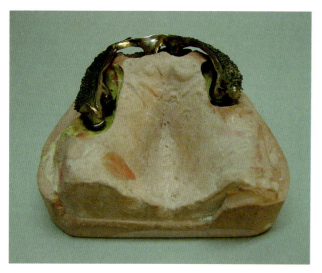

图10-52　铸造金属支架

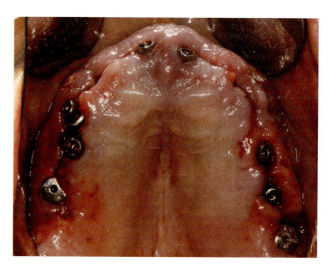

图10-54　术后1周，拆线后的软组织形态

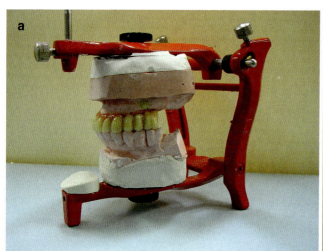

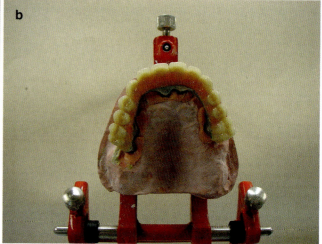

图10-53　由金属支架加固的即刻树脂义齿。（a）𬌗架上的侧面观。（b）𬌗架上的𬌗面观

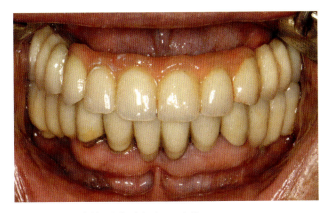

图10-55 即刻负重临时义齿正面观

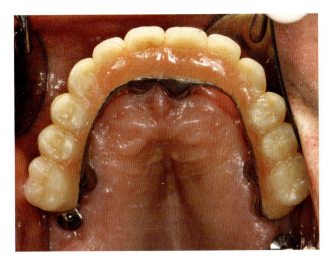

图10-56 即刻负重临时义齿𬌗面观

Flexafit®修复基台系统在即刻负重临时修复方面较传统技术更具优势。该系统结合粘接固位和螺丝固位即刻负重义齿的主要优点，更易实现被动就位，便于拆卸。该系统有一个卡扣式连接，可用于即刻负重过程中的夹板固定、调整和塑形，其螺丝连接则用于临时义齿在种植体上的固定（图10-57）。

与其他由塑料制成的卡扣式系统不同，Flexafit®系统的基台和组件都是由金属制成的，其连接精度更高、微动更少（Walker et al. 2007）。

下面展示Flexafit®系统在上颌即刻负重病例中的应用，以详细解释该技术流程（图10-58）：

1. 技师将诊断蜡型安装在𬌗架上。接下来，制取硅橡胶记录。该咬合记录用于帮助填充树脂并正确定位临时义齿（图10-59）。
2. 植入种植体，保证足够的初期稳定性以进行即刻负重（Peñarrocha-Oltra et al. 2013）（图10-60）。
3. Flexafit®一级基台以30N·cm的扭矩旋紧（图10-61）。
4. 在Flexafit®一级基台及螺丝上覆盖一层塑料保护薄膜（图10-62）。

图10-57 Flexafit®系统的组件：（a）Flexafit®一级基台和（b）Flexafit®二级基台通过螺丝连接在一起

a

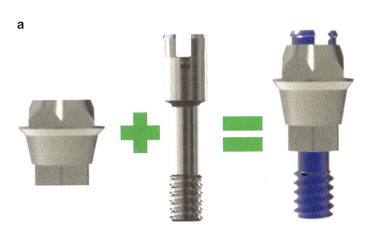

b

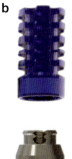

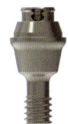

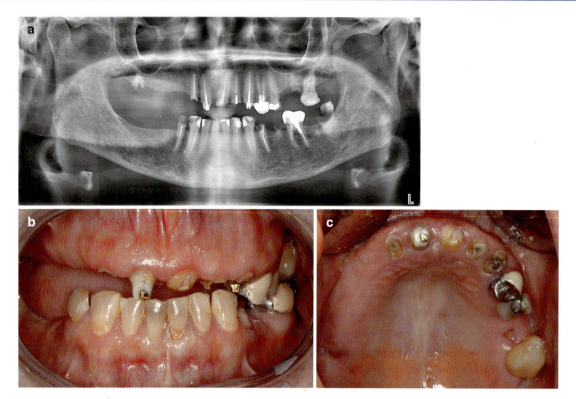

图10-58 计划使用Flexafit®系统进行上颌即刻负重病例的初始情况：（a）全景片。（b）正面观。（c）殆面观

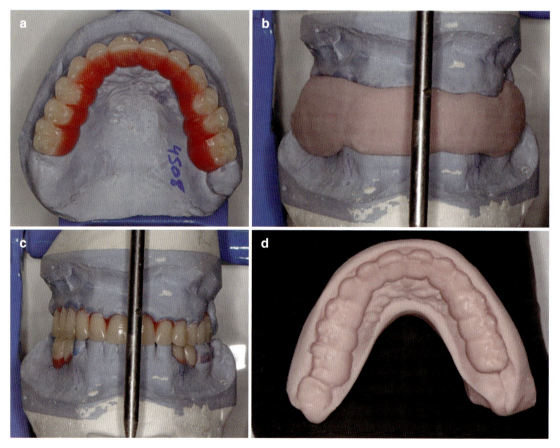

图10-59 技工室流程：在殆架上制作蜡型。（a）殆面观。（b）正面观。（c，d）制取一个硅橡胶记录，以便填充树脂并正确定位临时义齿

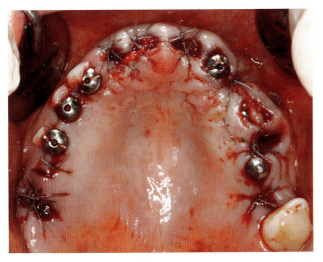

图10-60　植入Phibo TSH®种植体，并保证有足够的初期稳定性进行即刻负重

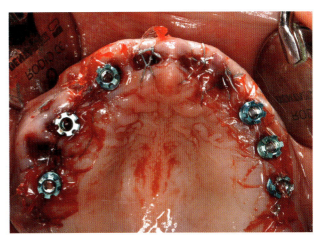

图10-62　Flexafit®二级基台以30N·cm的扭矩旋紧，并在其上覆盖一层塑料保护薄膜

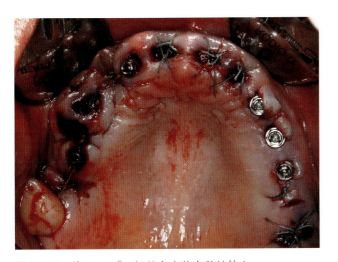

图10-61　将Flexafit®一级基台安装在种植体上

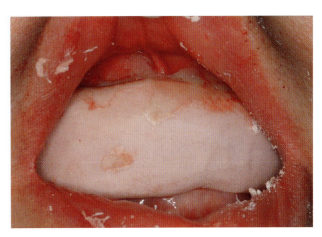

图10-63　硅橡胶记录正确定位临时义齿

5. 二级基台与一级基台摩擦连接，并在两个基台间放置塑料保护膜，以防止丙烯酸树脂渗入术区和二级基台（图10-62）。

6. 将固位螺丝旋入二级基台螺丝孔，并以蜡封闭。

7. 用丙烯酸树脂（Reef Crown&Bridges®；Sweden&Martina, due Carrare, Italy）重新固定临时修复体，并通过硅橡胶咬合记录在口内正确定位（图10-63）。树脂固化后，二级基台嵌入到义齿中。

8. 将临时修复体从口内取出，并去除覆盖在一级基台螺丝组件上的保护膜。

9. 调磨临时修复体以获得良好的外形轮廓。

10. 依次将二级基台连接到Flexafit®钻头（图10-64）上，以便简易而准确地预备临时修复体上的螺丝孔。Flexafit®钻头具有与一级基台螺丝复合体相同的平台，因而二级基台可通过施加压力适配至Flexafit®钻头上。

11. 将直径为2mm的碳化钨钻头置于修复体上，以便在不损坏二级基台的情况下形成螺丝孔（图10-65）。每个二级基台都需这样处理。

12. 评估固位螺丝进入预备好的螺丝孔的情况。

13. 抛光临时义齿（图10-66）。

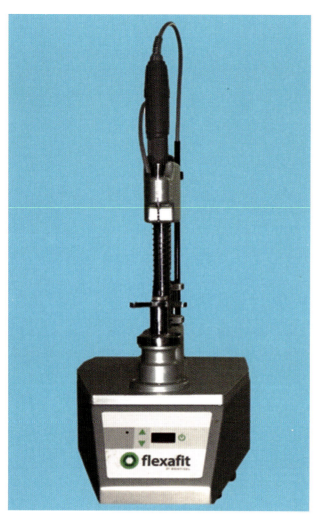

图10-64 Flexafit®钻头：直径为2mm的碳化钨钻头，可以轻松地进出螺丝孔，且不会损坏二级基台

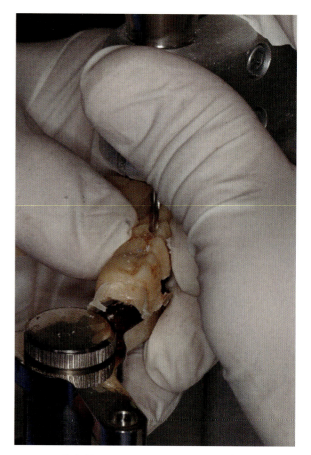

图10-65 修复体可以精确地固定在Flexafit®钻头上，因为它有一个与Flexafit®一级基台相同的平台

14. 临时义齿通过固位螺丝安装在一级基台上，并以15N·cm的扭矩固定（图10-67）。

术后2个月评估患者情况，见即刻修复体和软组织情况良好（图10-68）。

PIC Camera®

传统的全口义齿修复印模制取是复杂、耗时的，并可能让患者感到不适。新的数字化技术，如立体摄影测量，可能会改善这种情况，从而提高患者和医生的满意度，减少工作时间（Agustín-

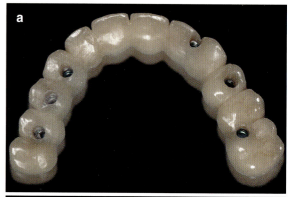

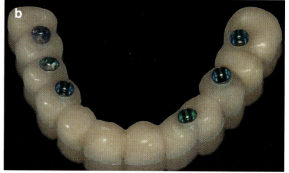

图10-66 完成并抛光临时义齿。（a）殆面观。（b）二级基台留在树脂中

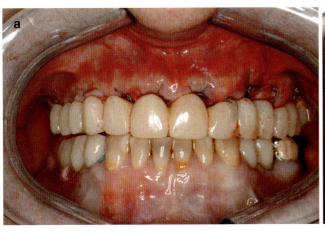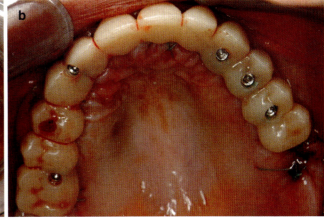

图10-67　临时义齿通过固位螺丝安装在一级基台上，并以15N·cm的扭矩固定：（a）正面观。（b）𬌗面观

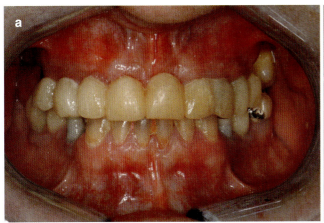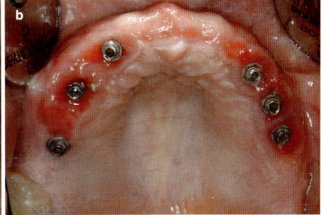

图10-68　2个月后复查（a）戴入和（b）取下即刻负重义齿的情况

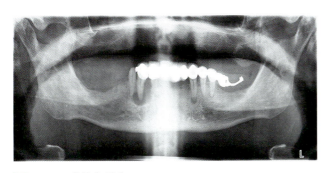

图10-69　术前全景片

Panadero et al. 2015）。下面展示一个临床病例，帮助理解PIC Camera®操作流程（PicDental® Madrid, Spain）（图10-69和图10-70）和三维设计（图10-71）。本病例采用不翻瓣手术（图10-72）。

种植体植入后，旋紧愈合基台并记录其高度。

传统取模并灌注石膏模型后在技工室扫描，或直接采用口内扫描获得软组织的数字化模型。然后将扫描体（PIC Abutment; PIC Dental）旋入种植体（图10-73）。PIC Camera®由两个红外电荷耦合器件（CCD）摄像机组成，通过摄影测量记录扫描体之间的距离和角度。每两个基台记录50张图像。因此，对于无牙颌种植病例，它能在60秒内获取600张图像。

由PIC Camera®记录的种植体位置文件可自动与软组织文件配准。为了确定垂直距离并试排牙，需要使用虚拟𬌗架或最终铸件实体。后者可使用三维打印机（Objet Eden 260VS; Stratasys）制作。确定垂直距离后，就可以设计修复体金属支架，导入STL文件并铣削。SL快速成型制作支架，用以支撑

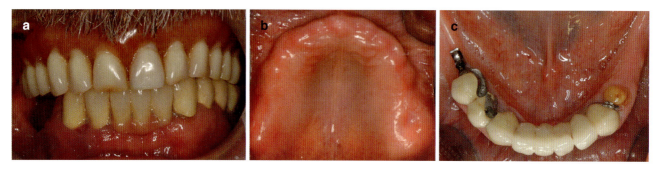

图10-70　口内照：（a）患者佩戴传统义齿的正面观。（b）上颌无牙颌的𬌗面观。（c）下颌余留牙的𬌗面观

图10-71　种植手术前的三维设计，模拟种植体植入位点的水平切面

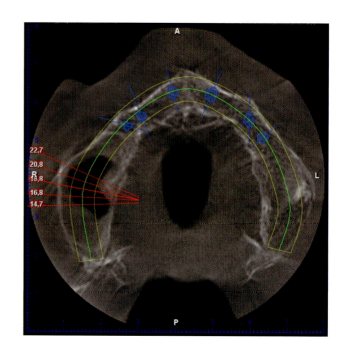

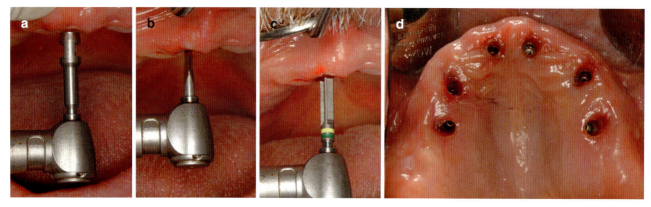

图10-72　不翻瓣手术：（a）环切。（b）先锋钻。（c）成形钻。（d）植入种植体

图10-73 放置PIC Abutments®标记种植体位置，通过这些转移体用PIC Camera®记录种植体位置

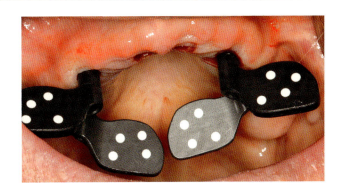

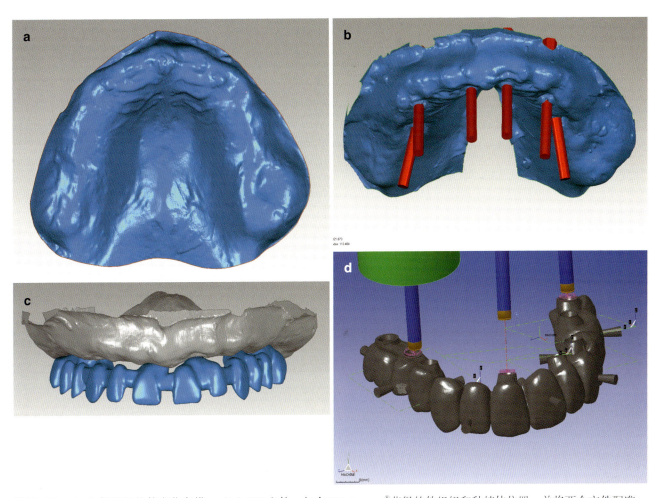

图10-74 （a）软组织的数字化印模。（b）STL文件，包含PIC Camera®获得的软组织和种植体位置，并将两个文件配准。（c，d）最终修复体的金属支架设计

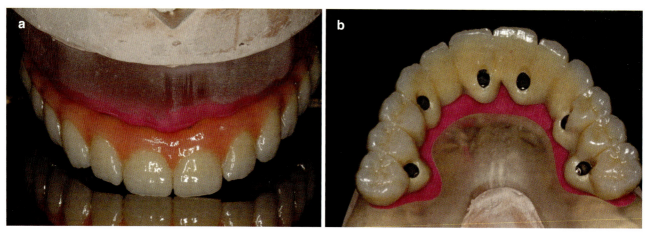

图10-75 快速成型模型上的修复体：（a）正面观。（b）𬌗面观

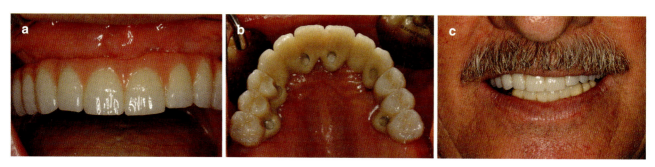

图10-76 螺丝固位即刻负重修复体：（a）正面观。（b）𬌗面观。（c）口外照

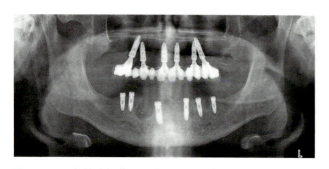

图10-77 全景片评估金属支架与种植体的就位情况，种植系统为Ticare Mozo-Grau®（Valladolid, Spain）

修复体饰瓷或树脂（图10-74和图10-75）。

修复体以30N·cm扭矩旋入种植体（图10-76）。拍全景片评估金属支架在种植体上的就位（图10-77）。

利益冲突声明 本章内容和病例完全通过自筹资金完成，没有寻求或获得任何资助，也没有获得免费材料形式的赞助。

第11章　萎缩性颌骨的即刻负重：穿颧种植

Immediate Loading in Atrophic Jaws: Zygomatic Implants

Miguel Peñarrocha-Diago, Javier Aizcorbe-Vicente,
Alberto Fernández-Ruiz, Reginaldo Mario Migliorança,
Blanca Serra-Pastor, David Peñarrocha-Oltra

关键信息

– 对萎缩性颌骨进行穿颧种植和即刻负重是一个可预期的治疗选择，它能够缩短治疗时间、减少治疗费用，提高患者满意度。但是，穿颧种植技术敏感性高，需要有高超的外科技巧和丰富的经验以避免或处理严重的并发症。

引言

Brånemark教授在1989年就提出了穿颧种植的概念，即利用远离牙槽嵴的颧骨来固定种植体。1998年，颧种植体临床试验成功后开始进入市场（Brånemark 1998; Brånemark et al. 2004）。颧种植体是一种加长的（35～55mm）钛种植体，植入颧骨和上颌牙槽骨内，是为上颌后牙区萎缩使传统种植体植入难度增大或无法植入的情况而设计的（Vrielinck et al. 2003; Parel et al. 2001; Stevenson and Austin 2000）。穿颧种植的应用减少了植骨的需

求，缩短了治疗时间，减少了并发症。2001年，Widmark等对传统种植和植骨患者进行了为期3～5年的随访，发现其种植体存留率为74%，而非常规部位种植的种植体存留率为87%（Widmark et al. 2001）。

颧种植体可以应用于上颌后牙区萎缩以及上颌窦气化的病例（Bedrossian and Stumpel 2001; Stevenson and Austin 2000），避免了后牙区植骨的必要（Boyes-Varley et al. 2003b）。对于因肿瘤或上颌骨萎缩性疾病而进行上颌切除术的患者，也可使用颧种植体（Weischer et al. 1997; Tamura et al. 2000）。颧种植体适用于那些希望避免多次手术以及过长治疗周期（骨愈合和延期种植）的患者。该方法也减少了在最终修复前长期使用过渡可摘义齿的需求（Tuminelli et al. 2017）。

最初的Brånemark方案包括在两侧上颌后牙区植入2颗穿颧种植体，并在上颌骨前牙区植入4颗轴向种植体。经过6个月的埋入式愈合期后，最终完成固定义齿修复。这种方法的5年种植体存留率为94%，修复成功率为96%（Brånemark et al. 2004）。但这种方法有两个局限性，一是修复基台偏腭侧，可能改变发音，刺激舌头，口腔卫生维护较为困难；二是种植体穿通上颌窦，这与无症状的上颌窦黏膜改变有关，有时还会导致上颌窦炎（Davó et al. 2008a）。

随着新的外科技术涌现，传统方案的限制被逐渐打破，种植体植入牙槽嵴的过程变得更为简化，对上颌窦的损害也更轻微。此外，随着技术的

M. Peñarrocha-Diago · J. Aizcorbe-Vicente · D. Peñarrocha-Oltra (✉)
Oral Surgery Unit, Department of Stomatology, Faculty of Medicine and Dentistry, University of Valencia, Valencia, Spain
e-mail: miguel.penarrocha@uv.es; david.penarrocha@uv.es

A. Fernández-Ruiz
Private Clinical Practice, Clínica Fernández, Ibiza, Spain
e-mail: direccion@clinicafernandez.es

R. M. Migliorança
Department of Implantology, Sao Leopoldo Mandic Institute and Research Center, Campinas, SP, Brazil

B. Serra-Pastor
Prosthodontics and Occlusion Unit, Department of Stomatology, Faculty of Medicine and Dentistry, University of Valencia, Valencia, Spain

© Springer Nature Switzerland AG 2019
M. Peñarrocha-Diago et al. (eds.), *Atlas of Immediate Dental Implant Loading*, https://doi.org/10.1007/978-3-030-05546-2_11

进步，一种更加单纯的穿颧种植技术可用于上颌骨前牙区骨量严重不足的修复。在这种方案中，需在颧骨内植入4颗颧种植体（每侧颧骨植入两颗种植体）。合理的种植体分布可以达到无须额外种植体便可满足全牙弓固定修复的生物力学要求（"All-on-4穿颧种植方案"或"四方穿颧种植方案"）

（Davó and Pons 2013）。

穿颧种植的即刻负重

　　Balshi 和 Wolnger在2003年发表的病例报告中首次描述了穿颧种植的即刻负重（Balshi and Wolnger

表11-1 穿颧种植技术即刻负重的种植体存留率和并发症

作者/年份	患者（名）	颧种植体	常规种植体	随访（月）	颧种植体存留率(%)	常规种植体存留率(%)	修复并发症	上颌窦并发症
Bedrossian et al. (2006)	14	28	55	12～34	100	100	临时义齿折裂 2/14	未报告
Duarte et al. (2007)	12	48	0	30	97.9	—	无	无
Davó et al. (2007)	18	36	68	6～29	100	95.6	无	1/18
Davó et al. (2008b)	42	81	140	12～42	100	97	无	1/42
Mozzati et al. (2008)	7	14	34	24	100	100	无	无
Maló et al. (2008)	29	67	57	6～18	98.5	100	未报告	4/29
Balshi et al. (2009)	56	110	391	9～60	96.37	97.2	未报告	未报告
Aparicio et al. (2010a)	20	36	104	36～48	100	100	无	无
Aparicio et al. (2010b)	25	47	129	24～60	100	99.2	螺丝断裂 1/25 临时义齿折裂 5/25	无
Bedrossian (2010)	36	74	98	60～84	97.29/100	100	未报告	3/36
Chow et al. (2010)	16	37	53	6～24	100	未报告	未报告	无
Davó et al. (2010)	17	68	0	12	100	—	无	无
Stievenart and Malevez (2010)	10	80	0	6～40	96	—	未报告	1/20
Migliorança et al. (2011)	75	150	286	12	98.7	99.3	无	无
Balshi et al. (2012)	77	173	未报告	12～120	96.5	未报告	未报告	未报告
Maló et al. (2012)	39	92	77	36	100	100	无	6/39
Migliorança et al. (2012)	21	40	74	96	97.5	95.9	金属杆断裂	无
Sartori et al. (2012)	16	37	58	12	100	100	螺丝断裂 螺丝松动 基台螺丝松动 临时牙磨损	无
Davó et al. (2013)	36	68	112	60	98.5	94.9	将固定义齿换成覆盖义齿 1/36 义齿极度磨损 4/36	1/36
Davó and Pons (2013)	17	68	0	36	100	—	基台螺丝断裂 1/17 义齿折裂 2/17	2/17
Aparicio et al. (2014b)	22	41	131	120	95.12	97.71	支架断裂 2/22 螺丝断裂 4/22 螺丝松动 4/22 基台螺丝松动 3/22 临时牙折裂 7/22	6/22
Maló et al. (2014)	39	92	77	60	98.8	未报告	义齿折裂 2/39 临时牙折裂1/39 螺丝松动 3/39	6/39
Bertolai et al. (2015)	31	78	74	20～60	97.5	100	未报告	2/31
Davó and Pons (2015)	14	56	0	60	100	—	义齿折裂 2/14 基台螺丝断裂 1/14	2/14
Maló et al. (2015)	352	747	795	6～84	98.2	97.9	机械并发症 156/352	7%(25)
Mozzati et al. (2015)	10	40	0	30～32	100	—	无	未报告

2003）。此后，在2006年，Chow对5名患者随访10个月，以及Bedrossian对14名患者随访12个月后，其种植体存留率都达到了100%（Chow et al. 2006; Bedrossian et al. 2006）。

我们为本章节仔细整理了文献综述，表11-1总结了即刻负重颧种植体的存留率。在接受穿颧种植（2179颗种植体）和常规种植（3117颗种植体）治疗的1040名患者中，预计10年种植体存留率分别为95.12%～100%和94.9%～100%。对于采用了"All-on-4穿颧种植方案"或"四方穿颧种植方案"治疗概念的患者来说，80名患者（360颗颧种植体）的种植体5年存留率预计为96%～100%。最常见的机械并发症是修复体或饰面材料断裂。螺丝松动和断裂也是两个常见的并发症。由于最初的穿颧种植方案需要经上颌窦内入路，因此该手术相关的文献中经常报道上颌窦并发症（Chrcanovic et al. 2016）。我们回顾发现，764名患者中有63名（8.24%）患者出现了上颌窦并发症。主要的上颌窦并发症为急性上颌窦炎，随后形成口腔-上颌窦瘘。上颌窦炎的治疗方法是口服抗生素。当口服抗生素效果不佳时，可行内镜手术，包括上颌骨开窗以通畅引流。在极端病例或是口腔-上颌窦瘘无法闭合的病例中，必须取出颧种植体。

萎缩性上颌骨即刻负重的治疗计划

根据Bedrossian等（2008）的研究，上颌骨可分为3个区域：（1）前牙区，（2）前磨牙区和（3）磨牙区（请参阅第6章）。临床医生应确定3个区域的可用骨量。锥形束CT可用于确定这些区域以及颧弓水平和垂直方向的骨量。此外，需在术前确认这些区域以及上颌窦内是否存在病理改变。

- 1、2、3区均骨量充足：传统的4颗、6颗或8颗轴向种植体。
- 1、2区骨量充足：4颗种植体。由上颌窦前壁引导的2颗前牙区轴向种植体和2颗后牙区倾斜种植

体。All-on-4种植方案。

- 1区骨量充足：在两侧磨牙/前磨牙区分别植入2颗轴向种植体和2颗颧种植体。All-on-4混合种植方案。
- 1、2、3区均骨量不足：4颗颧种植体。四方穿颧或All-on-4穿颧种植方案。

在牙槽嵴狭窄的病例中，种植体可放置在上颌前牙区或是前磨牙区偏腭侧的位置。通过这种方法，可以获得良好的种植体初期稳定性，并能解决牙槽嵴狭窄（宽度小于4mm）的问题。对于水平骨吸收严重的患者，将种植体放置在上颌牙槽嵴偏腭侧的位置上，可以最大限度地利用可用骨量，与传统骨增量手术相比，减少了并发症（Peñarrocha et al. 2009）。

临床程序

穿颧种植手术步骤

当2区（前磨牙区）、3区（磨牙区）甚至1区（前牙区）骨量不足而无法开展标准的All-on-4手术时，穿颧种植可以为这些患者提供即刻负重固定义齿修复。

必须拍CBCT来了解患者颧骨的解剖结构。了解颧骨的解剖结构是非常重要的，尤其是在四方穿颧种植方案中，颧骨中有两个区域对于容纳种植体顶部十分必要。

颧骨是厚度不均匀的不规则骨，其具体特征因种族和性别而异（Takamaru et al. 2016; Zhou and Wu 2001）。Hung等（2017）的最新研究中发现，颧骨的厚度为4.51~8.01mm，长度为25.67~32.54mm；女性的尺寸小于男性。有牙和无牙颌患者的颧骨之间无明显差异。除了颧骨之外，影像学检查必须包括上颌骨、上颌窦和眶底。必须了解上颌窦的健康状况、鼻道开口以及眶下神经位置等信息（Malevez 2012）。

麻醉

最初穿颧种植手术需经鼻插管进行全身麻醉。目前临床上可以通过局部麻醉剂（利多卡因与肾上腺素之比为1∶50000）阻滞上牙槽（后、中、前）神经和腭神经（腭后神经和鼻腭神经），并获得局部止血效果。

在预期手术时间少于90分钟时，经验丰富的外科医生也可以采用静脉清醒镇静和局部麻醉相结合的替代方法（Penñarrocha et al. 2005；Aparicio et al. 2008）。这两种麻醉方式的患者满意度测评无明显差异，二者都获得了较高的满意度。然而，考虑到简易性、经济成本以及术后尽早回家的可能性，清醒镇静应是首选（Almeida et al. 2017）。

静脉镇静要求同时结合局部麻醉。首先，在中切牙至第三磨牙的颊侧前庭沟处注射含1∶100000肾上腺素的阿替卡因，阻断眶下神经和腭后神经。此外，有必要通过皮肤和口腔黏膜对颧骨周围进行浸润麻醉。

外科技术

最近一项系统性文献回顾（Chrcanovic et al. 2013）中提到了5种不同的穿颧种植技术：经典植入技术（或称Brånemark法），上颌窦沟槽技术，上颌窦外植入技术，微创定制导向钻技术，计算机辅助手术导航技术。在本章中，我们将重点介绍前3种方法，它们仍然是穿颧种植最常用的方法。

经典植入技术

经典植入技术最初是由Brånemark于1998年提出（Brånemark 1998），之后许多学者在临床研究中使用了该方法（Parel et al. 2001；Bedrossian et al. 2002, 2006；Boyes-Varley et al. 2003a；Nakai et al. 2003；Brånemark et al. 2004；Hirsch et al. 2004；Malevez et al. 2004；Becktor et al. 2005；Ahlgren et al. 2006；Aparicio et al. 2006；Chow et al. 2006；Farzad et al. 2006；Aghabeigi and Bousdras 2007；Davó et al. 2007, 2008a, b, 2010；Duarte et al. 2007；Kahnberg et al. 2007；Mozzati et al. 2008；Pi-Urgell et al. 2008；Balshi

et al. 2009；Davó 2009；Bedrossian 2010；Stievenart and Malevez 2010）。手术始于第一磨牙区之间类似LeFort Ⅰ型切口的前庭沟切口。翻开腭侧瓣暴露牙槽嵴和整个硬腭。游离鼻黏膜以扩大视野，使外科医生能更好地定位局部解剖结构。沿着颧牙槽嵴向颧骨方向继续剥离，确定眶下神经的位置并暴露颧骨区域。翻开颧骨体内侧部和颧弓的骨膜。在颧牙槽嵴延伸处的上颌窦壁最上端外侧用球钻开窗（5mm×10mm），然后可以较为轻松地将上颌窦黏膜抬高并保持完整。通过开窗可以直视上颌窦的顶部，以便钻头进入颧骨的最佳位点进行定位。从修复角度来看，最佳入路应尽可能地接近后牙区牙槽嵴顶位置。标记好牙槽嵴顶腭侧的入口后，用球钻（Ø2.9mm）穿透牙槽嵴顶并在上颌窦顶处标记入口，然后用Ø2.9mm扩孔钻进行颧骨植入位点的窝洞预备。使用Ø3.5mm先锋钻扩大位点，为了确保钻头扩大时不偏离既定方向，钻头尖端配备Ø2.8mm非切割端。接着使用Ø3.5mm带切割端的扩孔钻进行预备。将深度测量杆插入窝洞确定颧骨固位的正确长度。只有当腭侧骨质较厚或致密时，才能使用Ø4.0mm颈部成形钻，以防腭侧入口预备过宽。慢慢植入颧种植体，直至其根尖部分锚定在颧骨之中，后手动将其旋至足够深度并定位于修复学角度来说的最佳位置上。仔细复位颧骨前下方松解的肌肉组织，以免形成颧骨后间隙。单独使用可吸收缝线复位缝合黏膜下组织以及上颌骨远端的侧方水平切口，从而使黏骨膜组织瓣能够覆盖上颌骨前上方的窗口。然后用不可吸收缝线关闭初始切口。在该方法中，上颌前牙区必须存在充足骨量，以放置2~4颗上颌前牙区种植体，与颧种植体联合使用（Brånemark 1998；Brånemark et al. 2004）。

上颌窦沟槽技术

上颌窦沟槽技术在2000年由Stella 和 Warner首次提出（Stella and Warner 2000），之后被其他学者应用于临床研究（Ferrara and Stella 2004；Peñarrocha et al. 2005, 2007；Davó et al. 2008a, b）。从一侧上颌结节到对侧上颌结节的牙槽嵴顶做水平切口，然后

在该切口远端做双侧垂直减张切口。这样可延伸至梨状窝底部周围，上至眶下神经的下方，以及颧骨体的下半部分。翻开腭侧黏骨膜瓣，暴露骨嵴。然后在颧突支柱上方用裂钻穿透骨壁进入上颌窦腔。将深度测量杆置于定位孔中定位以模拟扩孔钻的角度。第二个定位孔位于牙槽嵴顶上方5mm水平线。再制备一个沟槽连接这两个钻孔。沟槽上方延伸至颧骨基底部，沟槽下端靠近上颌窦底部。该沟槽直接穿过颧突支柱壁，不会损伤上颌窦黏膜。与经典植入术相比，该方法虽然开窗较小，但有助于定位扩孔钻进行种植窝洞预备。用球钻在牙槽嵴顶上的理想位置做一个与上颌窦沟槽平齐的标记点，用于安放第一磨牙区的种植基台。将颧种植扩孔钻尖端（Ø2.9mm）置于牙槽嵴顶上方，定位钻头使其直接朝向先前预备的上颌窦沟槽。在直视下引导钻头尖端通过上颌窦沟槽中央。钻头沿眶外侧缘和颧弓交接处的上方预备。Ø3.5mm的先锋钻和扩孔钻也采用同样的方式，直接穿过上颌窦沟槽中央。用深度测量杆检查预备深度，并选择合适长度的种植体。植入种植体时，能直接观察到它沿上颌窦沟槽侧壁螺纹旋入的过程（Stella and Warner 2000）。图11-

1～图11-7展示了运用此术式的两个病例。

上颌窦外植入技术

上颌窦外植入技术在2006年由Migliorança等首次提出（Migliorança et al. 2006），又称"上颌骨外"或"上颌窦外穿颧种植"（Migliorança et al. 2006, 2011; Maló et al. 2008; Aparicio et al. 2010a; Chow et al. 2010）。从一侧上颌结节到对侧上颌结节的牙槽嵴顶做水平切口，并在颧突支柱区做两个垂直减张切口。翻开黏骨膜瓣，暴露解剖结构。颧种植体置于上颌窦外侧，与上颌窦外侧壁的外表面接触，患者解剖条件允许的情况下，在第二前磨牙区或第一磨牙区尽可能向远中放置。无须进行上颌窦开窗。穿颧种植手术先使用球钻在靠近牙槽嵴顶处由腭侧向颊侧穿通。钻头穿过牙槽嵴，位于牙槽嵴的颊侧、上颌窦的外侧。钻头继续沿上颌窦外侧壁外表面向颧骨前进，直至进入颧骨外侧部。使用同样的钻头穿通颧骨，直至进入外层松质骨。再使用深度测量杆确定种植体的长度。按常规钻头的使用顺序逐级扩孔备洞。然后，植入种植体并手动调整完成。颧种植体平台最后应位于牙槽嵴顶的上方

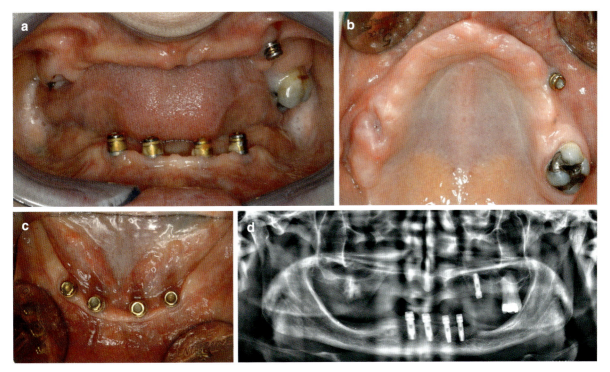

图11-1 患者初始情况：（a）正面观。（b，c）殆面观。（d）术前全景片，患者上颌种植失败，上颌骨极度萎缩（Cawood & Howell VI类骨），1、2、3区均骨量不足

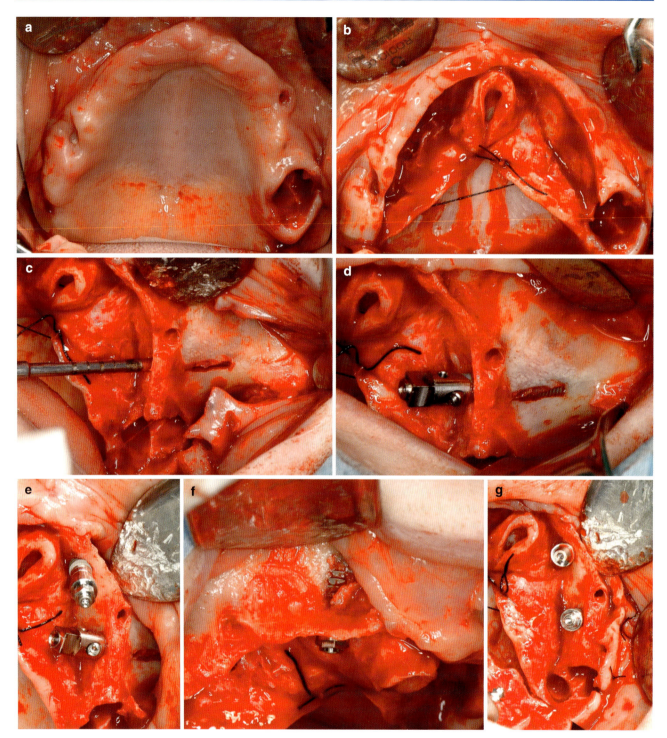

图11-2 手术过程：（a）拔除余留牙和种植体。（b）翻瓣。（c，d）使用上颌窦沟槽技术植入左侧颧种植体（Brånemark System™ Zygoma TiUnite, Nobel Biocare, Gothebörg, Sweden）。（e，f）植入左侧前牙区种植体，种植体偏腭侧倾斜放置。种植体的顶端抵达犁骨，为重度骨吸收患者提供解剖学上的支持（Phibo TSH®, Phibo Dental Solutions, Sentmenat, Barcelona, Spain）。（g）上颌左侧种植体口内照。（h，i）使用上颌窦沟槽技术植入右侧颧种植体。（j）植入右侧前牙区种植体，植体向前倾斜到达犁骨。在鼻腭孔内放置导向杆以确定种植体的方向和角度（Phibo TSH®, Phibo Dental Solutions, Sentmenat, Barcelona, Spain）。（k）4颗种植体的口内照：2颗颧种植体和2颗前牙区种植体。（l）放置复合基台。（m）使用异质骨移植材料覆盖颊侧和腭侧暴露的种植体螺纹引导骨再生（Mimetik Oss®, Mimetis Biomaterials, Cerdanyola del Vallès, Barcelona, Spain）。（n）在骨移植材料上覆盖可吸收胶原膜（Creos™ Xenoprotect, Nobel Biocare, Gothebörg, Sweden）。（o）使用可吸收缝线固定。（p，q）用腭侧带蒂的结缔组织瓣覆盖骨移植区。（r）缝合切口。（s）术后全景片示两颗颧种植体和两颗前牙区种植体。（t）种植体植入后的CBCT三维重建。（u，v）术后及术后1个月的CBCT冠状切面，见上颌窦内植入颧种植体后窦黏膜出现短暂的炎症反应，此为正常反应。1个月后炎症反应会减轻并自然消退

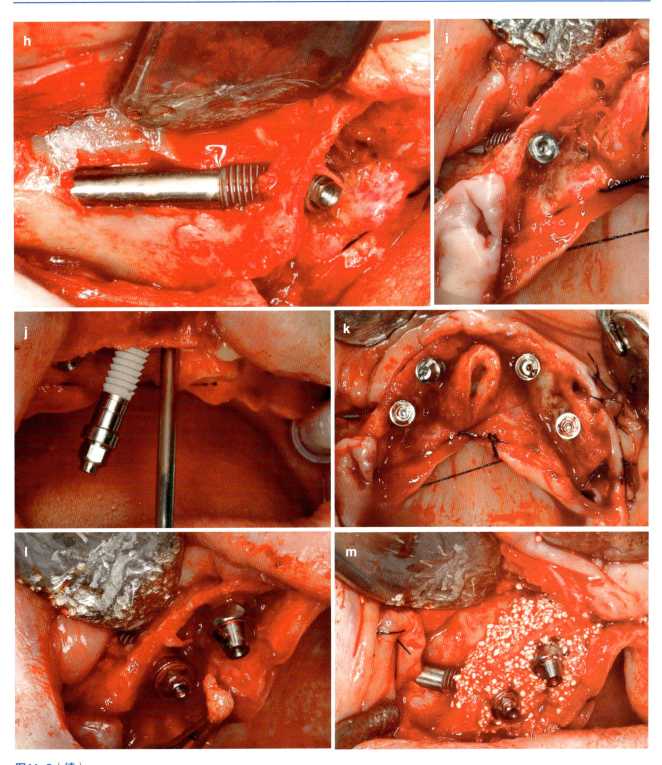

图11-2（续）

图11-2（续）

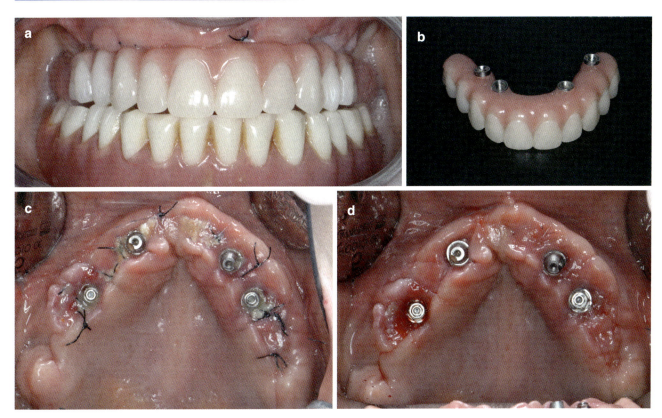

图11–3　（a）戴入临时修复体1周后拆线时的情况。（b）临时修复体细节，组织面平滑以促进软组织塑形，并有利于维护口腔卫生。（c）1周后拆除临时修复体时的软组织情况。（d）拆除缝线1周后的软组织情况。由于修复体的压迫，种植体周围黏膜开始塑形

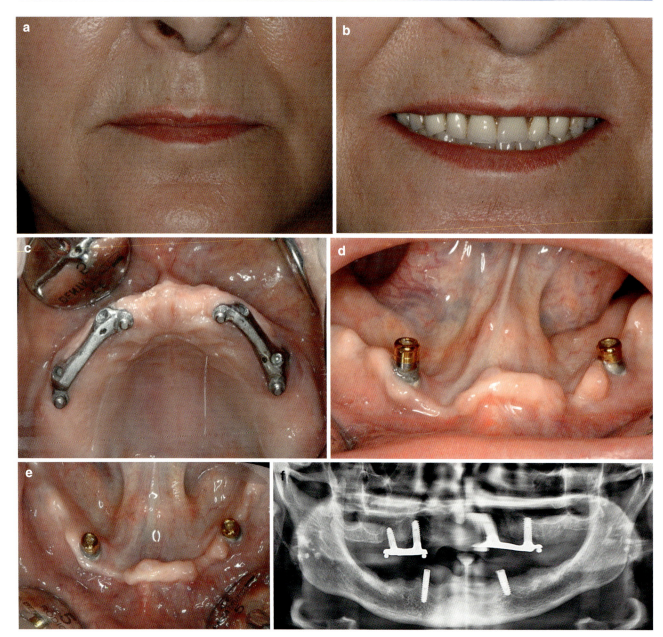

图11-4　患者初始情况：患者曾行由2颗种植体支持的覆盖义齿修复，希望更换为固定义齿。（a，b）口外照。（c~e）口内照，下颌种植体发生种植体周围炎。（f）初始全景片。患者上颌骨严重萎缩，上颌窦气化，上颌前牙区骨量不足

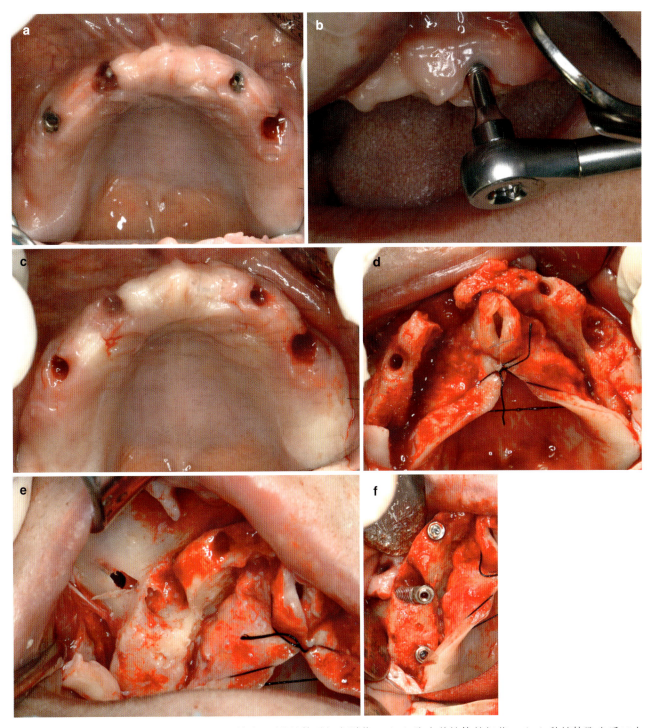

图11-5 手术过程：（a）拆除种植杆卡，其中1颗种植体随杆卡脱落。（b）取出种植体的细节。（c）种植体取出后口内照。（d）翻开全厚瓣后见上颌前牙区巨大的骨缺损。（e~g）使用上颌窦沟槽技术预备窝洞并植入颧种植体。利用上颌骨尖牙支柱植入2颗前牙区种植体。此外，利用上颌窦纵隔作为支撑再植入2颗备用种植体，这2颗种植体不用作即刻负重（Phibo TSH®, Phibo Dental Solutions, Sentmenat, Barcelona, Spain）。（h）颧种植体和2颗前牙区种植体的细节。（i，j）使用另一品牌的异质骨移植材料（KeraOs®, Keramat, Ames, A Coruña, Spain）和可吸收胶原膜覆盖右侧颧种植体周围缝隙以引导骨再生（Creos™ Xenoprotect, Nobel Biocare, Ghotebörg, Sweden）。（k）带蒂结缔组织瓣包绕在种植体颈部，使右侧颧种植体周围获得角化龈。（l）软组织瓣复位缝合。（m）术后全景片：2颗颧种植体、2颗上颌骨尖牙支柱锚定的前牙区种植体和2颗上颌窦纵隔支撑的后牙区种植体。（n）2颗颧种植体CBCT的冠状切面

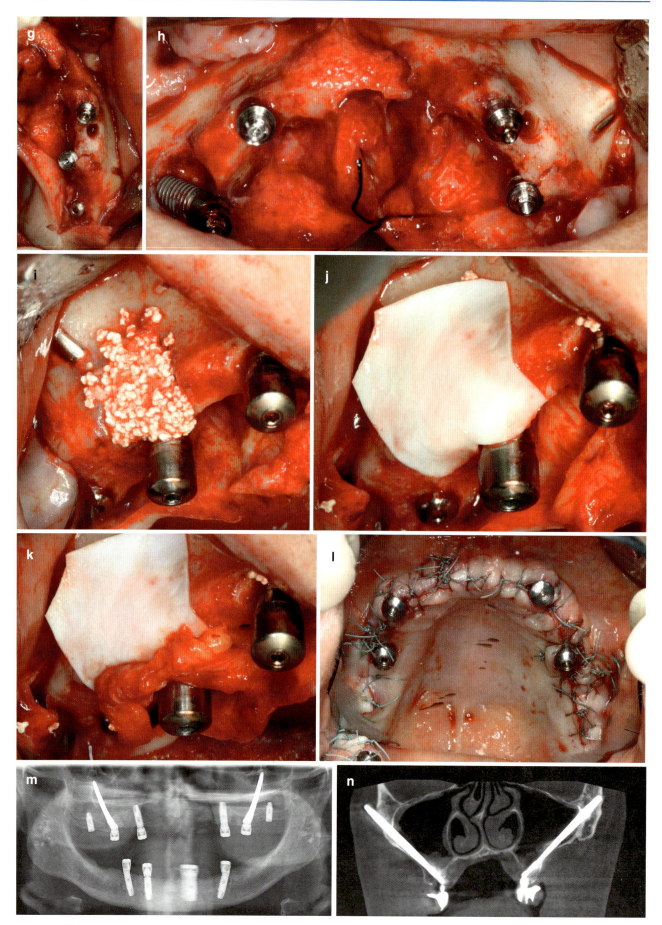

图11-5（续）

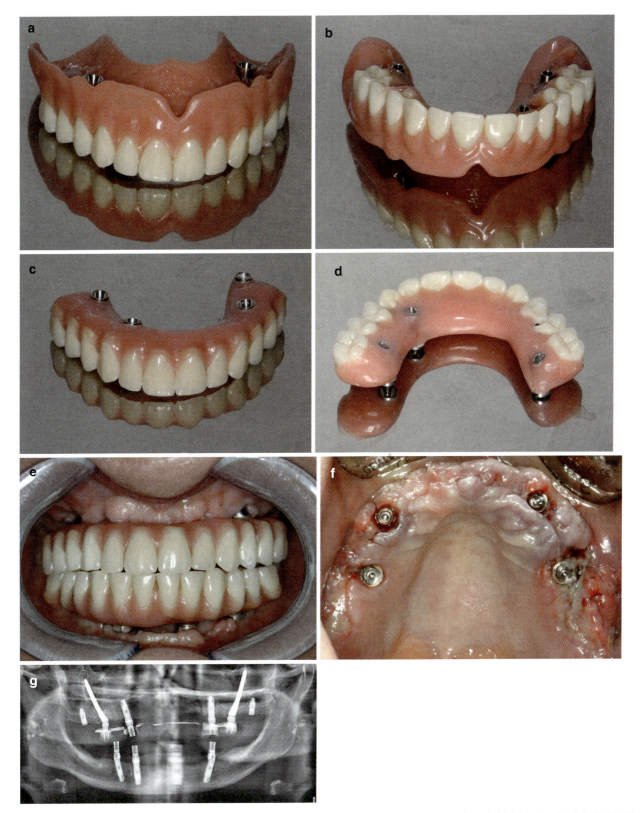

图11-6 （a，b）将临时钛基台用树脂固定在术前预制的可摘义齿上。（c）义齿内侧用粉红色树脂填充至临时基台底部并抛光。平滑的组织面可促进软组织塑形并改善口腔卫生。（d）修整临时钛基台（Phibo TSH®，Phibo Dental Solutions，Sentmenat，Barcelona，Spain），并调整殆平面。（e）戴入临时义齿的口内照。（f）戴牙1周的软组织形态。（g）4个月后开始最终修复时的全景片

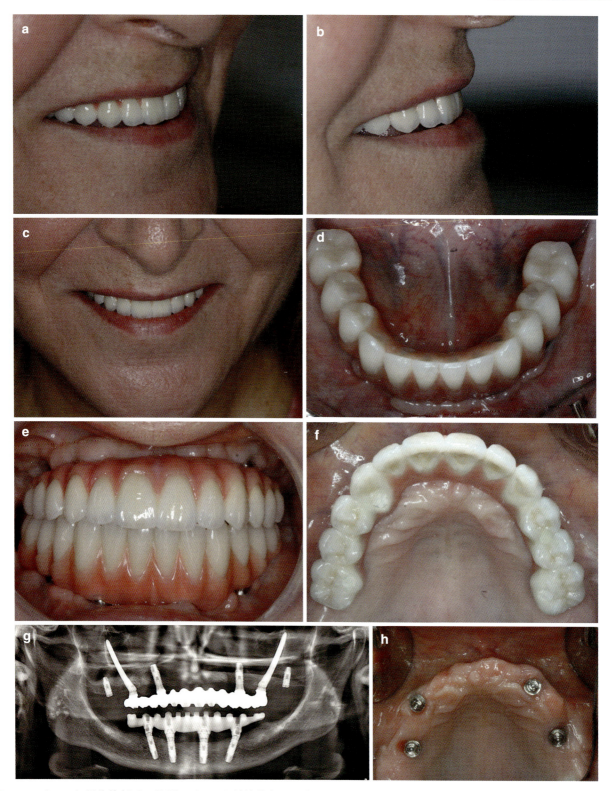

图11-7 （a～c）最终修复后口外照。（d～f）最终修复后口内照。（g）最终修复体戴入后的全景片，见上下颌修复体均完全就位，2颗上颌后牙区种植体未启用，维持沉睡状态。下颌采用All-on-4方案。（h）最终修复后的软组织形态

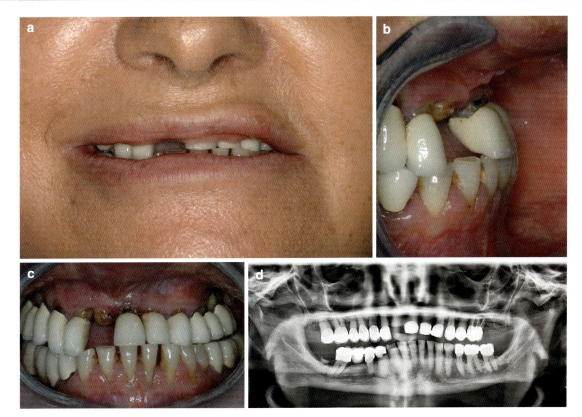

图11-8 患者初始情况：（a）口外照。（b，c）口内照，该患者有严重的牙周病、多颗牙错位和龋坏。（d）由于预后较差，决定拔除上颌余留牙并进行种植固定修复

或附近（Migliorança et al. 2006, 2011）。

　　该技术尤其适用于上颌窦外侧面存在明显颊向凹陷的患者，在这些患者中，采用窦内入路的经典术式会使得种植体顶部在腭侧过度暴露。这常常导致腭侧桥体过大，从而引起患者感觉不适，以及口腔卫生和发音等问题（Boyes-Varley et al. 2003b; Al-Nawas et al. 2004; Becktor et al. 2005; Farzad et al. 2006）。图11-8~图11-16展示了运用此术式的3个病例。

穿颧种植手术的术式选择

　　术式的选择必须考虑到由牙槽嵴、上颌窦壁以及颧种植区之间形成的凹陷，当然也存在外科医生的个人偏好。当此凹陷部分较小时，其解剖结构无法将颧种植体置于上颌窦外侧面，因而推荐使用经典植入技术或上颌窦沟槽技术。这两种术式中更推荐使用上颌窦沟槽技术，因为其对组织的损伤更小。而当凹陷较为明显时，则更倾向于将颧种植体放置在上颌窦外侧或使用上颌窦沟槽技术。出于这方面的考虑，Aparicio在2011年提出了一种颧上颌复合体解剖形态的分类法［颧骨解剖引导方法（ZAGA）］，依据牙槽嵴、颧骨以及它们所形成凹陷三者之间的关系来指导术式的选择（Aparicio 2011; Aparicio et al. 2014a）。

　　在可行的条件下，上颌窦外植入技术应为首选，因其相对于经典植入技术和上颌窦沟槽技术而言手术步骤更少、更加微创，并且缩短了手术时间。当上颌窦外植入技术作为替代方案或因解剖原因无法应用时，推荐使用上颌窦沟槽技术（Chrcanovic et al. 2013）。

穿颧种植体在萎缩性上颌骨修复中的应用

All-on-4混合方案

　　当患者上颌骨在2区（前磨牙区）和3区（磨牙区）无充足骨量植入轴向种植体，但可在1区（前

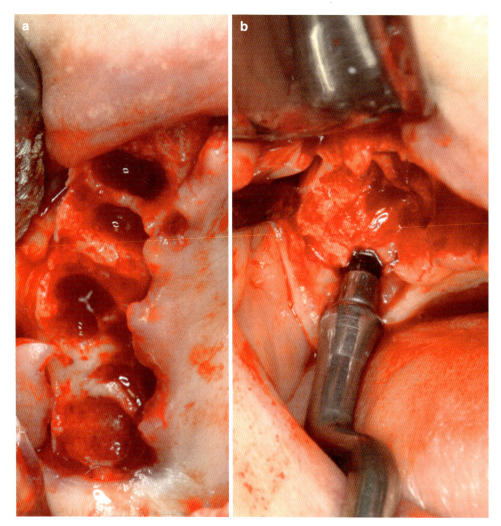

图11-9　手术过程：（a~c）余留牙拔除后，使用钻头和截骨刀将穿翼种植体植入上颌骨左右两侧。（d）在右侧上颌骨尖牙支柱区植入1颗种植体。（e~h）使用上颌窦外植入技术备洞并植入右侧穿颧种植体。（i，j）使用上颌窦外植入技术备洞并植入左侧穿颧种植体。（k）上颌窦外植入技术植入2颗穿颧种植体和上颌骨尖牙支柱区植入2颗种植体的口内照，前牙区种植体偏腭侧植入以保留足够厚度的颊侧骨壁。（l，m）带蒂结缔组织瓣包绕在种植体颈部，使种植体周围获得较厚的角化龈。（n）软组织瓣复位缝合。由于右侧上颌骨尖牙支柱区种植体初期稳定性较差，因此在鼻腭管处额外植入了1颗种植体以进行即刻负重。（o，p）放置临时钛基台并做咬合记录，送至技师处用于固定模型。（q~s）放置印模帽并夹板连接，开窗式取模。（t）技师制作临时修复体的细节。（u）临时修复体的口内和（v）口外照。（w）1周后拆线时的软组织形态。（x）术后全景片。利用穿颧种植体、左侧上颌骨尖牙支柱区种植体以及鼻腭管处种植体进行即刻负重，2颗穿翼种植体和右侧上颌骨尖牙支柱区种植体埋入式愈合（Phibo TSH®，Phibo Dental Solutions, Sentmenat, Barcelona, Spain）

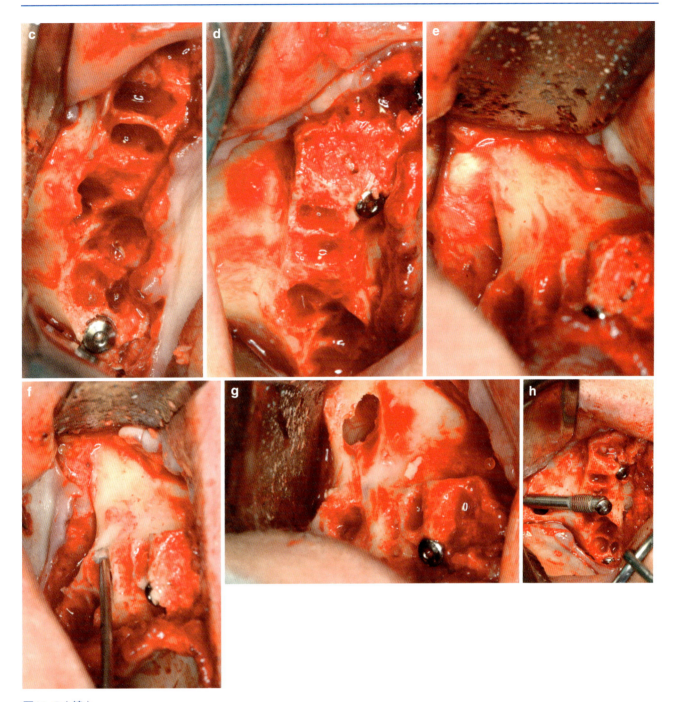

图11-9（续）

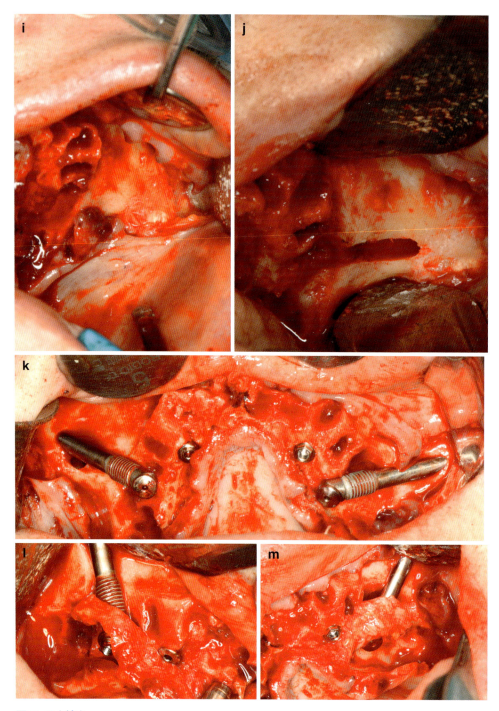

图11-9（续）

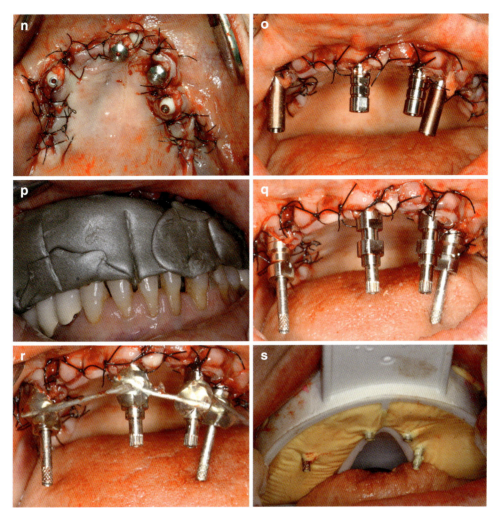

图11-9（续）

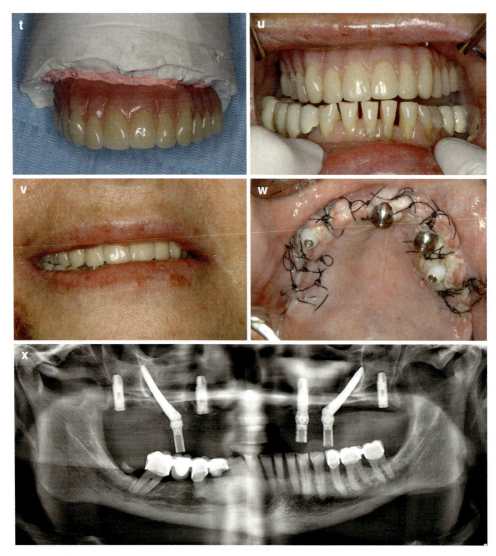

图11-9（续）

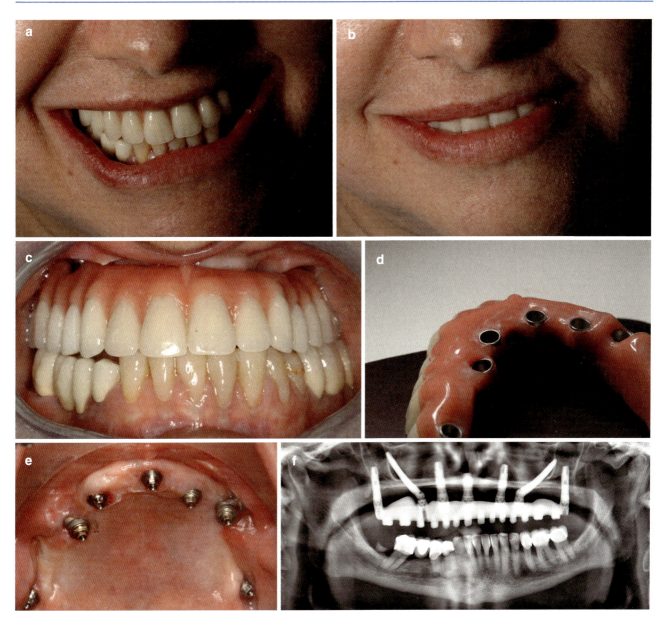

图11-10　（a，b）最终修复后的口外照。（c）最终修复后的口内照。（d）最终修复体的平滑组织面。（e）种植体周围的软组织形态。（f）最终修复体戴入后的全景片，见修复体在基台上完全就位（Phibo TSH®，Phibo Dental Solutions，Sentmenat，Barcelona，Spain）

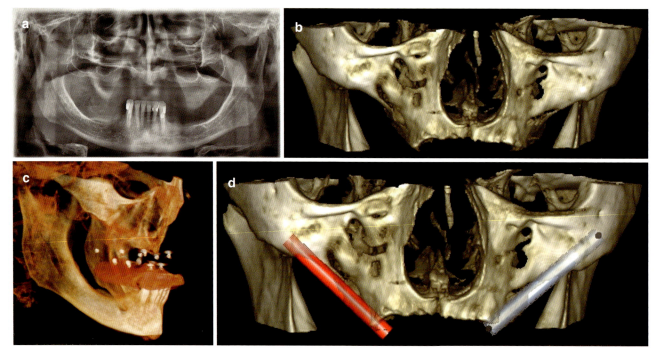

图11-11　患者初始情况：（a）术前全景片示上颌牙列缺失并伴有严重的上颌骨萎缩和上颌窦气化。（b、c）CBCT三维重建可清楚地显示上颌前牙区骨缺失。（d）计划为该患者植入2颗颧种植体以及2颗前牙区种植体，并进行即刻负重

牙区）获得可用骨量时，适用All-on-4混合方案。在这类病例中，All-on-4标准方案中的后牙区倾斜种植体无法使用，因为它们只能放置在尖牙区，这将大大缩短了修复体牙弓的长度。

在All-on-4混合方案中，使用锚定于颧骨内的穿颧种植体为修复体提供后牙区的支持，并在上颌前牙区放置常规种植体。由于使用了两种不同类型的种植体：锚定于前牙区的常规种植体，锚定于颧骨内的颧种植体；因而Migliorança等（2008）将该技术命名为混合技术。

对于All-on-4混合方案，可以根据患者的解剖条件进行组合：

- 1颗颧种植体，1颗后牙区常规倾斜种植体和2颗前牙区轴向种植体。
- 2颗颧种植体和2颗前牙区轴向种植体。
- 3颗颧种植体和1颗前牙区轴向种植体。

从生物力学角度来看，该方案和All-on-4标准方案十分相似，并不需要使用4颗以上的种植体来支持全牙弓修复。

即刻负重必须遵循上述All-on-4标准方案的概念，确保每颗种植体的初期稳定性至少需要达到35～40N·cm。

图11-1～图11-13展示了运用该方案进行种植修复的3个病例。

All-on-4穿颧种植方案或四方穿颧种植方案

All-on-4穿颧种植方案或四方穿颧种植方案指使用锚定在颧骨内的4颗穿颧种植体来支持上颌全牙弓修复。最初由Duarte等（2007）提出，该方案适用于仅存上颌骨基骨，即1、2、3区骨量均严重不足无法植入常规种植体的情况。当常规种植失败导致严重骨萎缩以及当骨移植术作为治疗首选失败时，该方案可作为最后的解决途径（Malevez

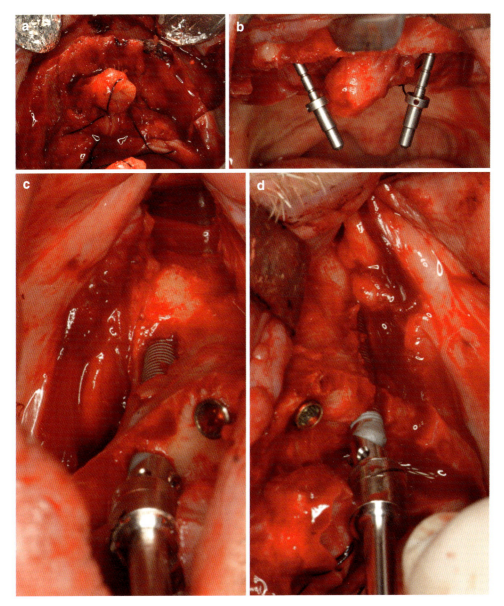

图11-12　手术过程和即刻负重：（a）翻全厚瓣。（b）在上颌骨尖牙支柱区进行2颗前牙区种植体窝洞的预备。观察预备角度以免伤及鼻腔并抵达上颌骨尖牙支柱。稍偏向腭侧预备以保证种植体（Nobel Parallel™, Nobel Biocare, Gothebörg, Sweden）颊侧留有较厚的骨壁。（c, d）植入颧种植体（Branemârk System™ Zygoma, Nobel Biocare, Gothebörg, Sweden）。（e）用钻头平整骨面。（f, g）放置4颗种植体的复合基台。（h）软组织瓣复位缝合。（i~k）放置并夹板连接临时钛基台。进行咬合记录确定垂直距离（VDO）后交付技师。（l~o）修复体基底直接用蜡在患者口内塑形以形成平整组织面。检查垂直距离和𬌗关系。（p, q）技师最终完成的树脂临时修复体。（r~u）戴入临时修复体后口内照。（v）术后全景片

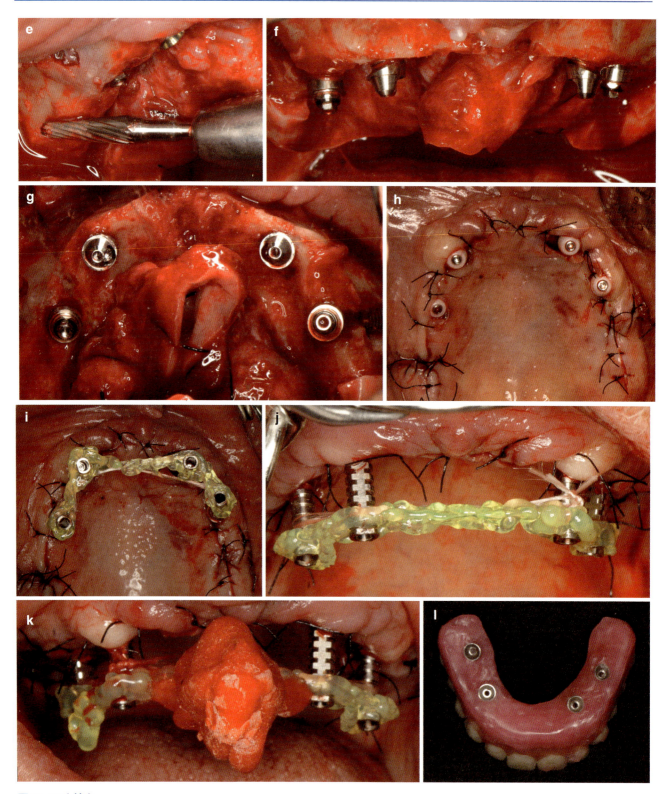

图11-12（续）

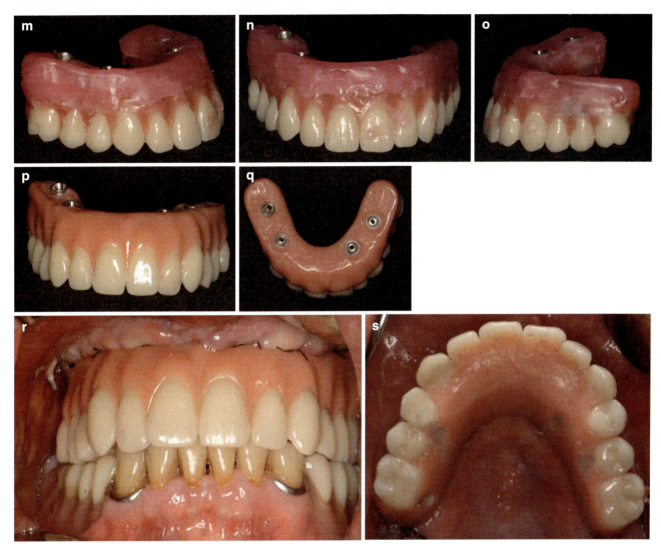

图11-12（续）

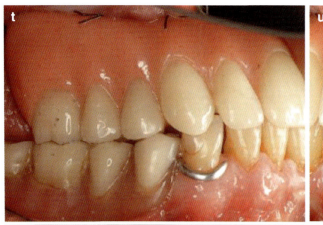
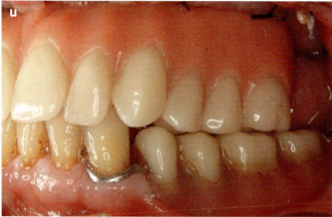

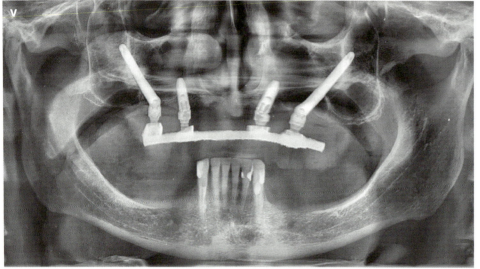

图11-12（续）

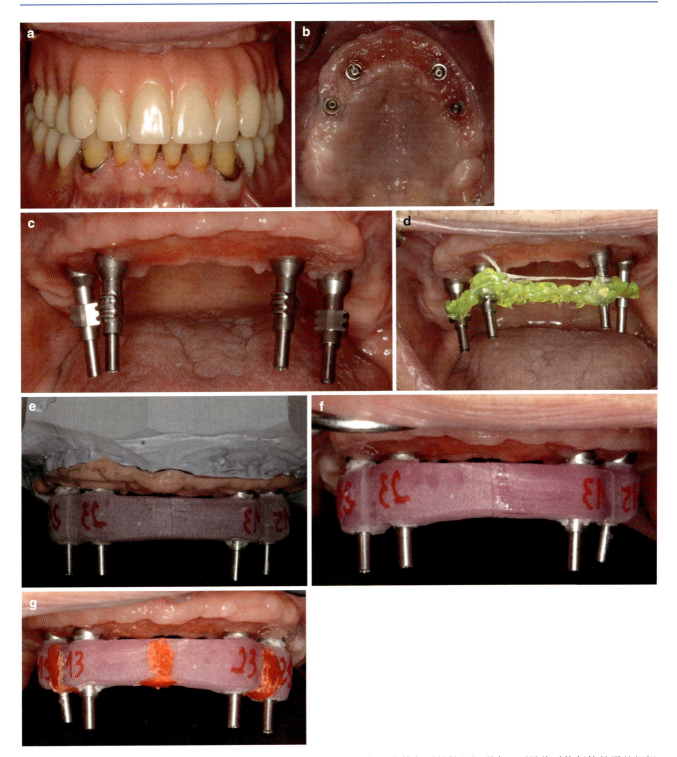

图**11-13** 最终修复：（a）临时修复后4个月。（b，c）4个月后进行最终修复时的软组织形态。可见临时修复体的平整组织面对种植体周围软组织产生的塑形作用，可避免食物嵌塞并改善患者的口腔卫生。（d）制取终印模之前先夹板连接印模帽。（e~g）技师提供用以验证的个性化转移杆，以确保未来金属支架的被动就位。印模帽用树脂进行夹板连接后，切割3次分为4段，再将印模帽螺丝固定于基台上，拍X线片验证就位情况。然后用树脂将切割的4段相连接，硬固后制取终印模。（h，i）金属支架的试戴。（j~l）最终的金属–树脂复合修复体细节及口内照。（m）戴入最终修复体后的全景片

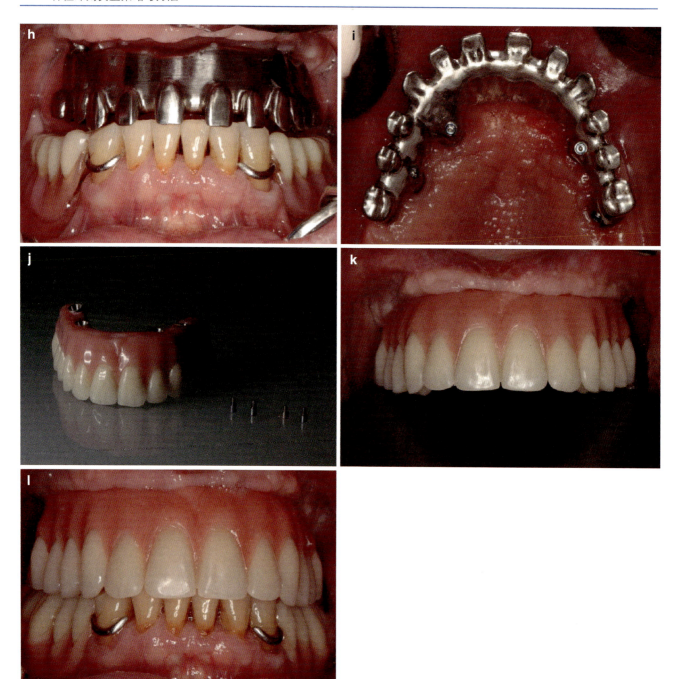

图11-13（续）

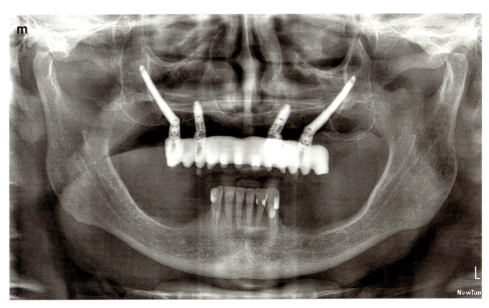

图11-13（续）

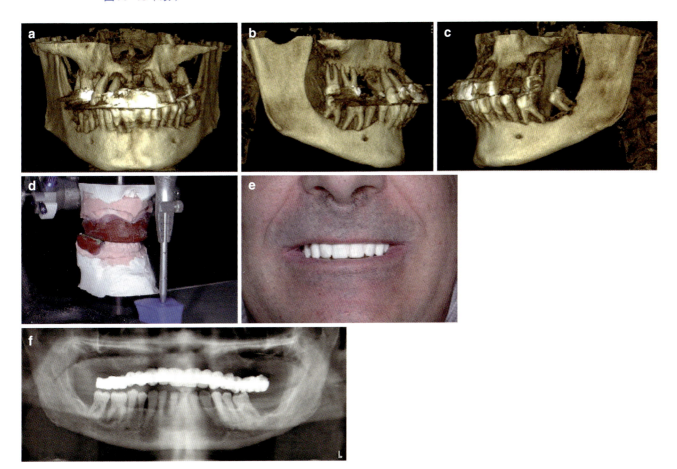

图11-14 （a~c）初始CBCT显示：上颌牙患有严重的牙周病，预后差。治疗方案包括拔除上颌所有余留牙并进行种植固定义齿修复。（d）拔除所有预后不良的患牙后，记录垂直距离，制作带有含钡人工牙的诊断模型，并可用作放射导板。（e）通过诊断模型检查牙齿的美学效果和𬌗关系，并评估软硬组织缺失的程度。（f）患者戴放射导板拍全景片以及CBCT

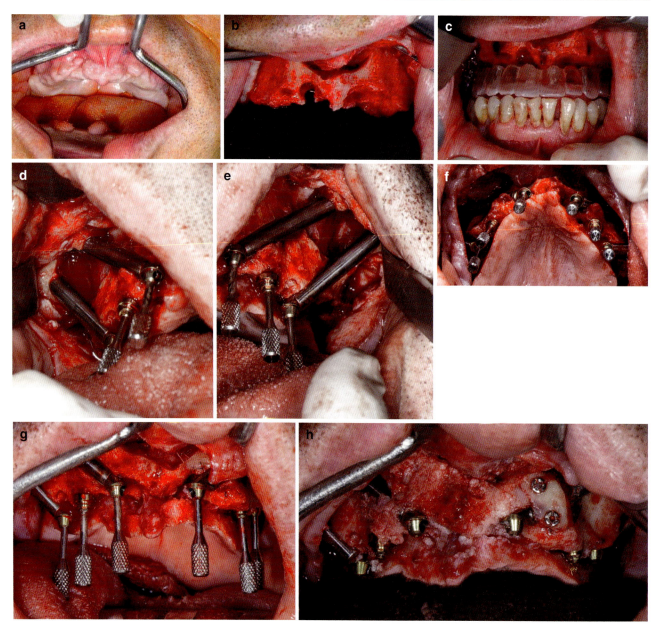

图11-15　手术过程：（a）拔牙2个月后的口内情况。（b）翻全厚瓣。（c）外科导板的细节。（d）在右上颌植入2颗颧种植体和1颗上颌骨尖牙支柱区种植体。颧种植体采用上颌窦外植入技术植入。（e）使用上颌窦外植入技术在左侧植入2颗颧种植体，再植入1颗上颌骨尖牙支柱区种植体（Galimplant® Dental Implant System, Sarria, Lugo, Spain）。（f）种植体植入后的殆面观。（g）4颗颧种植体和2颗上颌骨尖牙支柱区种植体的正面观。（h）用自体骨块和骨颗粒进行上颌前牙区的骨重建，以改善唇部支撑，并引导种植体颈部骨再生。（i~n）术后CBCT，可见上颌骨尖牙支柱区种植体从前牙区颧种植体（Noris Medical, Nesher, Israel）的腭侧穿过

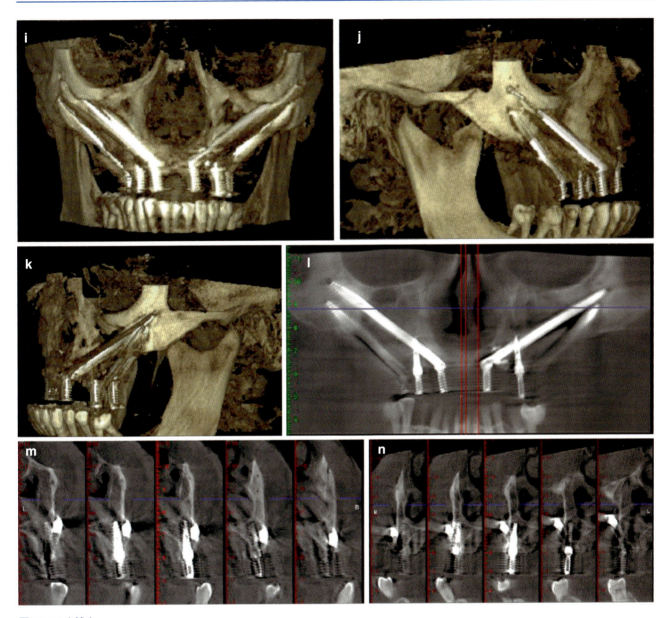

图11-15（续）

2012）。

植入方法与植入单颗颧种植体时相同，建议先植入前牙区种植体以避开眶下神经，然后再植入后牙区种植体。前牙区的颧种植体应对应于侧切牙水平，后牙区的颧种植体应对应于第二前磨牙水平。

如果穿颧种植体能达到足够的植入扭矩

（35~40N·cm），推荐进行即刻负重，这是因为4颗颧种植体可通过刚性修复体的夹板固定作用获得即刻稳定。修复方案遵循上述All-on-4标准方案（具体参阅第12章）和All-on-4混合方案。图11-14~图11-16展示了运用该方案进行种植修复的一个病例。

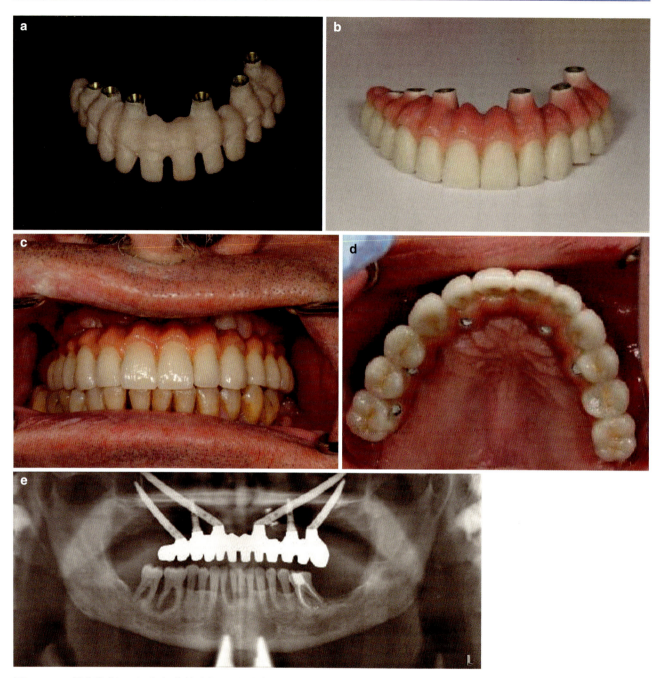

图11-16 最终修复:(a)氧化锆支架。(b)氧化锆全瓷最终修复体。(c,d)戴入最终修复体后的正面观和殆面观。(e)最终修复后的全景片

第12章 All-on-4即刻负重
Immediate Loading in All-on-Four

Miguel Peñarrocha-Diago, Javier Aizcorbe-Vicente,
Vicente Ruz-Domínguez, David Soto-Peñaloza,
David Peñarrocha-Oltra

关键信息

- All-on-4治疗概念对牙列缺失或牙列缺损的患者来说是一种可预期的选择，其种植体的10年存留率达到93.8% ~ 100%。
- 在上颌骨，为了优化种植体前后分布并减少悬臂长度，上颌前牙区和前磨牙区均需要有足够的骨量。
- 在下颌骨，当颏孔远端骨量不足时，All-on-4是首选的治疗方法。
- 这种方法避免了大量植骨并减少了可能的并发症，通过即刻负重技术使治疗成本和总时间显著减少。

引言

牙齿脱落会导致牙槽骨逐渐吸收，引起骨骼和肌肉的关系以及面部形态的改变（Sutton et al. 2004）。虽然这种吸收大部分发生在牙齿脱落后的第一年，但它会持续终生，常常会导致严重的骨高度和骨宽度的不足（Rossetti et al. 2010）。上颌骨严重萎缩（Cawood & Howell Ⅴ类和Ⅵ类骨）将产生一系列问题，如口周组织支持减少、不能佩戴全口义齿、咀嚼习惯和语音改变、由于可用骨量不足

增加了种植难度（Cawood and Howell 1988）。

目前已提出许多应用于这类患者治疗的外科技术，包括骨移植技术［即引导骨再生（Urban et al. 2017）、上颌窦底提升（Wallace and Froum 2003; Pjetursson et al. 2008）、Onlay自体骨块移植（Sbordone et al. 2009; Aloy-Prósper et al. 2015）、Inlay自体骨移植（Nyström et al. 2009）］，牵张成骨术（Jensen et al. 2011），牙槽嵴扩张技术［即骨劈开术（Jensen et al. 2009）］，特殊种植体的应用［即短种植体（<6mm）或窄径种植体（<3mm）（Felice et al. 2011）］，以及种植体植入方式的改良，利用剩余骨量或解剖支柱以避免骨移植［即穿颧种植（Brånemark et al. 2004; Araújo et al. 2017）、穿翼种植（Candel et al. 2012）、上颌结节种植（Lopes et al. 2015）、倾斜种植（Testori et al. 2017）、腭侧种植（Peñarrocha et al. 2009; Penarrocha-Oltra et al. 2013）以及鼻腭管种植（Peñarrocha et al. 2014）］。

为了在萎缩性上颌骨中种植而进行植骨会带来更频繁的并发症和更高的失败率，尤其是有口外供区时（Nkenke and Neukam 2014）。患者有时会因为经济成本的增加和治疗时间的延长而不愿接受治疗。此外，口外供区移植骨（如髂骨）的骨吸收是无法预测的，几乎整个移植骨都会发生骨吸收，尤其在上颌无牙颌中（Sbordone et al. 2012）。使用短而细的种植体植入萎缩性上颌骨是一种很有前景的替代方法，但这种方法尚缺乏试验和至少5年的随访，建议谨慎选择（Esposito et al. 2015）。

M. Peñarrocha-Diago · J. Aizcorbe-Vicente · D. Soto-Peñaloza
D. Peñarrocha-Oltra (✉)
Oral Surgery Unit, Department of Stomatology, Faculty
of Medicine and Dentistry, University of Valencia, Valencia, Spain
e-mail: miguel.penarrocha@uv.es; d.penarrocha@uv.es

V. Ruz-Domínguez
Private Clinical Practice, Clínica Drs. Ruz., Montilla, Cordoba,
Spain

充分利用解剖支柱和剩余骨量使得全牙弓种植固定义齿修复萎缩性上颌骨成为一种可预期的方法，已有不少文献支持（Alzoubi et al. 2017a; Busenlechner et al. 2016a, b; Candel-Marti et al. 2015a; Fortin 2017; Maló et al. 2005; Peñarrocha et al. 2012）。该方法降低了植骨相关并发症和失败率，减少了治疗成本和时间，总体上具有较高的患者满意度（Candel-Marti et al. 2015b; Alzoubi et al. 2017b）。

萎缩性颌骨即刻负重的理论基础

缩短治疗时间是现代种植学追求的目标。患者期望缩短种植体植入和安装义齿之间的时间，尽快恢复功能和美观（De Bruyn et al. 2014）。此外，患者难以适应活动义齿，尤其是老年人，因而对固定义齿的需求也在不断增加（Allen and McMillan 2003）。因此，应尽可能实现即刻负重义齿修复，特别是无牙颌患者，他们更难适应传统义齿，即刻负重对恢复他们的咀嚼功能和社会生活是非常重要的（Muller et al. 2007）。

All-on-4治疗理念

All-on-4治疗理念是最大限度地利用萎缩颌骨的剩余骨量，即刻恢复功能，并避免使用增加治疗成本和失败率的骨增量手术以减少相关并发症（Soto-Peñaloza et al. 2017）。

All-on-4治疗理念中的生物力学

All-on-4方案是在无牙颌上植入4颗种植体来支持即刻负重临时固定义齿。前牙区2颗种植体为轴向放置，而后牙区2颗种植体向远中倾斜放置，以最大限度地减小悬臂长度，最大可负重12颗义齿，从而提高咀嚼效率（Maló et al. 2003a, b）（图12-1）。

一些临床研究表明，倾斜种植体是一种可行的治疗方法（Krekmanov 2000; Krekmanov et al.

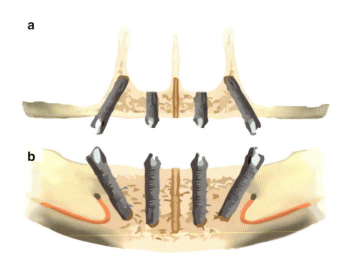

图12-1　All-on-4治疗概念示意图。远中种植体倾斜以避开（a）上颌窦、（b）颏孔和下牙槽神经回襟。该技术避免使用骨重建手术并增加了种植体的前后间距（A-P）

2000; Aparicio et al. 2001; Fortin et al. 2002; Maló et al. 2003a, 2005; Calandriello and Tomatis 2005; Capelli et al. 2007; Agliardi et al. 2008, 2009；Peñarrocha et al. 2010）。这项技术在手术和修复方面有诸多优点，如植入长种植体以提升骨支持、减少植骨需求、避免过长悬臂、增加前后基台间距以改善负荷分布。此外，倾斜种植体和轴向种植体的边缘骨吸收程度没有显著差异，这表明倾斜种植体不会对骨结合过程产生不利影响（Krekmanov 2000; Aparicio et al. 2001; Capelli et al. 2007; Koutouzis and Wennström 2007; Agliardi et al. 2009）。报道显示，All-on-4方案具有较高的患者满意度（Capelli et al. 2007; Testori et al. 2008; Agliardi et al. 2009）。

1995年，Brånemark等首先主张在无牙颌患者的治疗中减少种植体数量（Brånemark et al. 1995）。这项10年长期随访研究指出，在上下颌使用4颗种植体是足够的，并建议避免使用骨增量手术（如上颌窦底提升术）来增加种植体数量。其生物力学基本原理是，当力作用于修复体远中部分时，90%的力被远中种植体吸收，余下的10%被前面2颗种植体吸收。其余种植体实际上并不受力（Rangert et al. 1989）。从生物力学角度来看，当4颗或6颗种植体分布于相同长度牙弓时，植入6颗种植体并无明

显益处，因为在这种情况下，前后种植体所受力的大小与中间的种植体几乎没有关系（图12-2）。此

外，倾斜的后牙区种植体更具优势，例如悬臂长度的减少和更优化的种植体分布（Brunski 2014）。

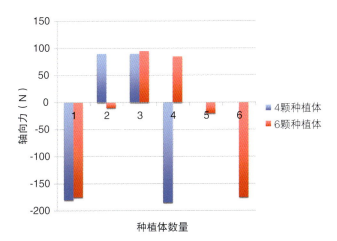

图12-2　相同牙弓4颗或6颗种植体轴向力的分布。中间的种植体（前后种植体之间）实际上不受力。同一牙弓分布情况下，无论种植体数量如何，最前端和最后端的种植体受力最大

All-on-4治疗理念中的预后

在萎缩性颌骨中施行全牙弓种植修复治疗时，一般认为4颗种植体足以支持即刻负重以及最终修复体（Peñarrocha-Diago et al. 2017）。All-on-4即刻负重种植体具有较高的中长期存留率（表12-1）。因骨移植手术会增加失败率和治疗费用，所以All-on-4治疗理念为不愿植骨的患者提供了一种可预期的修复方案。近期一项对11743颗种植体进行系统评估的研究结果表明，超过24个月的种植体存留率为99.8%（Soto-Peñaloza et al. 2017）。本章中，我们回顾了相关文献，基于11627颗种植体样本，发

表12-1　All-on-4即刻负重时种植体存留率及修复并发症

作者/年份	位置	患者（名）	种植体（颗）	随访（月）	存留率(%)	修复并发症
Capelli et al. (2007)	上下颌	65	342	36	97.6	未报告
Francetti et al. (2008)	下颌	68	248	60	100	义齿折裂 7/68
Agliardi et al. (2010)	上下颌	173	692	60	98	义齿折裂24/173
Butura et al. (2011)	下颌	219	857	36	99.6	无
Maló et al. (2011)	上下颌	245	980	120	93.8	螺丝松动 12/245 人工牙磨损 1/245
Cavalli et al. (2012)	上颌	34	136	12～73	100	临时义齿人工牙折裂 20.6% 最终义齿人工牙折裂 17.7%
Crespi et al. (2012)	上下颌	36	176	36	98.2	无
Francetti et al. (2012)	上下颌	47	196	60	100	无
Maló et al. (2012)	上颌	242	968	60	98	机械和修复部件折裂或松动
Babbush et al. (2013)	上下颌	未报告	227	36	98.7	未报告
Di et al. (2013)	上下颌	69	344	12～56	96.2	将固定义齿改为覆盖义齿 3/69
Balshi et al. (2014)	上下颌	152	800	60	97.5	未报告
Browaeys et al. (2015)	上下颌	20	80	36	100	无
Lopes et al. (2015)	上下颌	23	92	60	96.6	义齿折裂 7/23 螺丝松动 2/23
Maló et al. (2015a)	上颌	43	172	72	95.7	义齿折裂 7/43 螺丝松动 6/43
Maló et al. (2015b)	下颌	324	1296	84	95.4	—
Maló et al. (2015c)	上下颌	110	440	60	95.5	—
Babbush et al. (2016)	上下颌	169	856	36	99.8	无
Sannino and Barlattani (2016)	下颌	85	340	36	98.5	无
Tallarico et al. (2016a)	上下颌	56	224	84	98.2	—
Tallarico et al. (2016b)	上颌	20	80	60	98.6	螺丝松动 2/20
Niedermaier et al. (2017)	上下颌	未报告	2081	84	97	未报告

现上下颌种植体的10年存留率为93.8%～100%。下颌种植体7年存留率为95.4%～100%，上颌种植体6年的存留率为95.7%～100%。最常见的机械并发症是义齿或饰面材料折裂，其次是螺丝松动。Di等（2013）报道，在69例无牙颌病例中，有3例在单颗或多颗种植体失败后将种植固定义齿更换为种植覆盖义齿。

All-on-4临床流程

病例1（图12-3～图12-6）、病例2（图12-7～图12-11）、病例3（图12-12～图12-16）、病例4（图12-17～图12-20）展示了All-on-4的临床流程。

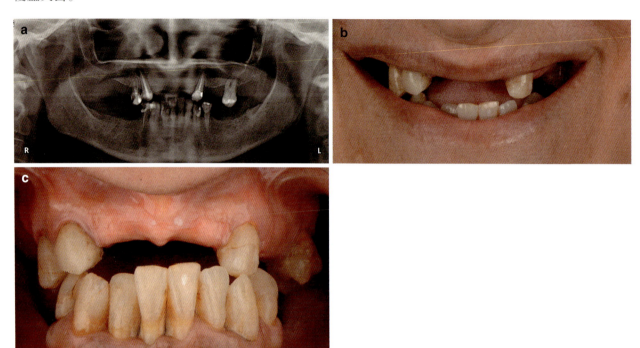

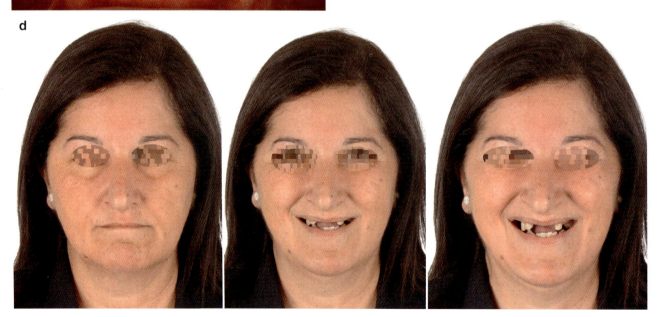

图12-3　（a）初始全景片显示：患者有严重的牙周病，多颗牙脱落，上颌1区（磨牙区）骨量不足。计划进行上下颌All-on-4种植修复治疗。（b）患者微笑照。除了上颌左侧区域以外，过渡线被嘴唇遮挡。需要在该区域行骨切除术以隐藏过渡线。（c）多颗牙脱落及严重牙周病的口内照。患者希望改善美观问题。（d）患者的动态微笑照。（e）数字化微笑设计，模拟新的牙齿位置和大小

e

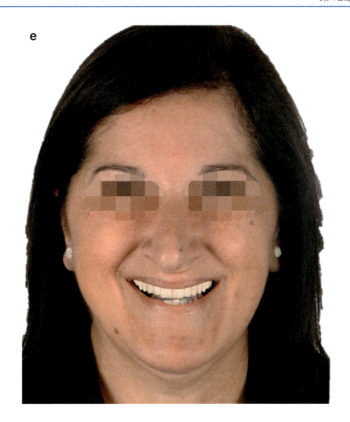

图12-3（续）

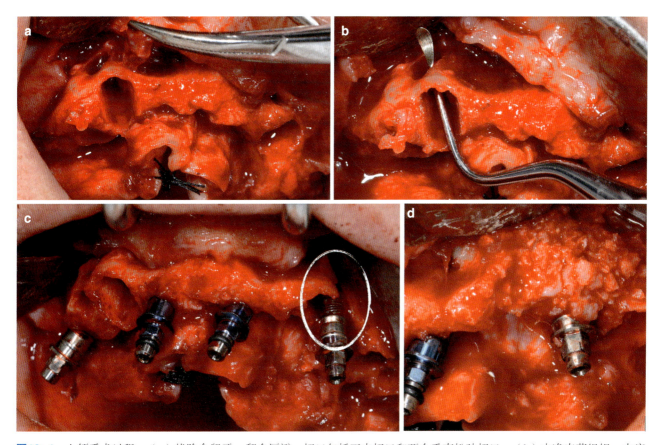

图12-4 上颌手术过程：（a）拔除余留牙、翻全厚瓣。切口包括正中切口和两个垂直松弛切口。（b）去净肉芽组织。本病例在切除右上尖牙根尖周病变后发现骨缺损。（c）上颌植入4颗种植体（Intraoss®, Implantes Odontológicos, São Paulo, Brasil）。左侧远端种植体处出现骨开裂。所有种植体均略偏腭侧植入。（d）在种植体周围缝隙处进行自体骨移植。（e）自体骨上覆盖胶原膜。（f）放置愈合帽，软组织瓣复位缝合。（g）缝合后安放4个印模帽，由技师制作临时义齿

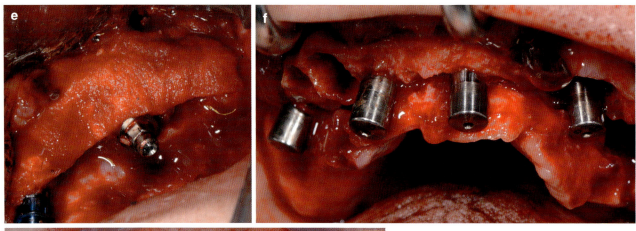

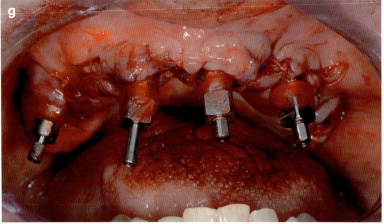

图12-4（续）

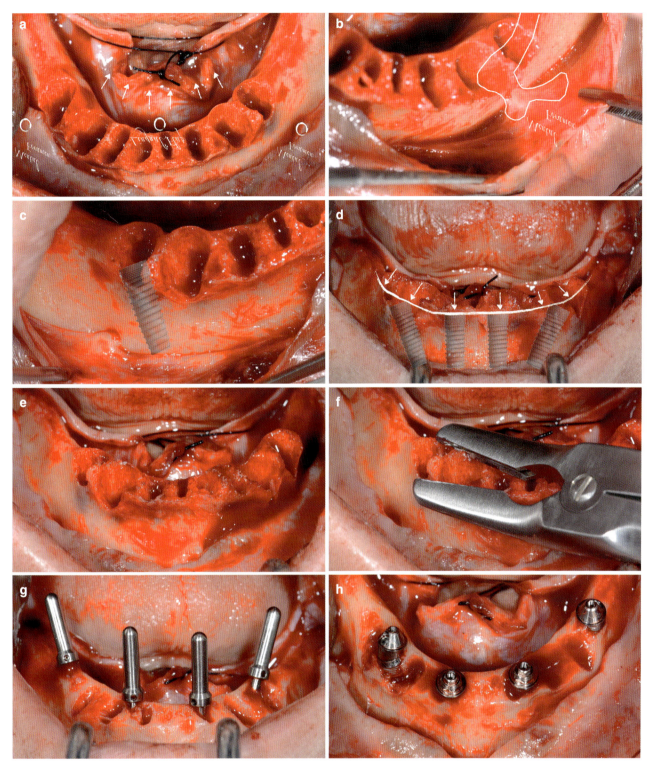

图12-5 下颌手术过程：（a）拔牙后翻全厚瓣。（b）在下颌骨中，为了避免损伤颏孔并确定远中种植体的正确位置，颏孔的定位是非常重要的。该解剖标志代表种植体植入的远中界限。（c）示意图显示了远中种植体相对于颏孔的位置。倾斜的远中种植体可以避免损伤神经并减少义齿悬臂的长度。（d）模拟放置下颌4颗种植体。（e）修整牙槽嵴，使其表面平整，尤其是拔牙病例。（f）使用Gubia钳行骨修整术。（g）下颌4颗种植体的位置。2颗前牙区轴向种植体和2颗后牙区倾斜种植体（Intraoss®, Implantes Odontológicos, São Paulo, Brasil）。（h）放置复合基台。前牙区为直基台，后牙区2颗为角度基台。基台的高度取决于黏膜的厚度。（i）软组织瓣复位缝合。（j）术后全景片示上下颌各植入4颗种植体

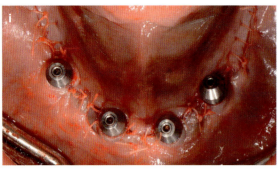
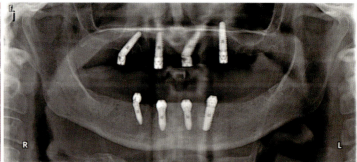

图12-5（续）

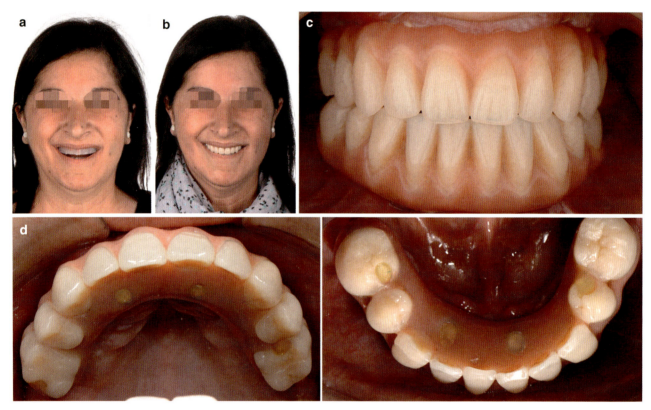

图12-6 临时义齿修复：（a）根据咬蜡确定垂直距离（VDO）、笑线和颌位关系。（b）戴入临时义齿后口外照。（c）临时义齿咬合时的口内照。（d）临时义齿𬌗面观。（e）戴入临时义齿后全景片。义齿采用金属杆做夹板固定。（f）4个月时种植体周围黏膜的正面观，可见修复体平滑基底面对黏膜的塑形。（g）4个月时上颌种植体周围黏膜的𬌗面观。（h）4个月时下颌种植体周围黏膜的𬌗面观

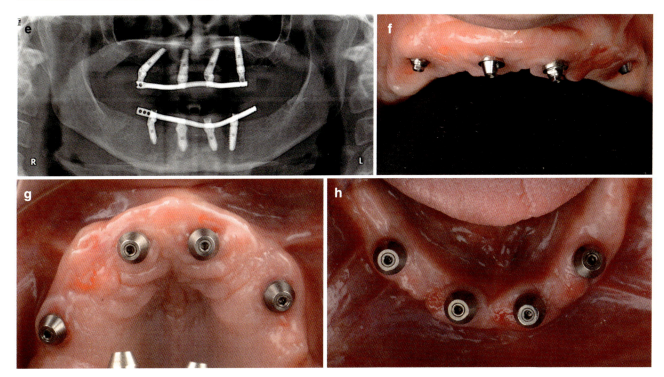

图12-6（续）

麻醉

使用含1∶100000肾上腺素的盐酸阿替卡因在颊侧（或唇侧）和舌侧（或腭侧）行局部浸润麻醉。

对于有余留牙的患者，先进行拔牙。

切口

用15或15C的刀片，由一侧第一磨牙区至对侧第一磨牙区做切口。垂直切口位于第一磨牙水平。在角化龈较少的情况下，切口可略偏腭侧（或舌侧）以增加颊侧组织。对于角化龈少或没有角化龈的病例，尤其是下颌，在最终修复之前，必须先行结缔组织移植或游离牙龈移植，以确保患者的舒适度，并利于口腔卫生维护。

翻瓣

翻开黏骨膜瓣暴露牙槽骨。在下颌，因为舌侧瓣不是紧密附着在颌骨上，所以较易翻开；同理，上颌更易从颊侧翻开。

翻瓣的主要目的是定位下颌骨颏孔和上颌窦前壁，因为这是All-on-4远中种植体的后牙区解剖界限。术前CBCT分析可以为此提供一些解剖学上的参考。

解剖界限的讨论

确定下颌神经管的走行，判断下牙槽神经在穿出颏孔前是否有近中回祥非常重要，因此仔细研究CBCT是非常有用的。如不能通过影像学评估来确定下牙槽神经的走行，我们将不得不使用牙周探针来探查颏孔，以评估回祥的延伸和走向。我们将这一延伸走向投射到下颌骨壁外侧，用以确定后牙区种植体的植入位置和角度。一般来说，为了安全起见，种植体必须距离颏孔或下牙槽神经回祥2~3mm。

在上颌，后牙区种植体的位置是由上颌窦前壁的位置决定的。同样，全景片或CBCT可以提供参考。如有疑问，有必要在上颌窦外侧开一个小窗口，用牙周探针探查上颌窦前壁，将测量结果投射到骨壁外侧以确定后牙区种植体的界限。

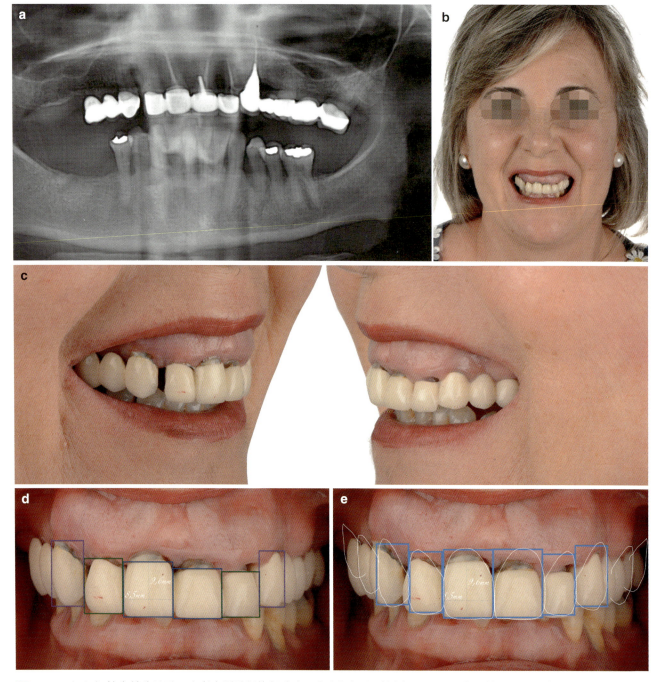

图12-7 （a）初始全景片显示：患者多颗牙行修复治疗，存在根折和牙周病。（b）患者口外照。患者存在露龈笑问题，要求改善美观。（c）患者露龈笑左右侧观。这类病例对外科医生的技术要求很高，因为必须将过渡线隐藏在唇线上方。（d）不正确的前牙比例。（e）数字化微笑设计，模拟未来前牙的正确比例和布局

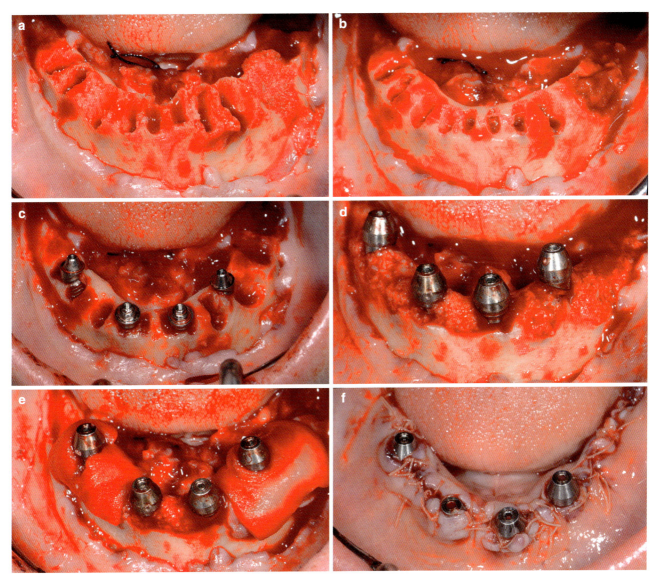

图12-8 下颌手术过程：（a）拔牙后翻全厚瓣。（b）修整牙槽嵴，使其表面平整。（c）植入4颗种植体：两颗前牙区轴向种植体和两颗后牙区倾斜种植体（Intraoss®, Implantes Odontológicos, São Paulo, Brasil）。（d）自体骨移植，用以覆盖种植体周围缝隙并填充拔牙窝。（e）自体骨上覆盖胶原膜。（f）软组织瓣复位缝合

骨修整

确定后牙区界限后，接下来应平整牙槽嵴以便于放置种植体。对于拔牙患者，应仔细清创，去净肉芽组织。牙槽嵴修整可以使用手用工具（如Gubia钳或刮匙）、涡轮机钻头或超声骨刀，以获得一个5～6mm宽的平整骨面。当牙槽嵴狭窄或为刀状牙槽嵴时，可以降低牙槽嵴增宽骨面，避免骨增量手术并有利于修复体的清洁。

如有必要，在种植手术之前也会修整上颌骨，以获得宽阔平整的骨面。然而，骨面不宜过宽，否则种植体可能会偏腭侧植入。

然而，在上颌修复中，上唇笑线能否隐藏修复体的过渡线对于最终美学效果非常关键。因此，在上颌病例的术前评估中，须特别注意患者是否存在露龈笑的情况。

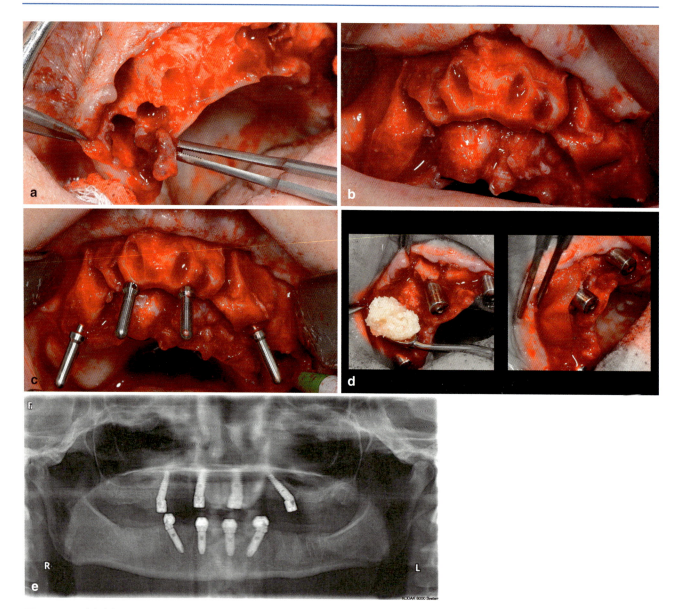

图12-9 上颌手术过程：（a）拔牙后翻全厚瓣，去净肉芽组织。（b）修整牙槽嵴。（c）预备种植窝洞后使用平行杆确认种植体的植入角度。所有种植体（Intraoss®, Implantes Odontológicos, São Paulo, Brasil）均偏腭侧植入，使种植体周围保留较厚的颊侧皮质骨。（d）在种植体周围缝隙处植入骨替代材料并覆盖胶原膜。（e）术后全景片示上下颌骨各植入4颗种植体

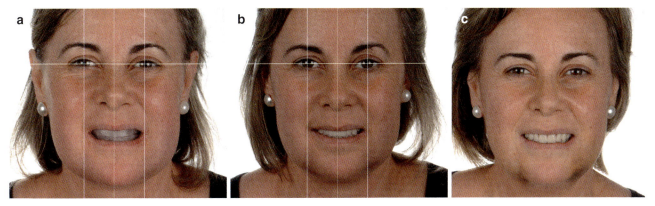

图12-10 即刻负重修复流程：（a）根据咬蜡确定垂直距离（VDO）、笑线和颌位关系。（b）试牙评估咬合关系和美学效果。（c）术后24小时戴入临时义齿的口外照

在这些病例中，我们会测量患者暴露的牙龈高度，之后在骨修整时将考虑患者露出的牙龈高度，并额外增加5mm，以确保最终的美学效果。

种植体植入

下一步是预备种植窝洞并植入种植体，建议从后牙区种植体开始。文献支持使用常规直径的种植体（最小直径3.5~4mm，长度10mm）以提供足够的机械强度，防止种植部件断裂，并达到即刻负重所需的种植体初期稳定性。建议最小植入扭矩为35~40N·cm。根据骨质不同，可采用种植窝洞级差预备、双皮质固位、骨挤压、不攻丝或自攻性更强的种植体等策略。

后牙区种植体的近远中倾斜角度为30°~45°，可增加牙弓长度并减少远端悬臂。根据患者的解剖结构（颏孔和上颌窦），后牙区种植体位于第一、第二前磨牙或第一磨牙位置。如果上颌窦广泛气化，后牙区种植体必然位于尖牙区，则需改变治疗方案，采用穿颧种植以获得足够的牙弓长度。

前牙区种植体在上下颌侧切牙位置平行植入。下颌植入种植体时必须遵循牙槽嵴方向。有时种植体向后方倾斜，需要使用角度基台。如上颌骨宽度不足，建议偏腭侧植入。

种植体植入后，如初期稳定性良好，则将角度基台（17°或30°；取决于种植体最终的角度）连接到后牙区种植体上，将标准直基台连接到前牙区种植体上，按照厂商建议扭矩拧紧螺丝。最后将软组织瓣复位缝合。

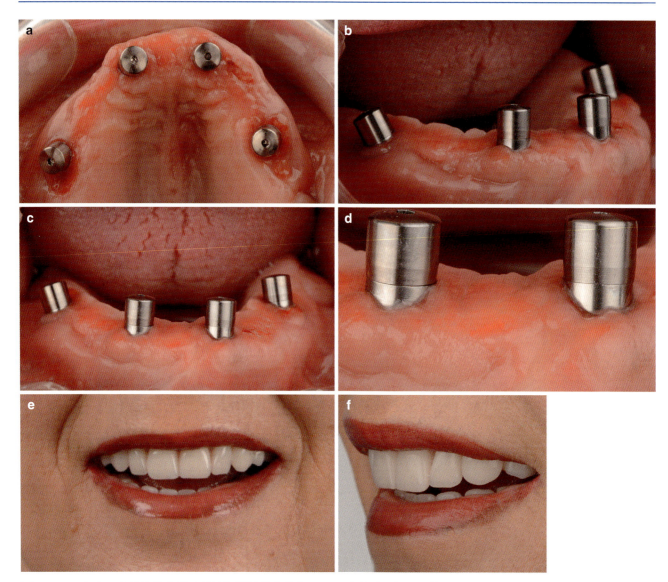

图12-11 （a）4个月取终印模时种植体周围黏膜的殆面观；4个月时下颌种植体周围黏膜的（b）侧面观和（c）正面观。（d）轴向种植体周围黏膜的细节；最终修复后（e）正面观和（f）侧面观

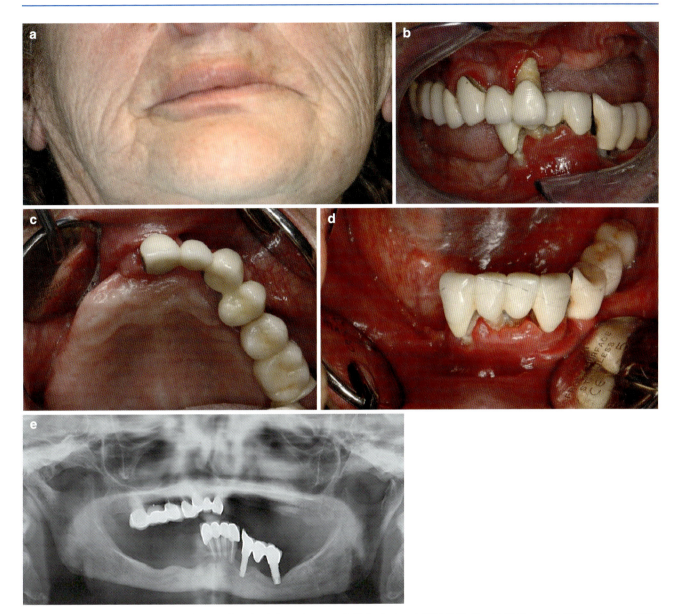

图12-12 （a）患者口外照，患者的垂直距离减小。（b）口内检查显示：多颗牙齿脱落、牙龈炎症、骨萎缩。（c）上颌殆面观。（d）下颌殆面观。（e）初始全景片示严重牙周病和种植体周围炎。（f）患者CBCT冠状切面显示：上下颌骨后牙区骨高度不足。（g）上颌CBCT水平切面显示：上颌前牙区有较大骨缺损，与上颌中切牙根尖周病有关；计划在（h）上颌和（i）下颌行All-on-4治疗方案

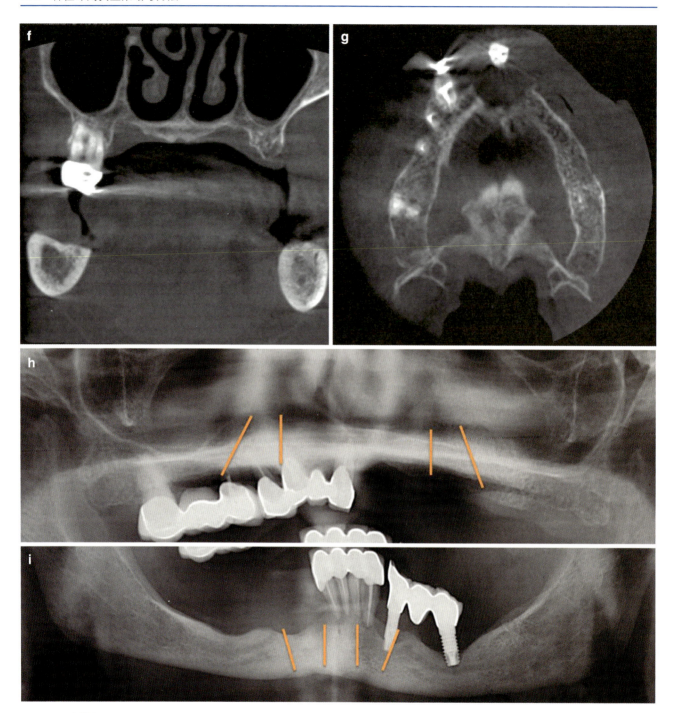

图12-12（续）

修复过程

软组织瓣复位缝合之后，有几种即刻负重方案可供选择。具体方案参阅第10章。

第一种方案是技工室技术（或间接法）。将种植模型和颌位记录交付技工室，技师将在1～2天内制作好无悬臂的丙烯酸树脂临时义齿。患者口内一直安装愈合基台直至临时义齿制作完成。

第二种方案是椅旁技术（或直接法），其中包括对患者全口义齿的调改试验。放置临时钛基台，在全口义齿上开孔以露出基台。调磨临时基台至合适的高度，将义齿准确就位于口内。然后用丙烯酸

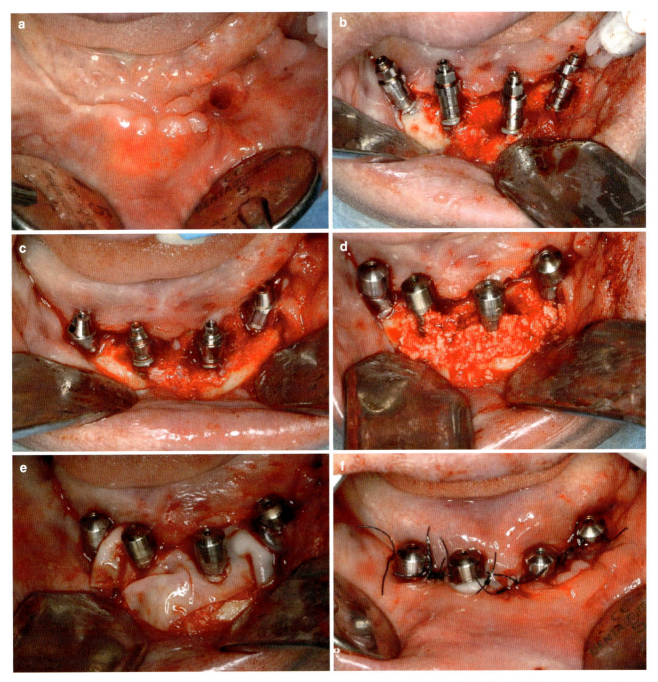

图12-13 下颌手术过程：（a）拔除余留牙并取出失败种植体后的初始情况。（b）翻瓣并修整牙槽嵴后，植入4颗种植体（TSH®, Phibo Dental Solutions, Sentmenat, Barcelona, Spain）。（c）放置复合基台以校正种植体之间的角度偏差。（d）种植体周围缝隙处植入自体骨。（e）在自体骨上覆盖A-PRF膜（A-PRF™, Process for PRF, Nice, France）。（f）软组织瓣复位缝合

树脂将基台固定在义齿上。待树脂硬固后，取出临时义齿，调磨远中和颊侧的多余树脂并抛光。

无论采用哪种技术，平滑突起的义齿基底更有利于口腔卫生维护。

在这两种情况下，修复体的被动就位是必须的，建议拍全景片来评估就位情况。然后检查咬合，使正中𬌗关系时的咬合接触均匀。按照厂商建议，螺丝加力至约15N·cm。

术后护理

告知患者术后注意事项并进行药物治疗，包括

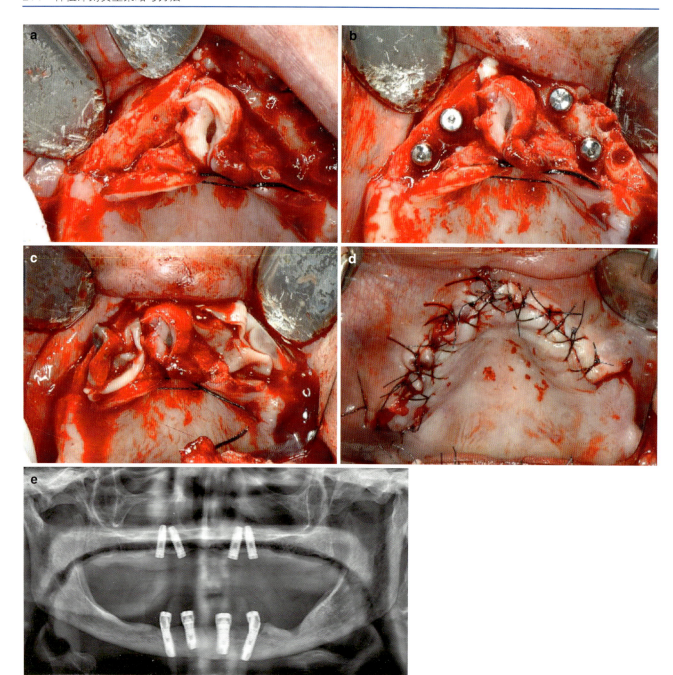

图12-14 上颌手术过程：（a）翻瓣后上颌前牙区可见一较大骨缺损。（b）4颗种植体（TSH®, Phibo Dental Solutions, Sentmenat, Barcelona, Spain）偏腭侧植入，避开骨缺损部位并保留较厚的颊侧骨壁。（c）在种植体周围缝隙处植入自体骨并覆盖A-PRF膜（A-PRF™, Process for PRF, Nice, France）。（d）由于种植体初期稳定性较差，因此种植体采用埋入式愈合并延期负重。（e）术后全景片

抗生素（阿莫西林500mg，每8小时服用1片，服用7天，或过敏情况下服用克林霉素300mg）、止痛药（布洛芬600mg，每8小时服用1片，服用3天）以及0.2%氯己定漱口水（2~3次/天）。药物治疗1周后，拆除缝线，并指导患者维护口腔卫生，包括使用牙间刷、冲牙器以及任何能够帮助患者清洁义齿基底下方空隙的工具。在2~3个月的骨结合期内，患者必须遵医嘱进软食。

3~6个月之后，开始进行最终修复体的制作。

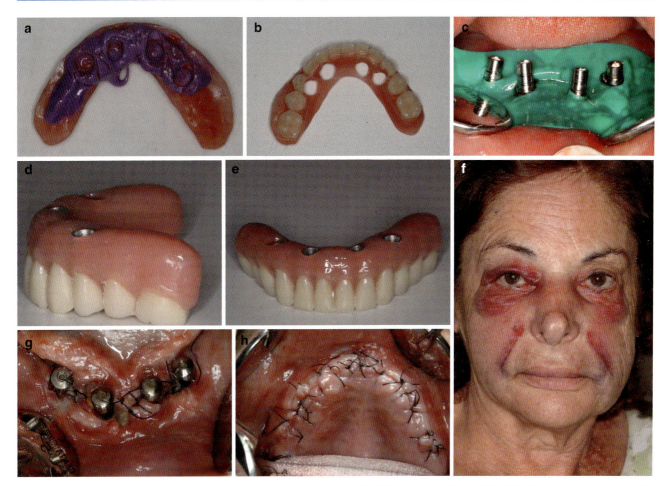

图12-15 （a）术后使用印模材料在患者的预成树脂义齿上确定愈合帽位置。（b）然后根据种植体位置在义齿上开孔，并检查义齿就位。（c）在临时基台周围放置橡皮障，用粉红色自凝树脂将义齿固定在临时基台上。（d，e）用树脂填充临时基台周围所有空隙并抛光。平滑突起的义齿基底有利于改善患者的口腔卫生，并避免食物滞留。（f）术后1周患者的口外情况。（g，h）术后1周拆线时口内的软组织情况

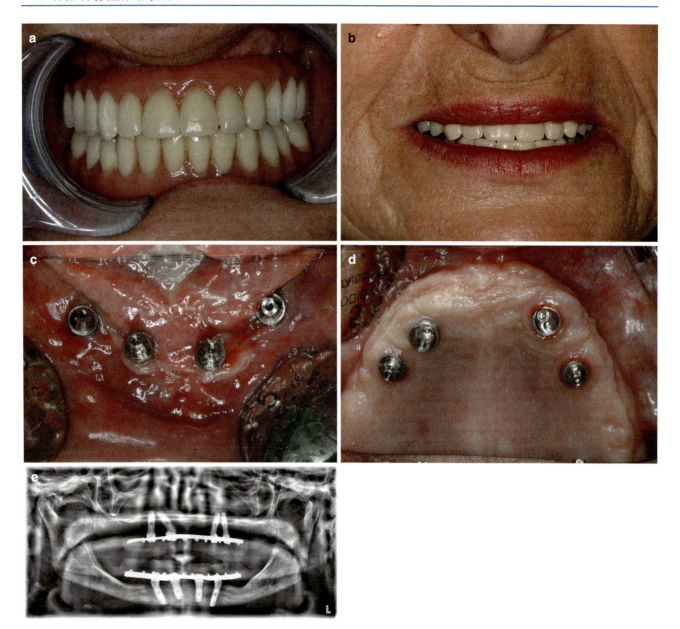

图12-16　4个月最终修复后的（a）口内和（b）口外照；4个月后（c）下颌和（d）上颌种植体周围黏膜的𬌗面观。（e）4个月后戴入最终修复体的全景片

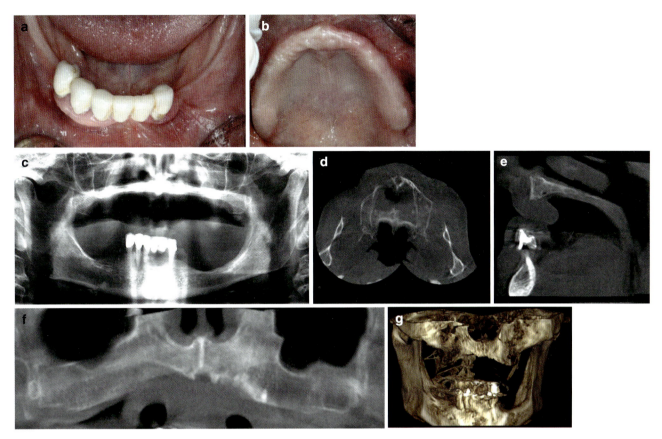

图12-17 患者初始口内情况：（a）下颌和（b）上颌。（c）初始全景片显示：下颌牙的牙周病及根尖周病变。（d~f）患者CBCT的水平切面、矢状切面和正面观。患者为Cawood & Howell V类骨。（g）CBCT三维重建示上颌牙槽嵴狭窄

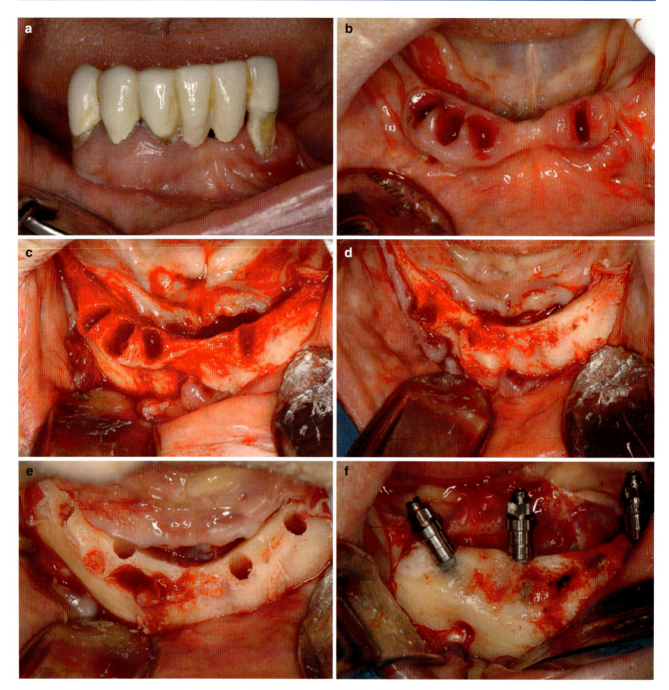

图12-18 下颌手术过程：（a）术前情况。（b）拔牙。（c）翻瓣，定位颏孔。（d）修整牙槽嵴。（e）预备种植窝洞。（f）植入种植体（TSH®, Phibo Dental Solutions, Sentmenat, Barcelona, Spain）。与轴向种植体相比，后牙区倾斜种植体可在更远中的位点穿出，以避开颏孔和下牙槽神经回袢，获得更佳的种植体A-P距分布，并减少悬臂长度。（g）放置复合基台。（h）软组织瓣复位缝合。（i，j）夹板连接印模帽。（k）临时义齿，平滑基底面细节。（l）戴入临时义齿后的口内照

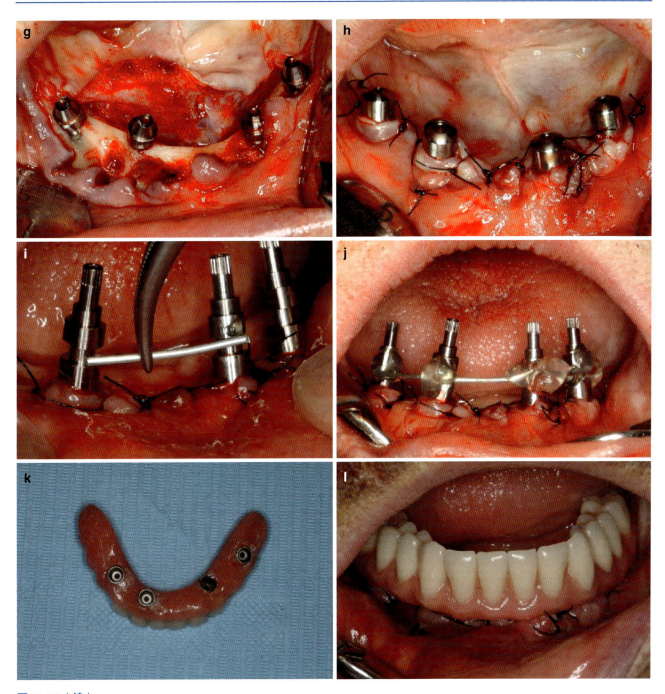

图12-18（续）

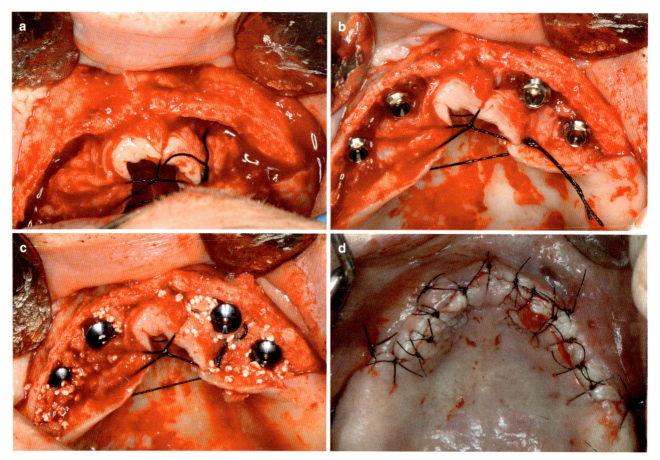

图12-19 上颌手术过程：（a）狭窄的牙槽嵴。（b）4颗种植体（TSH®, Phibo Dental Solutions, Sentmenat, Barcelona, Spain）偏腭侧植入。（c）腭侧种植体螺纹暴露处行引导骨再生（KeraOs®, Keramat, Ames, A Coruña, Spain）。（d）软组织瓣缝合。（e）术后全景片。（f，g）术后1周上下颌拆线时的软组织形态

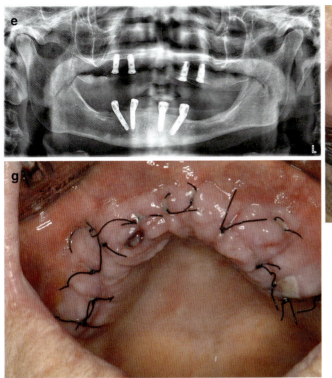

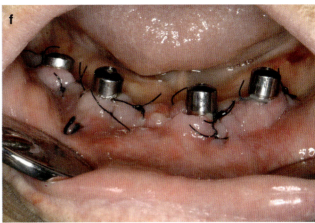

图12-19（续）

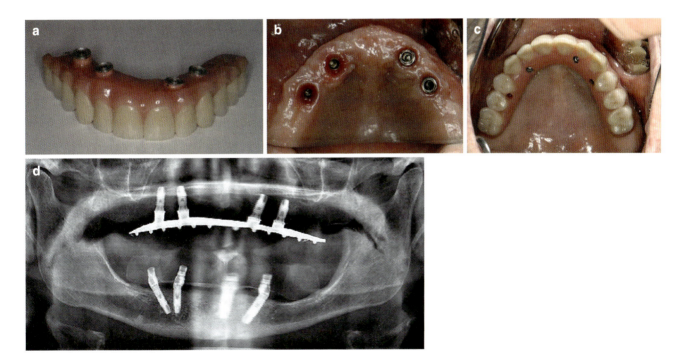

图12-20　上颌最终修复体：（a）修复体外观细节。（b）4个月后种植体周围的软组织情况。（c）最终修复体殆面观。（d）4个月后戴入最终修复体的全景片，下颌继续使用临时义齿

第13章 下颌覆盖义齿即刻负重

Immediate Loading of Mandibular Overdentures

Javier Sanz-Alonso, Natalia Martínez-Rodríguez,
José Mª. Martínez-González

关键信息

下颌覆盖义齿即刻负重可用于生理或心理上不耐受传统可摘义齿的患者；这一治疗方案也解决了种植术后的缺牙问题。

正确的病例选择和治疗规划是确保治疗成功的关键所在；因为治疗过程需要精确把握时间点，医生和技工室之间的密切合作也必不可少。

理想的治疗方案是在颏孔间植入4颗种植体（因为颏孔间骨质较好，有利于提高初期稳定性），并采用固位杆做夹板式连接，以消除微动。

种植体至少长10mm并且经过表面处理，最大限度地提高初期稳定性并缩短骨结合所需时间。

建议种植体植入后随访24个月，包括种植体、固位杆以及覆盖义齿的临床和放射学检查。

5年成功率接近100%，与传统负重方案相当。

引言

下颌即刻负重是种植学中最常见的修复方法之一。长时间使用黏膜支持式全口义齿的患者，在佩戴义齿15年后，咬合力从1.378MPa大大下降到0.038MPa。而咬合力的减少伴随着咀嚼效率的降低（Carr and Laney 1987; Rissin et al. 1978）和更差的患者满意度。因此，下颌种植体支持式全口覆盖义齿的应用被认为是牙科领域的一项重要突破（Friberg et al. 1991）。

首次报道这种治疗方法时，在下颌前牙区植入骨膜下种植体或根形种植体，即刻达到初期稳定性并负重（Babbush et al. 1986）。鉴于早期的这些努力尝试，许多患者受益于种植修复体提供的良好固位和支持，特别是种植覆盖义齿。覆盖义齿修复已能够替代舒适度差且不方便的黏膜支持式全口义齿（传统义齿）。在大多数情况下，义齿被认为是种植治疗过程中一种过渡性、临时性恢复美学和功能的手段。此外，需要注意的是，牙齿缺失后第一年的骨吸收可达随后几年的十倍。多颗牙齿拔除时，通常会在前6个月造成4mm的骨吸收。伴随骨吸收，肌肉附着将位于缺牙区牙槽嵴水平（Tallgren 1966）。

在种植学发展的早期，为了促进和保护种植体的骨结合，下颌种植体至少在3个月内不负重，上颌至少6个月（De Smet et al. 2007; Stephan et al. 2007）。患者在骨结合期间不佩戴义齿，或者佩戴牙–黏膜支持式可摘义齿。这种负重方案应用了10

J. Sanz-Alonso · N. Martínez-Rodríguez
Department of Medicine and Oral Surgery, Faculty of Dentistry,
Complutense University of Madrid, Madrid, Spain

J. M. Martínez-González (✉)
Department of Medicine and Oral Surgery, Faculty of Dentistry,
Complutense University of Madrid, Madrid, Spain

Oral and Maxillofacial Surgery, University Complutense
of Madrid, Madrid, Spain
e-mail: jmargo@odon.ucm.es

© Springer Nature Switzerland AG 2019
M. Peñarrocha-Diago et al. (eds.), *Atlas of Immediate Dental Implant Loading*, https://doi.org/10.1007/978-3-030-05546-2_13

多年，直到1979年，Ledermann报道了对138名患者总计476颗下颌种植体的研究结果。这些种植体为即刻负重，采用夹板连接的杆卡支持式覆盖义齿。经过为期6年的随访，其成功率为91.2%。

这种治疗方案特别适合那些在生理或心理上不耐受传统义齿的患者，即刻负重避免了在骨结合期间使用传统可摘义齿。事实上，针对覆盖义齿的Mcgill共识声明（Montreal, 2002）为下颌无牙颌的不同治疗方案建立了一系列标准，其中种植体支持式覆盖义齿被认为是一种标准治疗，对于已佩戴传统可摘义齿并抱怨生活质量下降的患者来说是首选治疗方案（Feine et al. 2002）。

由此看来，无牙颌种植即刻负重并不是一个新概念（Ledermann 1979; Schnitman et al. 1990）。但新型种植体表面处理提高了初期稳定性（Cannizzaro and Leone 2003），促进骨诱导，缩短了骨结合时间（Buser et al. 2004），正因如此，即刻负重得到了普及。研究表明，无论是否采用夹板式固定，即刻负重种植体的成功率均很高（Maniatopoulos et al. 1986）。即刻负重种植体采用夹板式固定能避免微动影响骨-种植体界面（Romeo et al. 2002）。然而，文献没有提供确凿证据以证明种植体的成功率仅取决于负重方案的观点，其成功与否还取决于种植体的类型、数量、固位系统等（Stephan et al. 2007; Liddelow and Henry 2010; Marzola et al. 2007）。

这种治疗方案需选择适用双皮质固位的患者，至少在颏孔间植入4颗粗糙表面种植体，种植体长度至少为10mm，最小植入扭矩为40N·cm。植入位点取决于下颌骨较厚的皮质骨和致密的松质骨这一解剖结构特点，这也使得骨-种植体接触率较高（Enríquez-Sacristán et al. 2011）。

虽然有文献报道两颗下颌颏孔间种植体支持修复体的即刻负重，甚至有一颗联合种植体的修复病例，但我们相信以下方案将提升治疗效果和预后。

治疗计划

既往史

在种植治疗中，与患者的第一次接触非常重要，尤其是在可以选择即刻负重的情况下。为患者简单清晰地解释手术过程和其他治疗方案以及可能的后果、并发症和费用是必要的。在此期间，建议谨慎对待治疗结果，并避免过度说服意愿不明确的患者，只有当患者确定无疑时，即刻负重方案才成为合适的选择。

如患者有其他病史，应咨询专科医生的意见，以免对患者的治疗造成影响。同样，如果发现患者有任何心理障碍，都应仔细评估并谨慎对待。

临床检查

口外（面部和肌肉的生物型、笑线、上下颌位置关系）和口内检查（开口度、口腔卫生、角化龈数量或存在增生、肿瘤等）可为即刻负重方案是否适合该患者提供一个更清楚的评价视角。研究模型可用于后期义齿设计的评估，并在种植体植入术前检查义齿的细节。

患者填写问卷所获信息以及临床检查结果，可为种植覆盖义齿是治疗选择的适应证还是禁忌证提供必要的依据，禁忌证包括：副功能习惯、患者肌力过大和颌间关系不良（严重的Ⅱ类或Ⅲ类错𬌗畸形）等。

拍照

虽不是绝对必要的，但建议在治疗前留存一张照片，便于观察治疗效果，也可为诉讼提供证据。

放射学检查

完成临床检查后，如未发现禁忌证，则应进行种植位点骨质和骨量的分析，其中骨密度是影响初期稳定性、种植体强度和固位力的基本参数。为了做到这一点（就像传统负重方案一样），种植术前必须对全景片和断层扫描片进行影像学分析。

全景片能显示影响种植手术的病变，但二维图像不能反映牙槽嵴宽度。为了使这一维度可视化，必须使用计算机断层扫描（CT）来评估骨质量，尤其是骨量。近年来，锥形束计算机断层扫描（CBCT）因辐射剂量低、图像质量高等优点已逐渐取代CT。

修复阶段

当骨质较好、骨量充足时，术前可以开始制作义齿。与制作传统全口义齿相同，用标准托盘和藻酸盐材料制取印模并灌注研究模型，用蜡基托记录口内咬合关系，并上𬌗架。建议将模型固定在𬌗架上，尤其是种植体支持式覆盖义齿，具体原因如下：

1. 提供了𬌗平面和义齿修复可用空间的信息，方便预定种植系统部件，便于技工室按时出件。
2. 为固位形式（本病例中使用杆卡固位）及其高度和长度的选择提供了便利。
3. 有助于准确排牙和获得制作全口义齿（包括种植体支持式覆盖义齿）所需的𬌗型：在正中颌位和功能运动中有最大限度咬合接触的双侧平衡𬌗，以避免义齿移位，并提供良好的固位与稳定。

排牙检查完成后，连同修复设计医嘱送技工室，制作双侧平衡𬌗蜡型，准备最终蜡型试戴。

蜡型试戴时，注意两个关键点，即垂直距离和义齿平衡，此外还需检查延伸范围、固位、稳定和封闭性等。制取前伸咬合记录，计算患者的髁道斜度，根据该数值以及由Hanau公式所得Bennett角调整𬌗架。

𬌗架调整好后送回技工室，根据蜡型制作手术导板和个性化开窗托盘，用于终印模的制取。

对于即刻负重，应真正意识到技工室所起的关键作用。由于工作时间短暂，与技师进行清晰及时的沟通有助于按时完成治疗计划。

尽可能地告知患者可能的并发症和种植失败风险，患者知情同意后，开始准备种植手术。

手术过程

对于即刻负重的种植体，手术操作与常规种植手术完全相同。麻醉下牙槽神经、舌神经和颏神经后，在牙槽嵴顶做切口，翻开黏骨膜瓣，暴露术区牙槽嵴；在中线处做松弛切口以扩大视野（图13-1）。必须定位两侧颏孔，避免损伤颏神经，这是

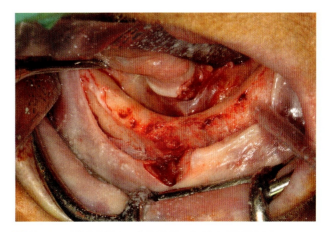

图13-1 中线松弛切口（角形切口）扩大术区视野

最严重的潜在并发症之一，会导致下唇和颏部的暂时性或永久性感觉异常，并伴有严重不适。

种植时必须小心保护软组织，尽量减少炎症反应和患者的不适。然后用预制的手术导板定位，标记种植体植入位点。

按照种植体厂商说明预备窝洞。种植体植入后，必须检测植入扭矩或进行共振频率分析（RFA），以评估初期稳定性是否足够（图13-2）。

为了获得良好的初期稳定性，合适的种植体外形设计很重要。最常见的是带大螺纹的自攻式种植体，有助于在植入时获得稳定。建议植入扭矩不低于40N·cm。

种植体植入后，移除携带杆，根据所用系统，插入开窗式印模转移杆（图13-3~图13-5），拍

X线片检查就位情况。从经验上讲，我们更倾向于在压力印模时安装闭窗式转移杆（图13-6~图13-8）。缝合组织瓣，用重体和可流动轻体硅橡胶制取印模。

取模完成后，如采用开窗式取模法，则旋松转移杆；如采用闭窗式压力印模技术，则将转移杆留在种植体上。

最后放置愈合基台，愈合基台应有足够高度（5~7mm），以免因炎症反应而被周围牙龈覆盖（图13-9）。

术后医嘱与其他手术一样。此外，服用抗生素7~10天，消炎药2~3天，如有疼痛，可根据需要服用止痛片。

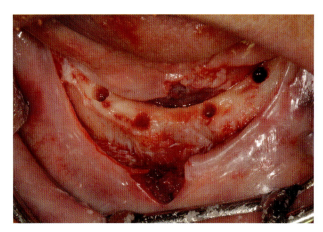

图13-2 在植入位点预备种植窝洞

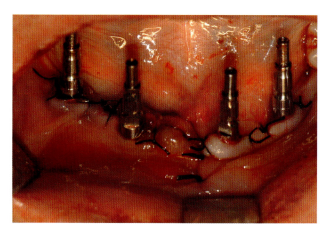

图13-4 插入印模转移杆后缝合软组织瓣

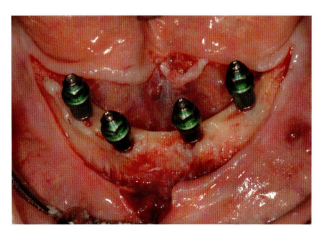

图13-3 颏孔间植入的4颗种植体及其携带杆

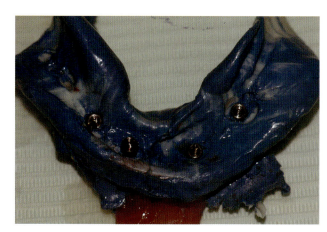

图13-5 转移杆嵌在印模材料中

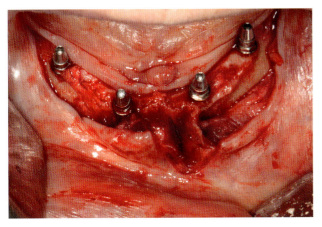

图13-6　闭窗式取模过程

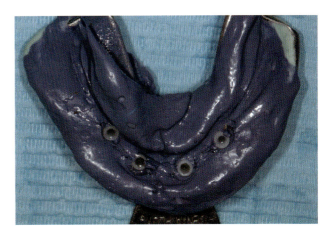

图13-8　转移帽留在印模中

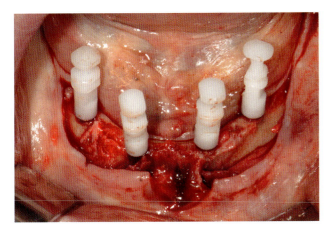

图13-7　插入印模转移帽

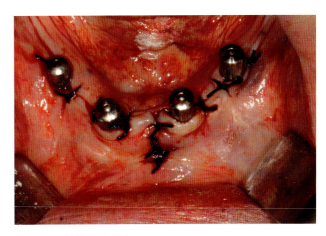

图13-9　放置愈合基台

安装修复体

将印模送至技工室制作固位杆和义齿，此时，由于有排牙蜡型，义齿已接近完成。将穿龈基台安装在模型上，并在基台上制备固位系统。理想情况下，固位杆应选择有多边形支撑作用的U形Ackerman杆，以最大限度地减少种植体的旋转运动或非轴向力，从而保障骨结合的正常进行。有文献报道使用Locator®系统进行即刻负重的病例，并取得了成功。尽管如此，上述优点仍使这种固位杆优于任何其他类型的固位体。印模送至技工室后，应在48小时内完成义齿制作（图13-16和图13-17）。

医生收到义齿后，旋出愈合基台，检查杆卡在口内的就位。杆卡可直接固定在种植体上，而更好的方法是先在种植体上放置复合基台（Prounic-plus），再在其上旋入杆卡，螺丝加力至系统建议扭矩（图13-10～图13-13）。

如果就位不良，可以切开杆卡，用丙烯酸树脂夹板固定，然后送回技工室焊接，或重新取模。

最后戴入覆盖义齿，指导患者如何摘戴和维护义齿。建议患者在最初24小时内一直佩戴义齿，以控制黏膜炎症（图13-14）。整个流程如图13-15所示。

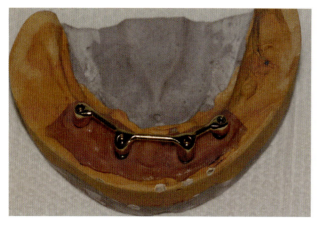

图13-10 装有固位杆的工作模型

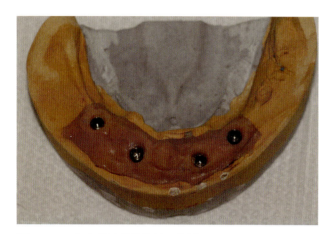

图13-11 含有种植替代体的工作模型

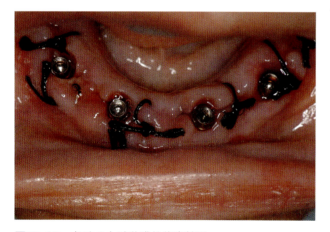

图13-12 术后48小时黏膜的临床情况

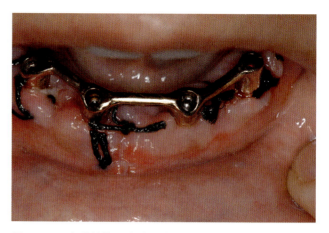

图13-13 在种植体上安放固位杆

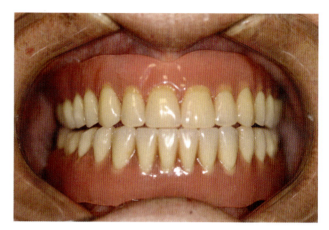

图13-14 义齿就位后的临床照片

及时发现可能的并发症并及时治疗。建议在1、3、6、9、12、18和24个月后进行随访，检查黏膜状态并探查种植体周围（图13-16和图13-17）。至少应在戴牙时以及戴牙后6个月、12个月和24个月进行放射学检查，以评估骨组织对即刻负重的反应，此后每年进行1次放射学检查（图13-18~图13-20）。

结果

下颌即刻负重种植体支持式覆盖义齿是一种可预期的治疗方法。由于它可使患者避免佩戴可摘义齿（无固位），患者需求越来越高。出乎意料的是，接受该方法治疗的患者年龄并不都是那么大，大多在65岁左右（Chen et al. 2013）。要求下颌义齿修复的主要年龄段是60岁以上患者，他们不太愿意接受长时间的手术。在这种情况下，由4颗颏孔

随访

戴入义齿几天后或术后8~10天，拆除缝线并评估愈合情况。拆线后15天临床检查种植体周围黏膜以及覆盖义齿的密合性。此后，应定期随访，

图13-15 下颌即刻负重方案示意图

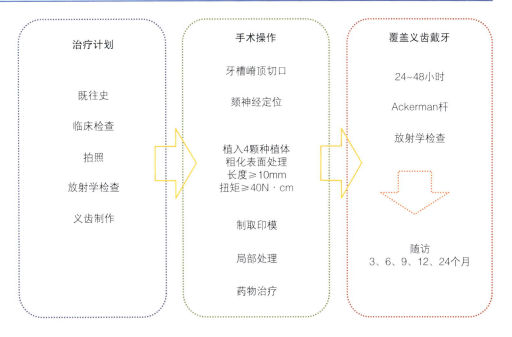

治疗计划

既往史

临床检查

拍照

放射学检查

义齿制作

手术操作

牙槽嵴顶切口

颏神经定位

植入4颗种植体
粗化表面处理
长度≥10mm
扭矩≥40N·cm

制取印模

局部处理

药物治疗

覆盖义齿戴牙

24~48小时

Ackerman杆

放射学检查

随访
3、6、9、12、24个月

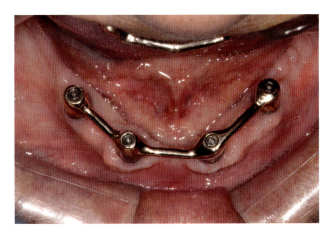

图13-16 定期复查的临床照片

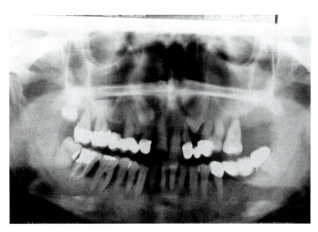

图13-18 患者的牙周问题严重并伴有上颌尖牙阻生

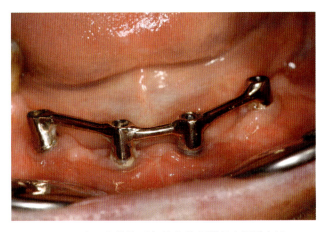

图13-17 口腔卫生维护不良导致菌斑滞留在固位杆上

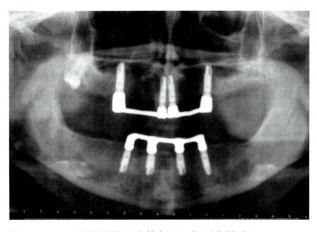

图13-19 上下颌覆盖义齿修复（10年后全景片）

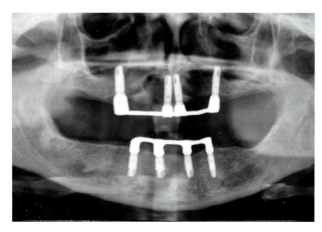

图13-20 修复后15年随访全景片

间种植体支持的修复治疗是一个很好的选择，其手术时间不长、性价比高，还为后期干预留下了更多可能，即在后牙区再增加种植体，用固定义齿替换种植覆盖义齿。

如本章开头所述，颏孔间骨量是即刻负重的一个关键因素。该解剖区域可提供Lekholm & Zarb骨分类中的D1-D2类骨，种植体稳定性系数（ISQ）高于上颌骨。Pieri等（2009）检测103颗上颌种植体的ISQ平均值为60.92，低于Monje等（2014）检测的下颌种植体ISQ平均值。

对于此类修复方案，种植体的数量、位置、分布和固位系统是确保种植成功的关键因素。在颏孔间植入4颗种植体的方法受益于该区域的骨质和骨量，再加上固位杆的夹板式刚性连接，可以有效减少种植体的微动，降低骨结合不良的风险，提高此类种植治疗的成功率。

因此，采用即刻负重的方式进行种植修复时，获得良好的初期稳定性至关重要。正确控制受力可防止微动，并维持术后随访期内的种植体稳定性（ISQ值），如控制得当，其稳定性甚至会增加。

该治疗方案成功的另一个关键因素是种植体表

面处理。为了促进骨结合的形成，早期使用的光滑钛表面现已被粗糙表面取代（Sykaras et al. 1995）。目前，种植体表面粗化处理主要采用减法方式，可有效缩短修复体负重之前所需的时间。

关于下颌无牙颌即刻负重的种植体数量，文献提出了不同的观点：植入一颗或两颗颏孔间种植体，或植入4颗夹板固定的即刻负重种植体。在12个月的功能性负重后，单颗或两颗种植体的成功率为88.4%～100%（成功率降低的原因可能是植入扭矩较低——负重时低于40N·cm）（Liddelow and Henry 2010; Kronstrom et al. 2010）。12个月后4颗种植体的成功率接近100%，且大多数学者报道其种植体周围骨吸收小于1mm（Chiapasco et al. 2001; Romeo et al. 2002; Weischer et al. 2005; Chiapasco and Gatti 2003; Wittwer et al. 2007; Melo et al. 2009）。

影响治疗结果的另一要素是种植体长度，种植体长度应大于10mm，以增强初期稳定性（Grunder et al. 1999; Martínez-González et al. 2013; Martín-Ares et al. 2016）。

关于种植体的存留率，研究表明，即刻负重种植体的存留率与传统负重方案相当，使用表面粗化处理的种植体存留率接近98%（Babbush et al. 1986; Spiekermann et al. 1995），而在一项5年随访研究中，其成功率为100%（Henry et al. 1996）。5年后种植体周围骨吸收可能略有增加，但不超过3mm，否则应视为病理性骨吸收（Martínez-González et al. 2006; Hoeksema et al. 2016）。

下颌种植体支持式覆盖义齿的并发症最常见于义齿结构上，而不在种植体上，特别是义齿折裂或固位杆的磨损和更换。

总之，良好的骨结合使下颌种植覆盖义齿即刻负重成为一种可预期的治疗方案，这也取决于合适的诊断、正确的手术和修复流程以及长期的维护。

第四部分

种植即刻负重的数字化工作流程与方法
Digital Workflow Approaches for Immediate Loading

第14章　引导种植手术与即刻负重
Guided Surgery and Immediate Loading

Berta García-Mira

缩写

CT	计算机断层扫描
CBCT	锥形束计算机断层扫描
SLA	立体快速成型技术
SLS	选择性激光烧结

关键信息

计算机引导种植手术（静态）是指术者通过计算机断层扫描数据分析，在静态手术导板引导下，将种植体植入既定虚拟位置，且术中不改变种植体位置的手术。

科学技术的不断进步影响了种植治疗方式，计算机辅助口腔种植技术是目前发展较快的领域之一。随着软件与数字化制作工艺的发展，术前规划手术并制作外科导板，引导种植体植入，使术后即刻戴入预制的临时修复体成为可能。

如今，医生可在术前通过高精度三维影像来确定种植体的最佳位置，并根据最终修复效果规划种植体的位置和倾斜度。在CT引导下的手术过程中，每一步都可能发生潜在的误差，并且这些误差可以叠加。虚拟规划中出现很微小的偏差就会导致修复体被动就位不良。引导种植手术的准确性取决于从种植设计、种植体植入再到修复重建整个过程中可能出现的误差之和。

B. García-Mira (✉)
Oral Surgery Unit, Department of Stomatology, Faculty of
Medicine and Dentistry, University of Valencia, Valencia, Spain
e-mail: berta.garcia@uv.es

总体原则

科学技术的进步不断影响着口腔种植领域，其中，计算机辅助的口腔种植治疗正快速发展，该技术有助于制订治疗计划，辅助种植体的植入，还能更好地采集口内软硬组织图像数据并加以处理，以设计制作临时和最终修复体（Hämmerle et al. 2009）。

临床医生对微创手术与即刻修复的兴趣与日俱增，这促进了相关软件和数字化工作流程的发展，完善了种植术前规划与外科导板制作的流程，使得种植体植入后立即戴入临时修复体成为可能（Meloni et al. 2013a; D'haese et al. 2017）。

近10年来，锥形束计算机断层扫描（CBCT）技术于口腔种植领域中的广泛应用，使得临床医生能够于种植术前、术后在三维层面诊断和评价颌骨条件。因此，锥形束计算机断层扫描（CBCT）取代了计算机断层扫描（CT）成为标准检查（Bornstein et al. 2014）。虚拟种植软件可以处理CBCT获得的医学数字成像与通讯（DICOM）数据，并能在术前呈现出与最终修复相关的解剖结构视图。参考邻牙位置和可用骨量，临床医生可运用合适的软件来规划种植体的理想位置。术前，临床医生根据高精度的3D视图及虚拟最终修复效果，调整种植体的位置和倾斜度，并确定种植体植入的最佳位置。术中，利用内嵌精密钛套管的外科导板，将软件中设计好的种植体三维位置转移至患者口内（Tahmaseb et al. 2014）。此外，虚拟种植软件还

© Springer Nature Switzerland AG 2019
M. Peñarrocha-Diago et al. (eds.), *Atlas of Immediate Dental Implant Loading*, https://doi.org/10.1007/978-3-030-05546-2_14

可以制作快速成型模型，甚至可以用数字化技术制作最终修复体。

此外，拔牙后即刻种植和当天完成即刻修复的技术已成为一项重大挑战。近年来，一些文献报道了计算机辅助的即刻种植和全牙弓即刻修复技术（Daas et al. 2015），但拔牙后即刻种植结合即刻功能负重技术尚缺乏足够的科学依据，在操作流程上也缺乏统一性。

定义

本章仅涉及静态手术导板，并不涉及动态导航种植。计算机引导（静态）种植手术定义为：通过计算机断层扫描数据分析，在静态手术导板引导下将种植体植入既定虚拟位置，且术中不改变种植体位置的手术（Hämmerle et al. 2009）。

数字化技术的发展本是为了实现不翻瓣种植手术，但重点是导板技术既可用于不翻瓣手术，也可用于翻瓣手术，因此在软组织附着不良的情况下，该技术可用于改良翻瓣术、迷你翻瓣术、微翻瓣术等。在MEDLINE数据库中，引导手术的概念有时指非全程引导的种植手术。这些种植体并不是通过模拟种植体虚拟位置的外科导板引导植入的，因而不能被视为标准的引导种植手术。为了更准确地比较研究结果，应使用术语"计算机引导种植手术"（静态）指代由手术导板引导的、术中无法改变种植体位置的种植手术。Bencharit等在2018年进行了一项横断面研究，纳入16例需植入31颗种植体的牙列缺损患者，对比分析其所进行的全程引导和半程引导种植手术，研究结果显示全程引导种植手术比半程引导种植手术更为准确。

优势

通过术前骨量可视化，可在可用牙槽骨中更精准地植入种植体，减少植骨的需求。计算机种植手术设计有助于避开一些解剖结构。对于那些因复杂解剖结构限制而无法实施治疗的病例，该技术甚至可以使种植治疗成为可能（Hämmerle et al. 2009）。

无论临床医生的外科经验如何，因难以评估牙槽骨骨量，且增加了皮质骨穿孔、开裂和损伤邻牙的风险，不翻瓣种植手术被视为盲法手术（Van de Velde et al. 2008）。该研究表明，进行自由手不翻瓣种植手术时，特别是大范围多种植体的病例，种植床预备和种植体植入需要外部引导。而在缺乏种植参照点的无牙颌种植手术中，更是如此。实际上，计算机引导的不翻瓣种植手术能够提高效率并减少并发症（Arisan et al. 2010）。引导种植手术的另一个优势是可以采用微创方法（不翻瓣）进行手术，出血量少，无须缝合，手术时间短，并且失败率低。然而，引导种植手术采用不翻瓣或翻瓣术式均可。实际上，多数有关引导种植手术的研究并没有详细描述种植体周围组织的临床信息。因此，严谨地说，应支持不翻瓣引导种植手术的运用。

计算机辅助设计和计算机制造技术为种植术前规划、高效的医患交流和医技交流提供了可能性（Marchack and Moy 2014）。同样，这些系统有成为教学工具的潜力。

此外，在种植体植入后即刻利用预成义齿进行修复，提高了患者的满意度，改善术后舒适度、功能和美学效果。而手术精度的增加也最终导致了种植体存留率的提升。然而，学习计算机引导种植技术需要在短期内掌握全新的知识，要投入大量时间与费用，该技术能否广泛推广和应用仍有待观察（Orentlicher et al. 2014）。

临床建议

计算机引导种植手术优化了多个治疗过程，临床医生经过适当的培训并积累经验，既可利用其进行术前规划，还能在解剖结构复杂且需要微创手术的情况下发挥重要作用。在美学要求较高的病例中，计算机引导种植手术还能够优化美学区种植体的位置，并可利用预成义齿实现即刻负重（图14-1~图14-41）（Hämmerle et al. 2015）。

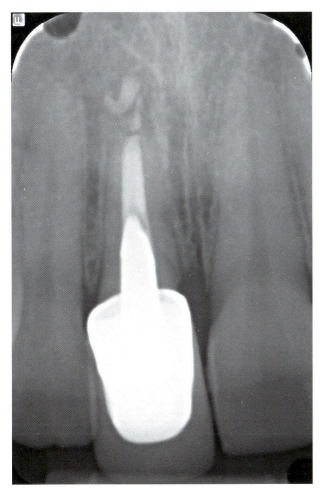

图14-1 患者，35岁，无既往病史，因11根折就诊。口内临床检查和X线片示：11水平向根折：根部及周围软组织无明显异常，无感染影像。患牙位于美学区，拟拔除11，保留骨板和结缔组织。拔牙后5个月，拟对11行计算机引导的即刻种植即刻修复。使用3 Diagnosys®软件（3DIEMME，Cantu' CO, Italy）、Echo PLAN引导种植手术系统（Sweden & Martina, Padua, Italy）进行术前规划。手术选择PRAMA种植体（Sweden & Martina, Padua, Italy）

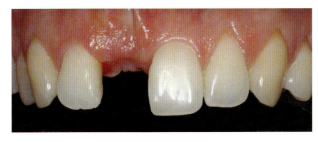

图14-2 11拔除后进行了位点保存，术后5个月计划利用导板进行11的种植手术。口内照显示，11远中龈乳头位置高于近中龈乳头和对侧龈乳头

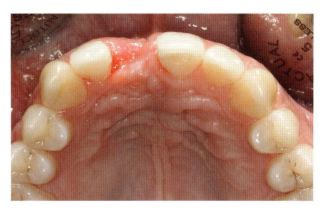

图14-3 拾面观显示，11颊侧牙槽嵴轻微吸收

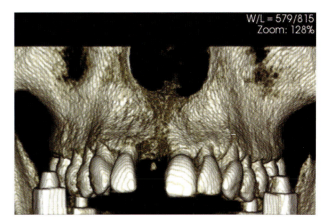

图14-4 CT图像。通过CT扫描获得DICOM格式图像，使用EVOBITE bite Guide软件（3DIEMME，Cantu'CO，Italy），以便实施种植术前规划

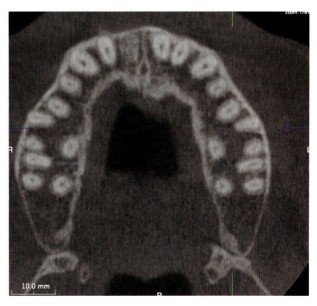

图14-5 CT显示：位点保存术后5个月，牙槽嵴唇侧骨板完整

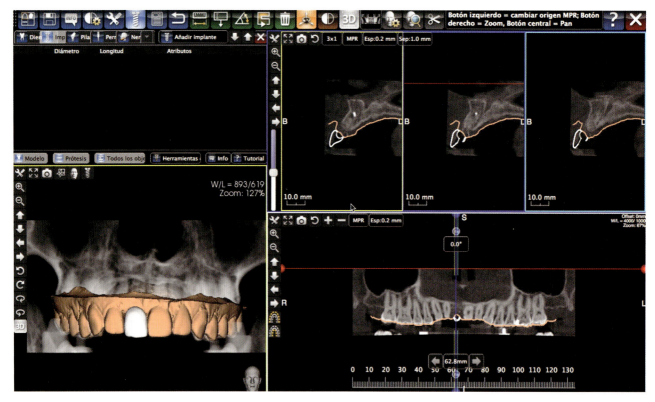

图14-6 使用3 Diagnosys®软件（3DIEMME, Cantu'CO, Italy），设计11处种植体的植入

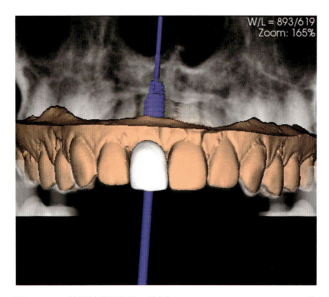

图14-7 利用诊断模型，设计Ø4.25mm×11.5mm PRAMA种植体（Sweden & Martina, Padua, Italy）的植入位置

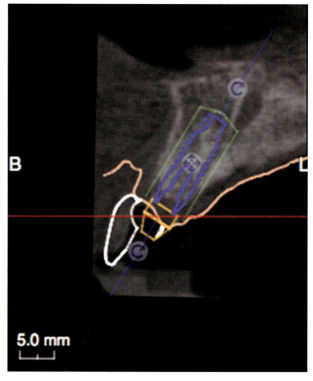

图14-8 种植设计侧位图像显示：软件可模拟种植体的植入，并检查修复体穿龈位置和角度

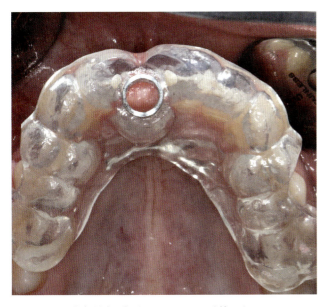

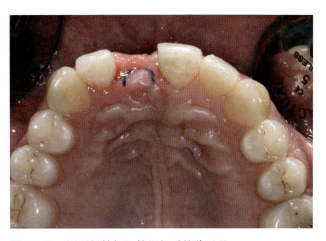

图14-11 用环切钻标记软组织后的殆面观

图14-9 手术导板采用PlastyCAD 系统 （3DIEMME，Cantu'CO，Italy）制作，术前戴入口内进行检查

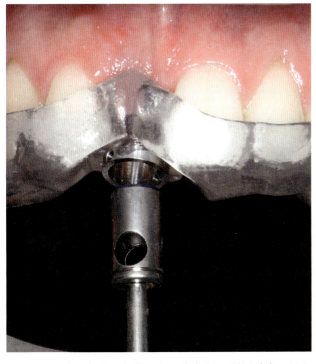

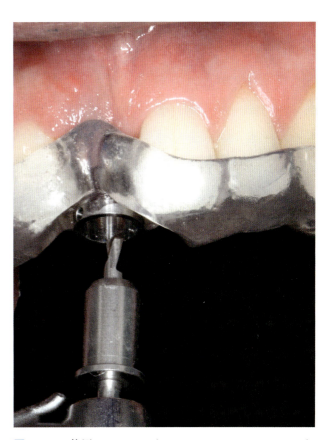

图14-10 为了保护唇侧软组织和角化龈，利用手术工具盒中的环切钻在牙龈上标记蓝色作为参考，设计微型瓣以保护软组织

图14-12 使用Echo PLAN （Sweden & Martina, Padua, Italy）手术系统，按顺序预备种植窝洞；图为第一钻

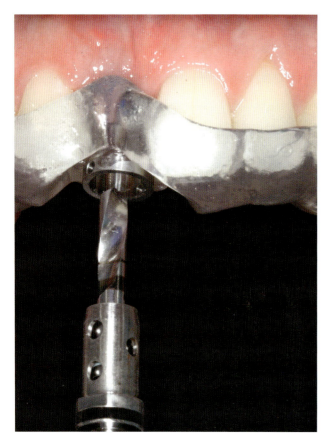

图14-13 植入Ø4.25mm种植体前的最后一钻

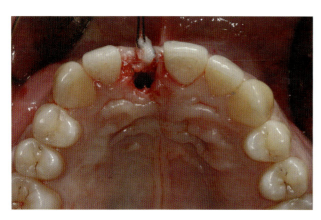

图14-14 取下导板，检查种植窝洞的预备情况，将微型瓣推向唇侧以保存角化软组织

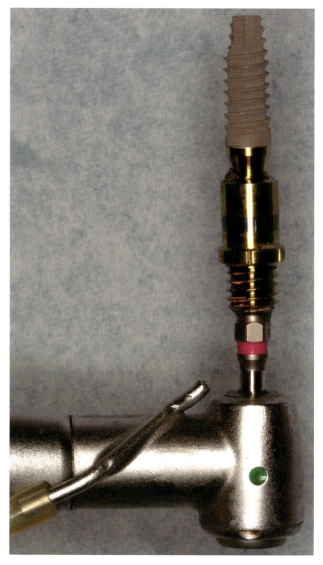

图14-15 在PRAMA种植体（Sweden & Martina, Padua, Italy）上连接引导型携带器，按照预先设计的角度和深度，通过导板植入种植体

计算机引导种植手术的适应证还包括辅助制订治疗计划，以及帮助患者更好地理解自己的治疗需求和治疗方案选择（Bornstein et al. 2014）。

Katsoulis等（2009）分析了计算机辅助诊断和虚拟种植设计，总结出上颌无牙颌在导板引导下行不翻瓣手术并即刻负重的适应证。在上颌，常存在严重骨吸收，大大增加了种植手术的难度。因此，我们认为，不翻瓣手术或即刻负重方案只可在有限的患者中进行，而将计算机引导种植技术与传统手术相结合，有望成为新的术式选择，但仍需要进一步评估和改进。Pozzi等（2015）认为，与上颌窦底提升骨增量术相比，将计算机引导手术、微创式和倾斜种植技术三者相结合是更有效的手段，在生

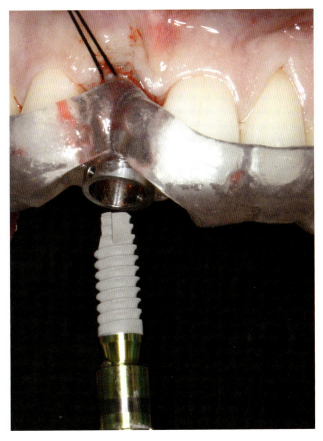

图14-16 在导板引导下植入种植体

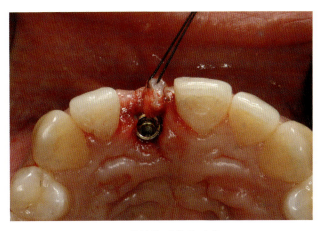

图14-18 植入PRAMA种植体后的殆面观

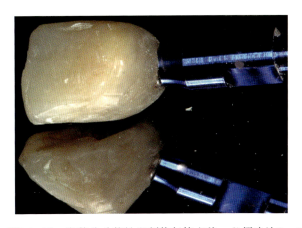

图14-19 安装非功能性即刻修复体之前，必须确认Ostell®值超过60。用螺丝将BOPT修复基台固定在种植体上，并用橡胶、树脂封闭螺丝孔以保护螺丝。图为临时修复体

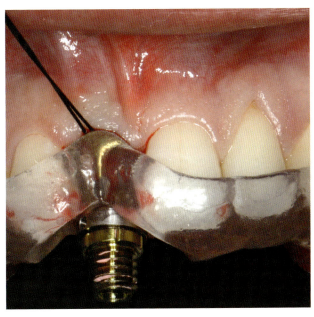

图14-17 术中图像

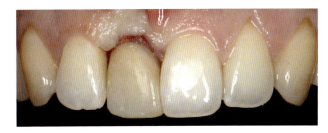

图14-20 戴入临时修复体后的口内观

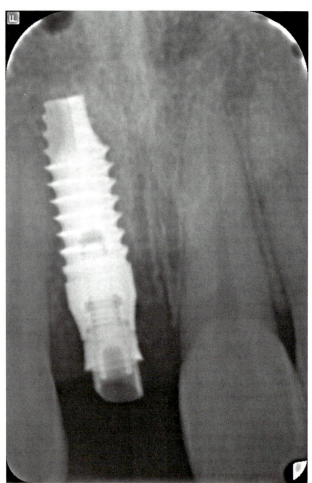

图14-21 术后口内X线片

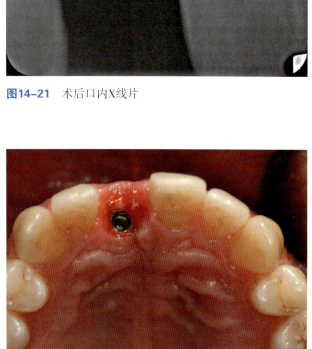

图14-22 术后5周，软组织情况良好

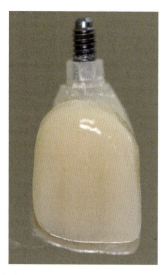

图14-23 制作新的螺丝固位临时修复体，以改善穿龈轮廓和提升美学效果

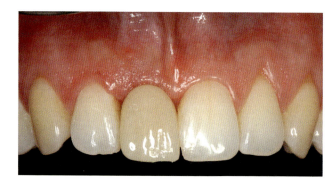

图14-24 戴入新的临时修复体后口内观：唇侧软组织状况良好

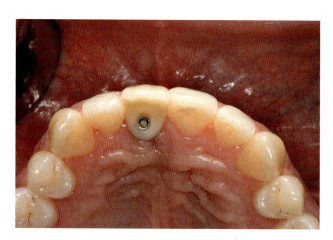

图14-25 戴入新的临时修复体后𬌗面观

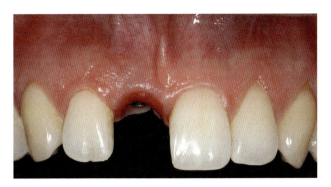

图14-26 4个月后，软组织情况稳定，制取终印模

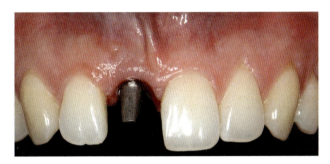

图14-27 设计CAD/CAM冠最终修复体。图为基台

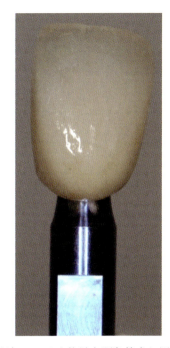

图14-29 设计BOPT（生物导向预备技术）冠修复体

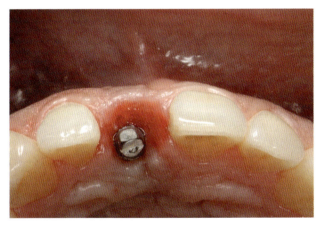

图14-28 戴入基台后的殆面观：将该图像与先前图像比较，可发现软组织轮廓的改善

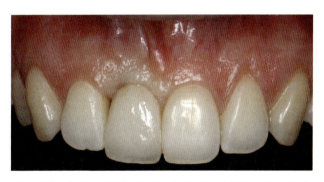

图14-30 将牙冠粘固于种植基台上，可见软组织轻微受压

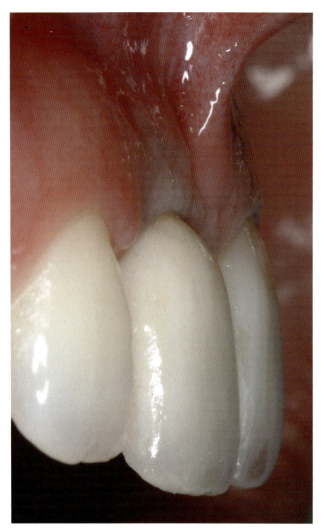

图14-31　粘固后的侧面观

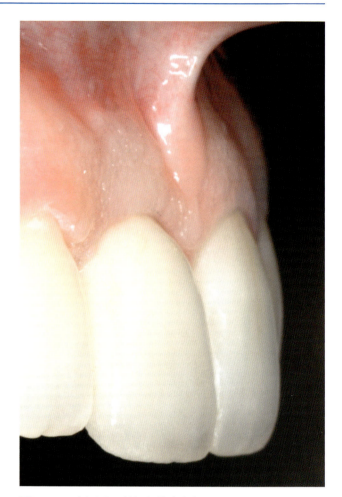

图14-33　侧面观，软组织轮廓良好

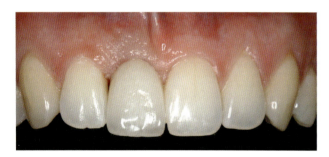

图14-32　最终修复完成后1个月，软组织情况良好

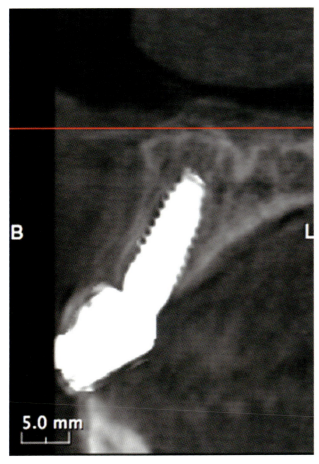

图14-34 种植体植入后12个月，CT扫描示：种植体穿龈位置正确，唇侧骨板维持良好

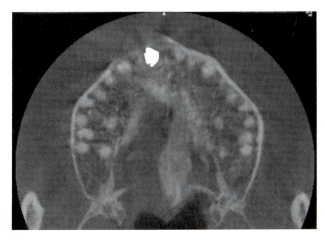

图14-35 种植体唇侧骨板维持良好

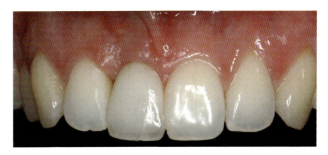

图14-36 种植体植入12个月后的口内观

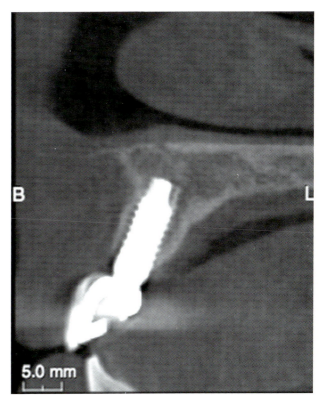

图14-37 36个月随访，CT扫描示唇侧骨板维持良好

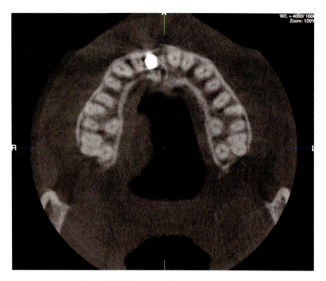

图14-38　36个月随访时的CT水平切面

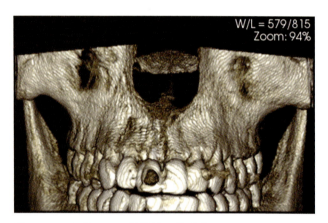

图14-39　患者DICOM数据的三维重建

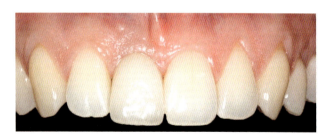

图14-40　种植体植入后36个月正面观，可见软组织量增加

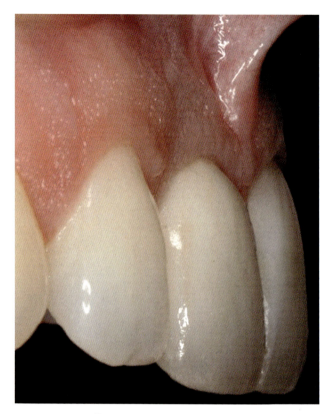

图14-41　种植体植入后36个月的侧面观

物学上也更为有利（图14-42~图14-83）。

D'haese等（2013）对牙列缺损和牙列缺失患者进行引导种植手术，在即刻负重的114颗种植体中，吸烟者有12颗种植体发生种植失败，其种植体存留率为69.2%，而非吸烟者的种植体存留率为98.7%。他们还指出，在快速成型导板引导种植体植入并进行即刻负重时，吸烟是禁忌证。

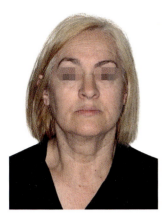

图14-42 患者,女,53岁,要求进行种植修复治疗。患者诊断为晚期牙周炎,需拔除上颌余留牙。图为患者正面照

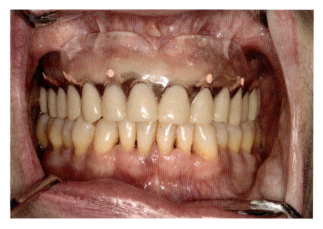

图14-45 诊断模型确认后,制作放射导板

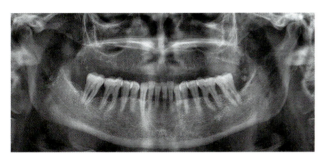

图14-43 上颌余留牙拔除后的全景片

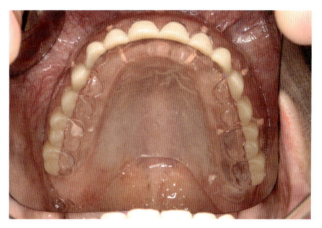

图14-46 放射导板殆面观

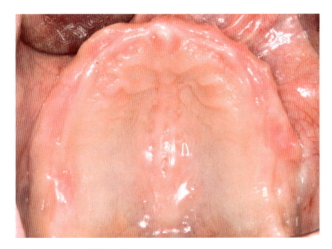

图14-44 上颌殆面观

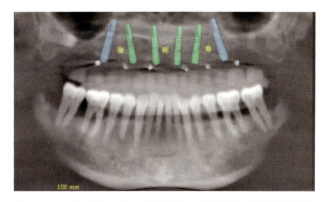

图14-47 在软件中导入所有数据,为避免行上颌窦底提升术,计划采用"All-on-6"设计,上颌植入6颗PRAMA种植体(Sweden & Martina, Padua, Italy)

图**14-48** 运用软件设计手术导板

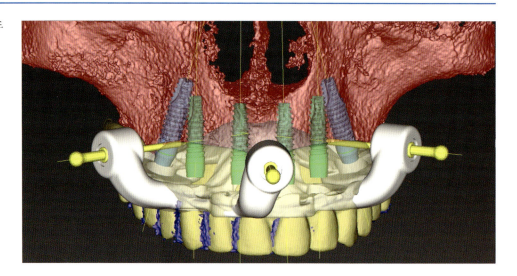

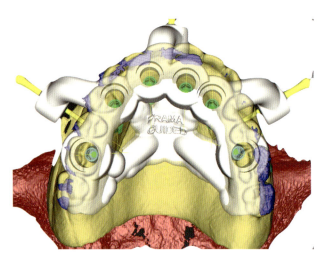

图**14-49** 手术导板殆面观

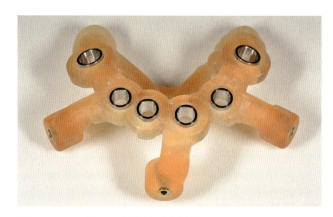

图**14-51** 三维打印制作的手术导板

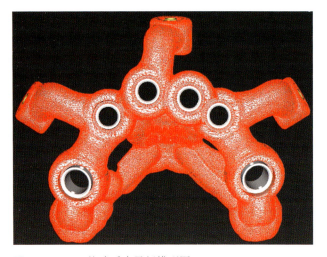

图**14-50** STL格式手术导板模型图

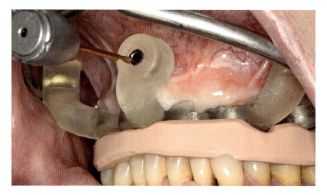

图**14-52** 在硅橡胶咬合记录引导下戴入手术导板，在皮质骨上钻孔，用于放置固位钉以稳定导板

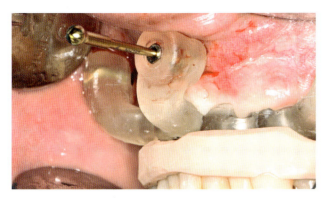

图14-53 插入固位钉

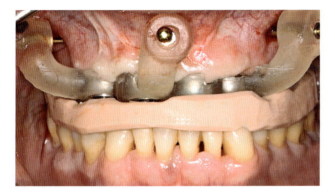

图14-54 放置3个固位钉以增强导板的稳定性

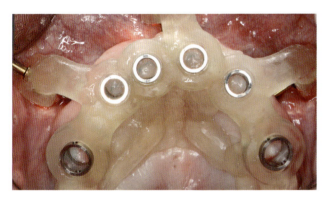

图14-55 手术导板固定完成

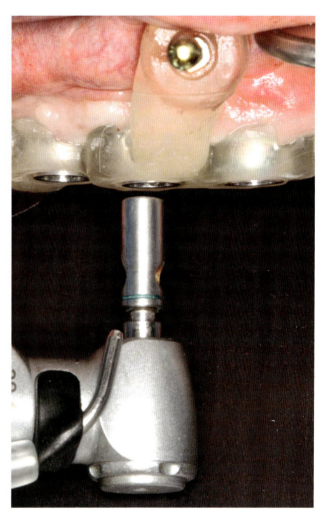

图14-56 使用环切钻去除种植位点的软组织

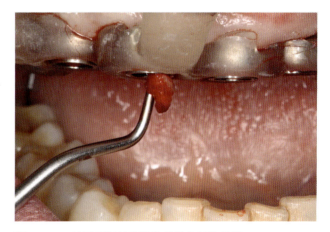

图14-57 使用环切钻去除种植位点的软组织

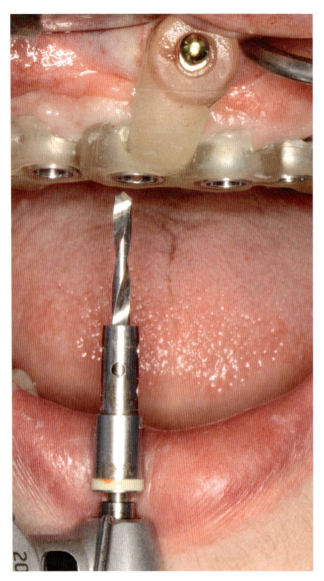

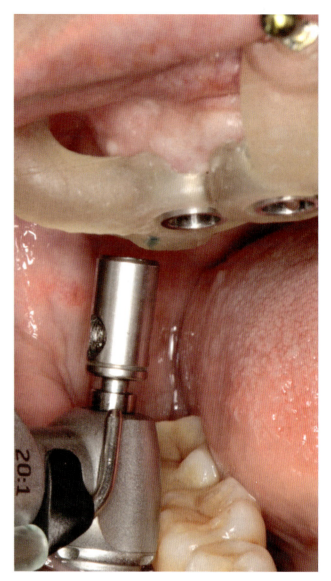

图14-58 根据导板说明预备种植窝洞

图14-59 后牙区操作流程与前牙区相同

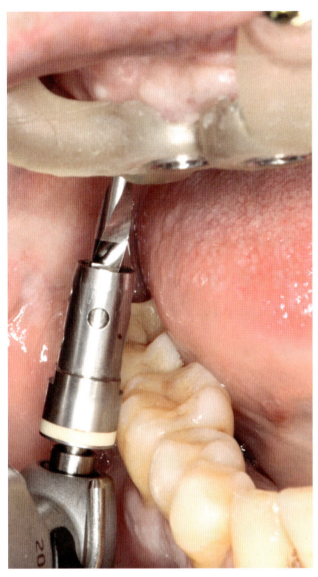

图14-60 后牙区的种植窝洞预备

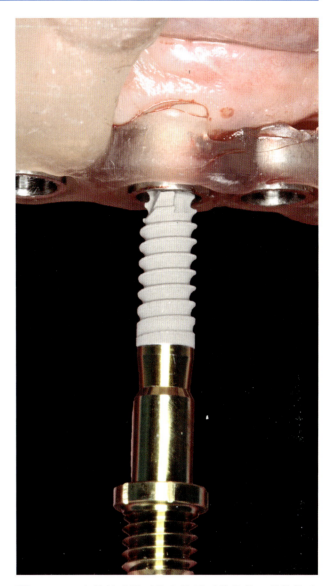

图14-61 在导板引导下植入前牙区种植体。种植体为Ø3.8mm×13mm PRAMA种植体

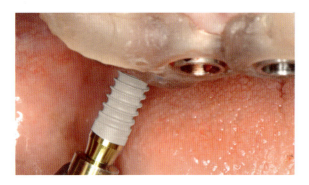

图14-62 在导板引导下植入后牙区种植体为Ø4.25mm×15mm PRAMA种植体

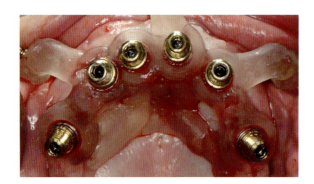

图14-63 种植体植入后的殆面观

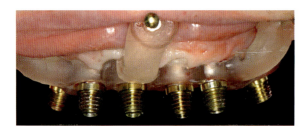

图14-64 种植体植入后的正面观

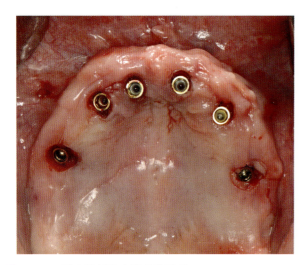

图14-65 手术导板取出后的殆面观

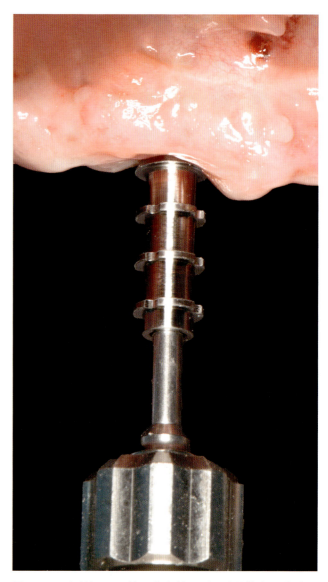

图14-66 测量Osstell值，在多数后牙区种植体中，先放置角度复合基台，然后旋入临时钛基台。在前牙区种植体中，临时基台直接与种植体连接，不使用复合基台

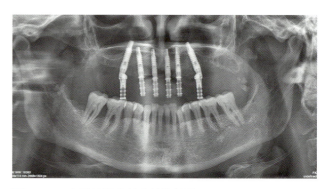

图14-67 全景片检查基台就位情况

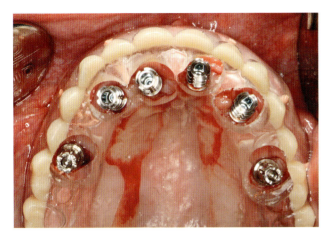

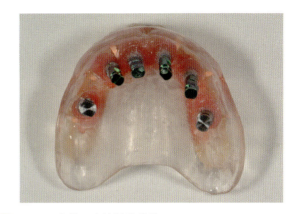

图14-71 在技工室放置替代体

图14-68 基台就位后的𬌗面观。修整远中基台,以便放射导板𬌗向就位。检查放射导板不受基台干扰

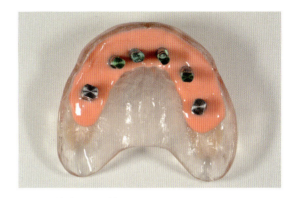

图14-72 填充人工牙龈

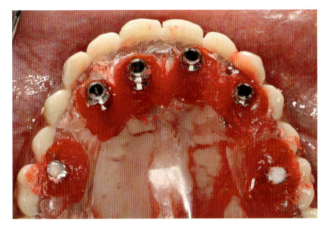

图14-69 用DuraLay®树脂将基台固定在放射导板上

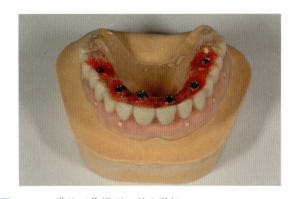

图14-73 灌注工作模型,并上𬌗架

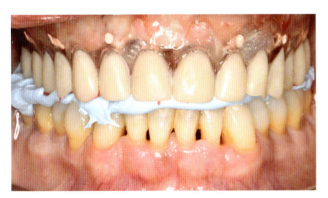

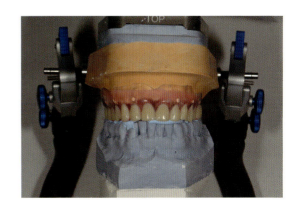

图14-70 取咬合记录,并将所有信息交付技工室

图14-74 𬌗架

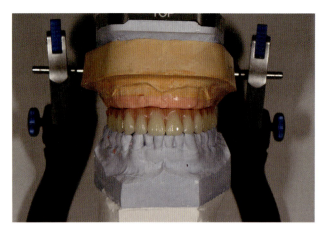

图14-75 制作固定临时修复体

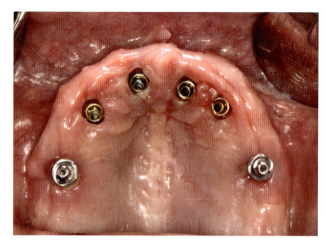

图14-78 术后48小时口内𬌗面观

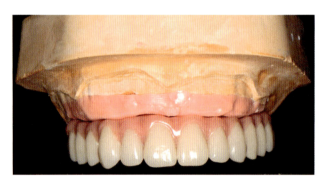

图14-76 用于即刻负重的固定临时修复体

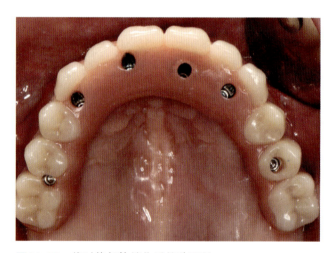

图14-79 临时修复体就位后的𬌗面观

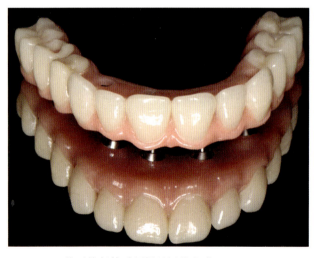

图14-77 临时修复体采用螺丝固位方式

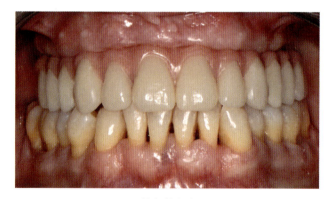

图14-80 正面观，可见修复体与软组织的接触良好

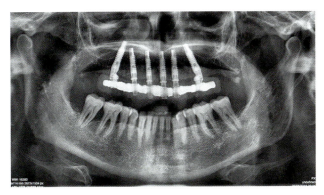

图14-81 术后全景片

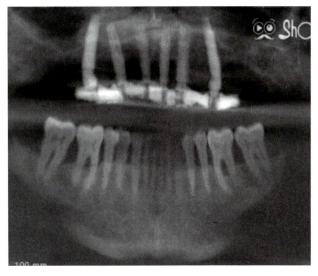

图14-83 术后CT

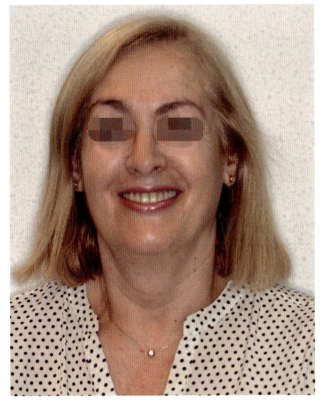

图14-82 术后外观

者进行扫描获得DICOM图像，再对修复体进行二次CT扫描。将两次扫描数据配准叠加，使义齿与患者颌骨信息彼此联系。将所得的DICOM图像转换成三维虚拟模型，医生可在此模型中规划种植体的位置。设计完成后将信息发送至技工室制作手术导板。利用该导板，技师可开始工作模型的制作、固定，并制作术中咬合定位记录（无牙颌）。在某些情况下，还可以辅助技师选择基台，制作定位器及临时修复体（Bedrossian 2007）。

在手术导板的制作上，目前常使用计算机辅助立体快速成型技术（SLA）和选择性激光烧结（SLS）技术。SLA是通过紫外线"激光固化"液体树脂的横截面。SLS是通过二氧化碳激光器烧结融合聚酰胺精细粉末层。SLA形成半透明的实体模型，而SLS模型不透明（Di Giacomo et al. 2012）。

术前准备

尽管存在很多文献报道，但由于纳入标准不明确或治疗方法多样等因素的影响，对比文献的治疗结果仍有一定困难。此外，不同的计算机导板设计软件对治疗计划的影响尚不明确。

目前市场上有不同的系统用以引导医生进行治疗设计并植入种植体。在双重扫描技术中，先对患

手术过程与种植体植入

大多数种植体厂商已开发了适用于全程引导种植的相关配件。有些系统在种植窝洞预备过程只使用一个手术导板，而另一些系统中，则根据厂商要求，不同直径的钻头更换不同的手术导板（Van de Velde et al. 2010）。

在近期的系统性综述和Meta分析中，Raico Gallardo等（2017）比较了不同支持式（牙齿、黏膜、骨）导板对种植手术引导的准确性。在1602篇文章中，有8篇临床研究符合定量分析的纳入标准。

骨支持式导板在种植体植入角度（$P<0.001$）、植入点（$P=0.01$）和根端（$P=0.001$）方面的偏差显著高于牙支持式导板。相反地，仅进行回顾性研究分析时，在植入点和根端偏差上两者无显著差异。与骨支持式导板相比，黏膜支持式导板的角度偏差（$P=0.02$）、植入点偏差（$P=0.002$）和根端偏差（$P=0.04$）在统计学上均显著降低。而对比黏膜和牙支持式导板的精确度，两者在种植体植入角度、植入点和根端的测量结果均无统计学差异。因此，笔者得出的结论与2015年第四届EAO会议共识相一致（Hämmerle et al. 2015）：骨支持式导板的准确性低于黏膜和牙齿支持式导板。

目前大多数文献报道与不翻瓣种植手术有关，但在临床操作中，只有在软硬组织条件均良好时才能运用该技术。然而，为了尽量保存角化龈，翻瓣时可以采用微型全厚瓣（图14-84～图14-111）。种植设计软件无法显示角化和非角化黏膜之间的区别，这就给不翻瓣引导种植手术带来了局限性（Van de Velde et al. 2010）。如果植入部位附着龈的量有限，建议做牙槽嵴顶或腭侧的微型切口，将软组织推向颊侧，以减少因不翻瓣环切而损失的角化龈。如有需要，也可进行角化龈移植手术（Tallarico et al. 2016）。在Maló等（2013）开展的一项临床研究中，对附着龈宽度小于6mm或大于6mm的患者进行下颌全牙弓不翻瓣引导种植手术和修复，术中可根据情况翻瓣以保护角化黏膜。对39名患者总计156颗种植体随访1年，结果显示，附着

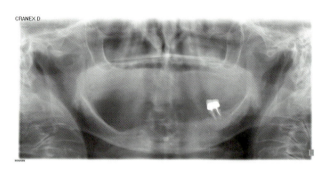

图14-85 术前全景片，可见上下颌牙槽骨萎缩

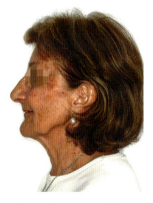

图14-84 患者，女，65岁，阿司匹林服用史，曾行活动义齿修复，现要求种植修复治疗。患者侧面观

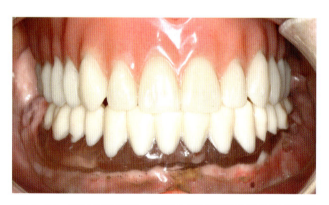

图14-86 通过诊断模型，制作上颌可摘活动义齿和下颌透明放射导板，并戴入口内进行检查和调整

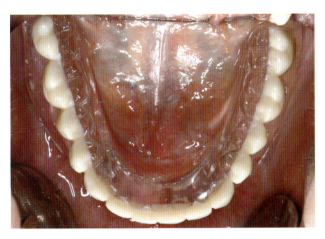

图14-87 戴入放射导板后的口内观

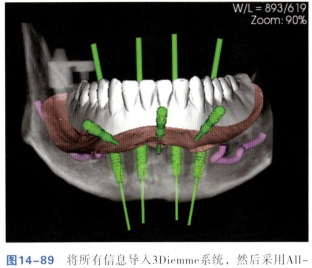

图14-89 将所有信息导入3Diemme系统，然后采用All-on-4术式模拟植入4颗Ø3.8mm PRAMA种植体（Sweden & Martina, Padova, Italy）。前牙区种植体长11.5mm，远中种植体长13mm。图为软件中的软组织和放射导板叠加图像

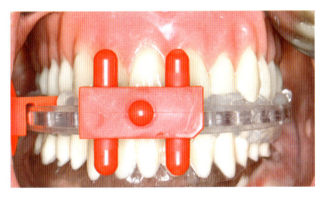

图14-88 为了使患者的DICOM数据与放射导板能配准叠加，使用EVOBITE bite进行CBCT扫描。图为戴入EVOBITE bite并调整后的口内观

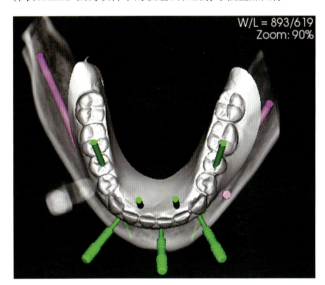

图14-90 种植手术设计𬌗面观

图14-91 软件中该病例的平面图像注意种植体的特征

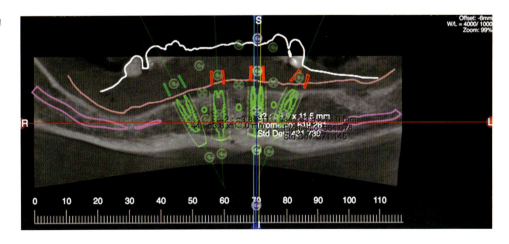

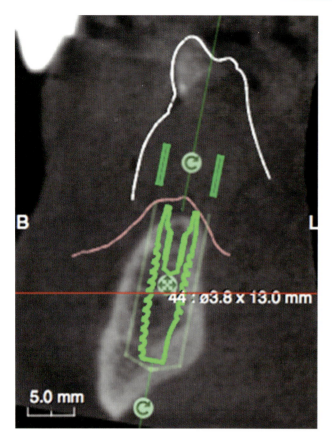

图14-92 42位置种植体的轴向切面

龈颊舌向宽度不足6mm与附着龈丧失以及牙龈开裂显著相关。

在引导种植手术中，由于导板的阻挡，水冷却受到阻碍，建议备洞时通过提拉运动冷却钻头，并在导板和术区额外增加水冷却，防止钻头过热对组织造成损伤（Marcelis et al. 2012）。此外，骨屑会积聚在钻头的凹槽中，建议在种植窝洞预备过程

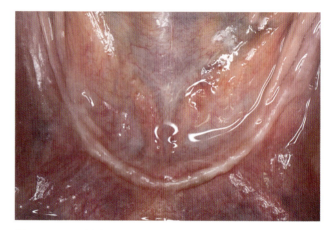

图14-94 下颌𬌗面观

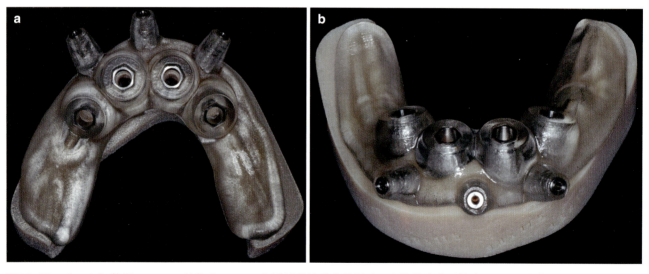

图14-93 （a，b）使用3Diagnosis软件（3Diemme）进行种植手术规划后，立体快速成型技术（SLA）制作手术导板

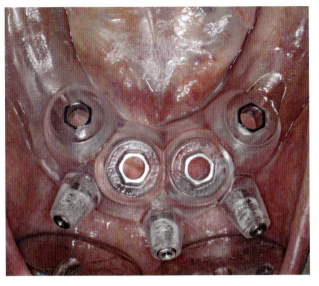

图14-95　口内检查手术导板

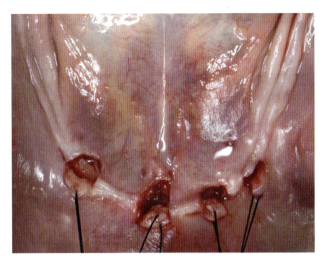

图14-97　翻微型瓣，以免损失种植体颊侧角化黏膜

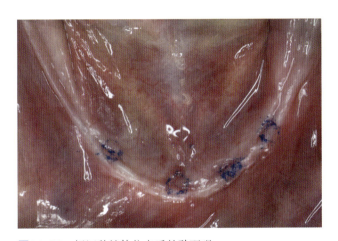

图14-96　标记种植体位点后的殆面观

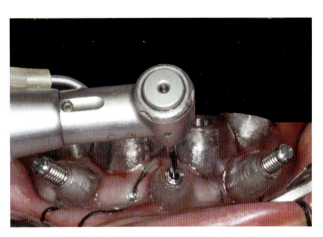

图14-98　借助3个固位钉将手术导板固定在口内

中，将钻头从导板套管中取出，不断冲洗种植窝洞（Yong and Moy 2008）。

此外，在大多数研究中，种植体是植入已形成骨愈合的牙槽骨中。但是，患者往往不愿佩戴临时可摘义齿，希望能从无法保留的余留牙列直接过渡至种植体支持式固定义齿，这种需求对CAD/CAM技术在即拔即种中的应用提出了新的挑战。使用两片式放射导板能让患者在术前保留余留牙，以修复为导向进行虚拟种植规划并引导植入种植体，并且不受拔牙位点的影响（Polizzi and Cantoni 2015）。

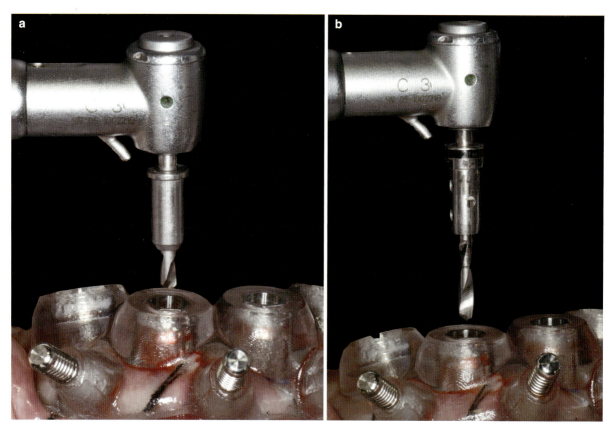

图14-99 （a，b）使用Sweden & Martina公司的Echo Plan钻逐级备洞

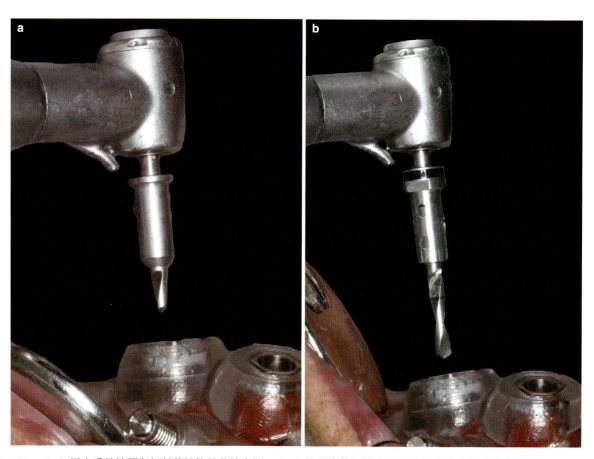

图14-100 （a）用皮质骨钻预备倾斜种植体的种植窝洞。（b）按顺序使用钻头预备倾斜种植体的种植窝洞

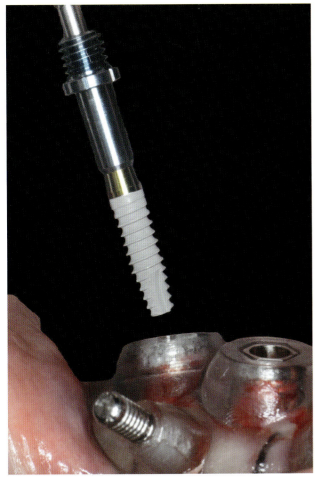

图14-101 手术导板引导下植入倾斜种植体

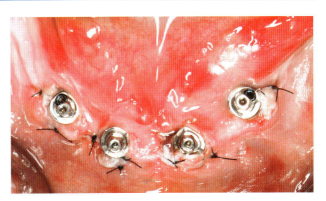

图14-103 取下导板，在4颗种植体上放置复合基台，缝合组织瓣

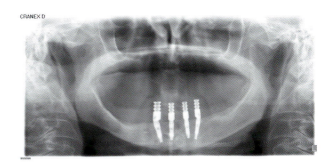

图14-104 安装临时钛基台并拍全景片检查

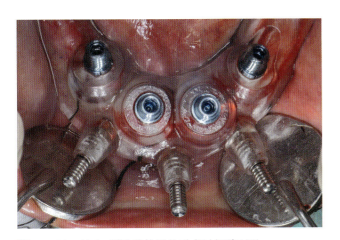

图14-102 植入4颗种植体后的手术导板殆面观

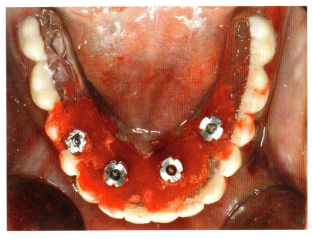

图14-105 口内就位留有预成孔的放射导板，用DuraLay®树脂夹板固定临时钛基台

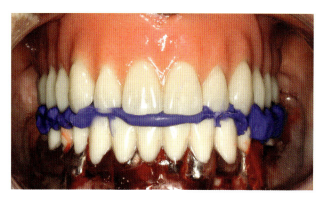

图14-106 取咬合记录

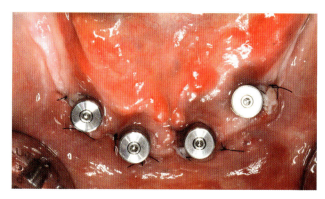

图14-107 技工室制作即刻负重修复体时，基台上安装保护帽

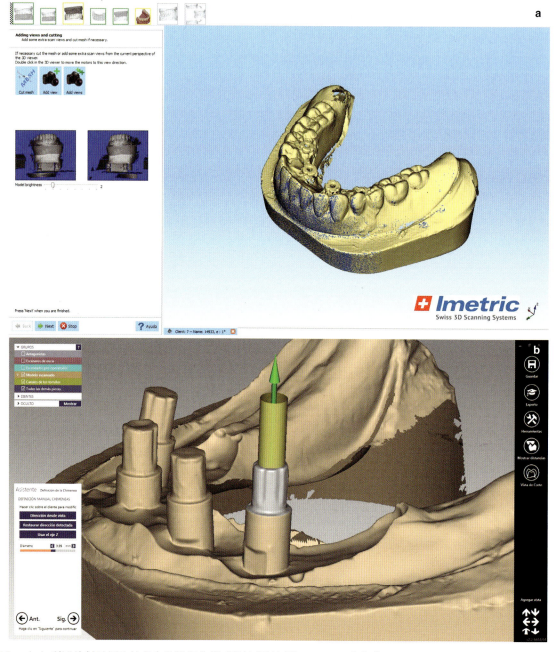

图14-108 （a）利用放射导板和钛基台的数字化模型设计螺丝固位CAD/CAM修复体。（b）设计其中一颗种植体的穿龈外形

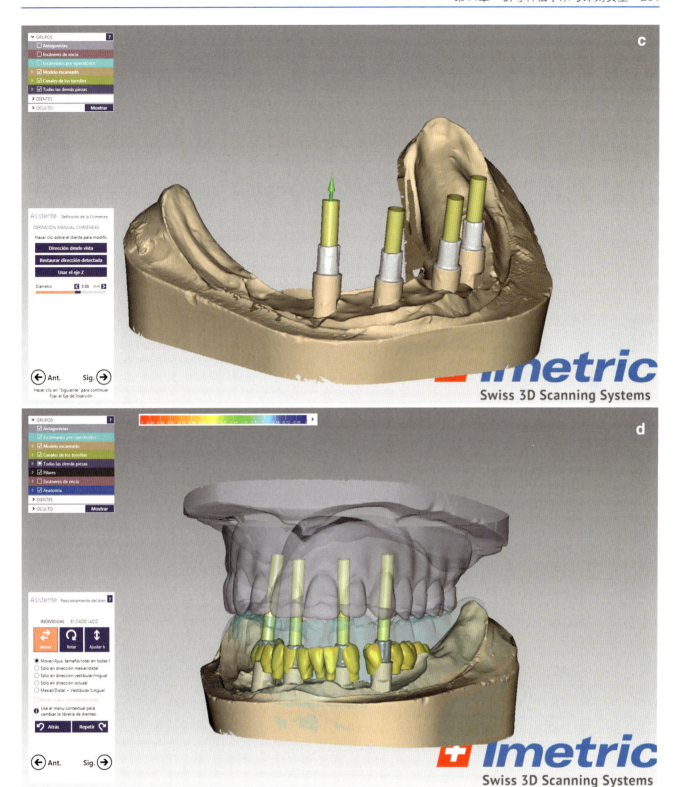

图14-108（续） （c）检查种植体穿龈基台的平行度。（d）依据种植体穿龈基台和对颌牙进行数字化排牙

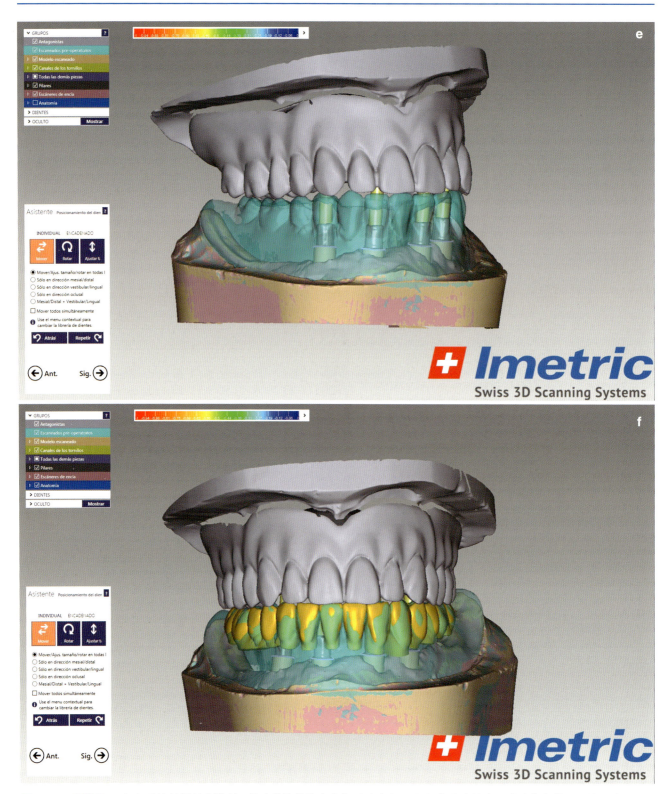

图14-108（续） （e）以放射导板为模型，检查种植体的穿出位置及咬合。（f）在咬合状态下确认修复体的最终设计

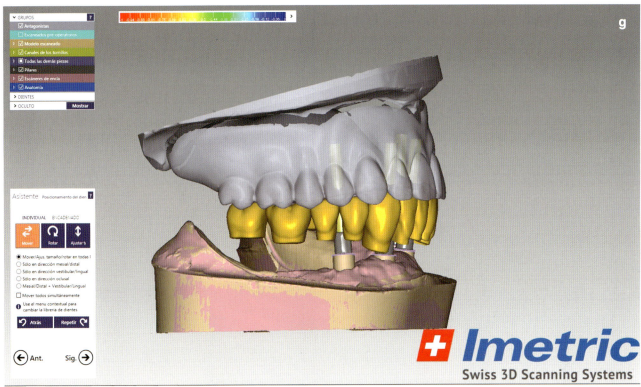

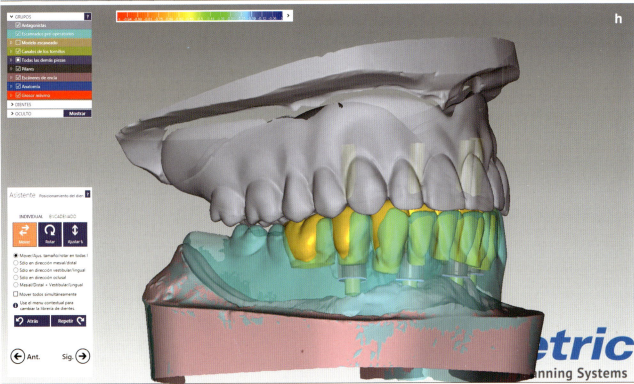

图14-108（续） （g）从侧方确认排牙位置。（h）叠加放射导板以检查修复体设计

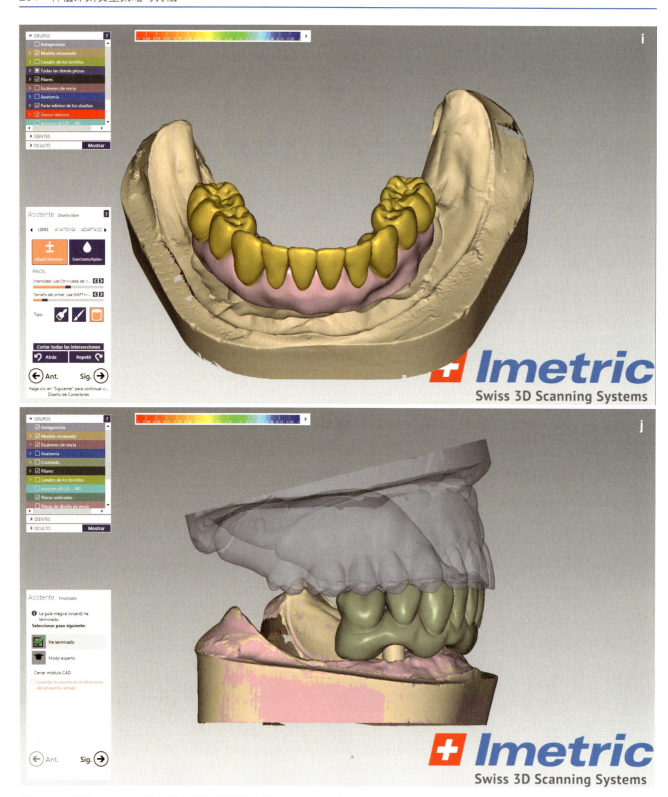

图14-108（续） （i）修复体的最终设计骀面观和（j）侧面观

修复过程

临床医生可以用预制的修复体进行临时修复，也可术后取模灌注石膏模型来制作修复体，以避免手术操作所致种植体植入偏差带来的不良影响。根据术后基台水平印模制作修复体，可以提高修复体的密合度。但引导种植手术的优势之一是能在术前完成临时修复体的制作，这就为术后进行即刻负重

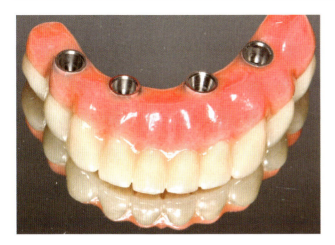

图14-109 PMMA即刻临时义齿

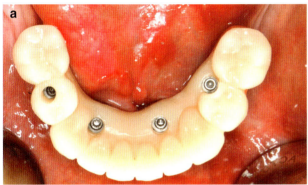

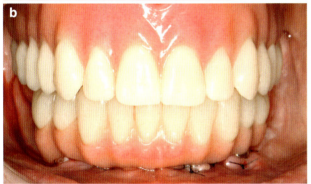

图14-111 （a，b）戴入义齿

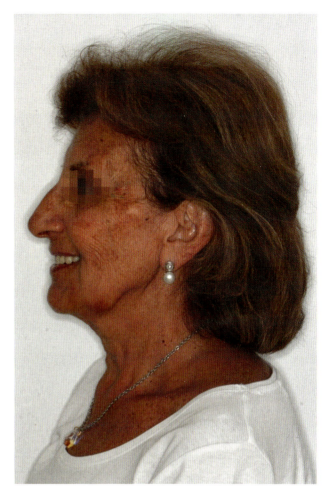

图14-110 修复体负重后患者侧貌

提供了机会。尽管三维设计软件可预测性很好，但仍存在一定的不精确性，这种偏差可导致临时修复体戴入时出现就位不良的问题。实际上，虚拟设计中微小的角度偏差就会阻碍桥体的完全被动就位。Albiero等（2017）建议：在不翻瓣引导种植术后，使用口内焊接技术提高种植体支持式全牙弓即刻负重固定修复体的精确度。

　　Van de Velde（2010）、Landázuri-Del Barrio（2013）和Meloni（2013a）等认为目前技术精确度仍有不足，术前种植设计无法提前制作完全密合的临时修复体。为了解决即刻负重的需求，可用树脂直接在口内连接金属支架与种植临时基台，可以保证种植修复体获得精准稳定的被动就位；也可在术后制取印模或运用口内扫描，在术后即刻完成修复体的制作。然而，Daas等（2015）进行引导种植手术以及种植体支持的全牙弓即刻修复，并对所有临时修复体的基台连接处进行视觉探查和影像学评估。结果发现，通过术后取模制作临时修复体时，必须用橡皮障保护种植体及其周围软组织。D'haese等（2013）曾报道了一例印模材料残留引发的牙龈脓肿，最终导致种植体脱落。

并发症

引导种植体植入术能减少手术时间，但增加了术前设计、评估和治疗规划的时间，并且手术过程必须按照既定的流程进行。在引导种植手术操作中，每一步都可能出现误差，而这些误差是能够累加的。厂商的建议是，操作者应遵循种植系统的特定流程进行窝洞预备，注重细节，理解各步骤背后的原理，避免跳步骤操作（Orentlicher et al. 2014）。

此外，术者要能够在短期内快速掌握新技术。引导种植手术要求术者具有一定的种植手术经验；年轻医生如果没有在引导种植手术方面接受足够的培训，那么该技术就不是他们的第一选择。严格遵守种植系统的手术流程是预防并发症的关键。

在使用软件规划种植方案时，会发生各种不同的并发症。早期手术并发症包括：导板不完全就位、导板折断、手术入路受限［（Komiyama等（2012）建议牙槽嵴和对颌牙切缘之间的最小距离为50mm，为手术工具预留空间］、种植体植入深度不足、种植体初期稳定性不足、软组织缺损等；晚期手术并发症包括：术后长时间疼痛和肿胀、感染、急性上颌窦炎；早期和晚期修复体并发症包括：修复体和螺丝松动、发音影响、咬合问题以及修复体折裂等（Yong and Moy 2008；Di Giacomo et al. 2012）。

引导种植手术及其修复过程中可能出现如下误差（Bruno et al. 2013）：

（1）图像采集和数据处理过程中的误差。应对扫描进行严格校准，以减少手术导板的形变误差。

（2）手术导板制作过程中的误差。立体快速成型技术的误差为0.1～0.2mm。

（3）导板就位误差，备洞时导板微动产生的误差。

（4）引导环与钻头之间的间隙引起的机械误差。

（5）在导板辅助手术中，较厚的导板需要使用较长的钻头，易引起误差。

Abad-Gallegos等（2011）研究报道，19名患者共植入122颗种植体后，出现的术中并发症有：26.3%种植体因缺乏初期稳定性而取消了计划中的即刻负重修复；一名患者因张口度小导致手术操作困难。术后并发症有：4名患者的7颗种植体失败。其中一个失败病例是因种植体感染而翻瓣探查时，发现相邻种植体出现骨开裂则再取出两颗种植体。所有失败病例均重新植入新的种植体。10例（52.6%）无修复并发症。出现的修复并发症包括：临时修复体螺丝松动（10.5%）、修复体折裂或部分破损（10.5%）、即刻修复体无被动就位（5.3%）和种植区疼痛（5.3%）。

Di Giacomo等（2012）对选择性激光烧结导板用于不翻瓣种植手术和即刻义齿安装的精确性和并发症进行了评估和分析。12名患者共植入种植体60颗，修复体12个，种植体平均横向偏差<1.8mm，平均角度偏差为6.53°。然而，41.7%种植体根端偏差>2mm。并发症发生率为34.4%，主要有备洞过程中损伤舌侧软组织、种植体直径大于预期、种植体缺乏初期稳定性、术后长时间疼痛、修复体中线偏移、修复体折裂等。

Bruno等（2013）报道了一例女性无牙颌的临床病例，患者要求使用下颌种植体支持式修复体；在导板引导种植手术期间，两颗种植体因过于偏颊侧而被取出，术者使用翻瓣自由手种植完成手术。

Yong和Moy（2008）也报道了78颗种植体中有1颗种植体因未能植入至计划深度而被取出的情况。该文献报道了一些使用软件规划种植时没有预见到的并发症，包括早期手术并发症（2名患者由于骨突导致导板不能完全就位、1名患者种植体未能植入至计划深度），晚期手术并发症（1名患者出现耐受性疼痛、1颗种植体颊侧软组织缺损、种植失败）、早期修复并发症（修复体松动、发音问题和双侧修复体咬颊）以及晚期修复并发症。

疼痛和肿胀是常出现的术后并发症。Yamada等（2015）对不翻瓣引导种植手术下全牙弓固定修复即刻负重的临床效果进行了前瞻性研究。结果显示，在100mm视觉模拟量中术后疼痛的平均得分为14.7±9.3。未观察到诸如无法放置导板或无法插入钻头、导板断裂、种植体初期稳定性差或骨穿孔等手术并发症。有1名患者轻微出血，但第二天早上出血已止住。关于修复并发症，随访期间有10颗种植体（6名患者）出现临时修复体螺丝松动。1名患者在骨愈合阶段出现了临时修复体折裂。

最常见的早期外科并发症是骨突干扰，该并发症会影响导板就位。由于钻头较长，手术导板较厚，后牙区难以进入，使得手术过程变得复杂。此外，后牙区牙列缺损患者种植手术的视野较差，外科医生很难确保钻头和器械的深度。

所有关于立体快速成型制作手术导板的文献均指出，虚拟规划设计和种植体植入之间存在偏差。从种植规划到种植体植入再到修复重建，引导种植手术的准确性取决于以上所有步骤中可能出现的误差之和（Van de Velde et al. 2010）。当然，影响准确性的另一个要素是文献的研究类型（尸体标本研究、临床研究、体外研究）。

虚拟种植规划和术后种植体位置之间的误差需要引起重视。种植体颈部肩台位置的误差对于是否能完成修复至关重要。有综述指出，引导种植手术具有高精度，水平向平均误差为1.2mm，垂直向平均误差为0.5mm。种植体肩台水平的误差会导致修复体就位不良，并影响新植入种植体的远期效果（Van de Velde et al. 2010）。Landázuri-Del Barrio等（2013）报道的16名患者中，有13名患者在影像学检查中发现了修复体不适配的现象，要使这些患者的修复体完全就位，需要重新送技工室加工。

目前关于计算机辅助引导种植手术的准确性，不同文献的结论尚有分歧（Valente et al. 2009）。Jung等（2009）发表的系统性综述认为，根端最大误差值为7.1mm，而另一些文献报道的最大误差值仅为0.30mm。此外还有许多方面没有达成共识：一些学者声称牙支持式导板的准确性更高（Turbush and Turkyilmaz 2012），而其他人则认为黏膜支持式导板的效果更佳（Valente et al. 2009）。

近期的一篇系统性综述中，Seo和Juodzbalys（2018）回顾了119篇文献，并挑选出6篇最符合标准的相关论文。纳入数据包括572颗种植体和93名患者。黏膜支持式立体快速成型导板的根端误差不超过2.19mm，冠方误差不超过1.68mm，角度误差不超过4.67°。

目前，有各种计算机辅助引导种植体植入流程供临床医生选择。这些流程在软件、导板制作、导向装置、固位和稳定性方面各不相同。相关文献提示，我们必须接受一定程度的误差（±2.0mm），该误差看似很大，但明显小于非引导种植手术。将精度降低至0.5mm以下显得非常困难。有综述对诸多研究进行总结，发现它们的共同缺点是临床数据和结果变量的报告方式不一致，且缺少临床对照研究（Vercruyssen et al. 2014）。

临床和影像学结果

表14-1列出了一些临床文献，详细阐述了引导种植手术的临床效果。

缺牙类型

大多数文献来自无牙颌引导种植手术结合全牙弓即刻螺丝固位义齿修复的研究。2015年发表的文献中，Yamada等（2015）在一项前瞻性研究中评估了48名上颌无牙颌患者（278颗种植体）接受全牙弓即刻固定修复后的临床疗效。种植体采用不翻瓣引导种植手术植入。即刻负重1年后随访，种植体存留率为98.6%。还有一些来自牙列缺损患者的文献。Pozzi等（2015）研究了萎缩性上颌后牙区微创种植结合即刻负重的治疗效果，在27名上颌骨重度萎缩的患者中，通过不翻瓣或翻微型瓣植入81颗种植体（轴向39颗；倾斜42颗），并进行即刻负重。种植体3年累计存留率为96.3%。所有修复体均稳定、功能良好，修复体累计存留率达100%。尽管轴向和倾斜种植体的边缘骨吸收具有统计学差异，但临床表现没有差异。笔者认为，在萎缩性上颌后牙

表14-1 引导种植手术的临床研究结果

作者（年份）	研究类型	患者数量	种植体数量	修复体类型	全程引导种植	不翻瓣	随访时间	修复成功率（%）	种植成功率（%）
Amorfini et al.（2017）	随机对照试验	13	36	局部固定修复体	是	是	2年	100（1例折断）	97.3
Ciabattoni et al.（2017）	前瞻性研究	32	285	全牙弓固定修复体	是	是	3年	100	97.54
Vercruyssen et al.（2016）	随机对照试验	7	42	全牙弓螺丝固定修复体	是	是	-	-	100
Sato et al.（2016）	前瞻性研究	-	-	覆盖义齿	是	是	-	-	-
Tallarico et al.（2016）	随机对照试验	40	200	全牙弓固定修复体"All-on-4"/"All-on-6"	是	是或翻微型瓣	5年	100（2例螺丝松动，2例修复体折裂）	95
Yamada et al.（2015）	前瞻性研究	48	278（上颌）	全牙弓固定修复体	是	是	12个月	10颗种植体出现临时修复体折裂和螺丝松动	98.6
Daas et al.（2015）	前瞻性研究	14	99（上颌/下颌）	全牙弓固定修复体	是	-（部分病例软组织处行组织处理）	6~24个月	3例修复体折裂	97.97
Browaeys et al.（2015）	前瞻性研究	20	80（上颌/下颌）	All-on-4全牙弓螺丝固定修复体	是	是	3年	100	100（49.2%存在明显骨吸收）
Pozzi et al.（2015）	前瞻性研究	22	170（上颌/下颌）	螺丝固定金属支架增强聚丙烯酸树脂修复体	是	是或翻微型瓣	至少3年	88.5	100
Polizzi and Cantoni（2015）	前瞻性研究	27	160（上颌，92颗延期种植，68颗即刻种植）	全牙弓螺丝固定修复体（19）局部螺丝固定修复体（10）	移除导板后发现，一些即刻植入的种植体比预计的要深	是	最多5年	100	97.33
Marchack and Moy（2014）	前瞻性研究	1	上颌6颗下颌5颗	全牙弓螺丝固定修复体	是	是	8年	100	100
Orentlicher et al.（2014）	前瞻性研究	-	107	全牙弓固定修复体（All-on-4/All-on-5/All-on-6）	是	是	7年	-	97.2（上颌）100（下颌）
Galindo and Butura（2014）	前瞻性研究	1	6（上颌）	全牙弓螺丝固定修复体	是	是	18个月	100	100
Meloni et al.（2013a）	前瞻性研究	20	117	全牙弓螺丝固定修复体	是	是或翻微型瓣	30个月	100	97.4

续表

作者（年份）	研究类型	患者数量	种植体数量	修复体类型	全程引导种植	不翻瓣	随访时间	修复成功率（%）	种植成功率（%）
Meloni et al.（2013b）	前瞻性研究	12	72（26颗即刻种植）	螺丝固定修复体	是	是	24个月	100（3例丙烯酸树脂修复体折裂）	100
D'haese et al.（2012）	前瞻性研究	26	114（上颌）	全牙弓或局部螺丝固定修复体	是	是	12个月	11.5%有早期并发症	88.6存留
Landázuri-Del Barrio et al.（2013）	前瞻性研究	16	64	螺丝固定修复体	是	是	12个月	100（13/16修复体就位不良）	90
Kominaya et al.（2009, 2012）	前瞻性研究	29	165（上颌/下颌）	全牙弓固定修复体	是	是	12个月	–	98.18
Di Giacomo et al.（2012）		12	60	全牙弓固定修复体	否	是	30个月	91.66	98.33
Abad-Gallegos et al.（2011）	回顾性研究	19	122（上颌/下颌）	螺丝固定金属支架增强丙烯酸树脂修复体	是	是	–	52.6（5例延期负重）	69.5
Van de Velde et al.（2010）	前瞻性研究	13	36（上颌）	局部固定修复体（粘接或螺丝固定）	否	是	18个月	92.31（3例修复体折裂）	97.3
Danza and Carinci（2010）	回顾性研究	–	66	局部或全牙弓固定修复体	是	是	15个月	–	100
Meloni et al.（2010）	回顾性研究	15	90（上颌）	全牙弓螺丝固定修复体	是	是	18个月	2例修复体就位不良，1例修复体折裂	97.77
Yong and Moy（2008）	前瞻性研究	13	78（上颌/下颌）	局部或全牙弓固定修复体	是	是	26.6个月	2例修复体殆面磨损，2例螺丝松动	91
Malo et al.（2007）	前瞻性研究	23	92	全牙弓螺丝固定修复体	是	是	12个月	15颗种植体螺丝松动	97.8
Rao and Benzi（2007）	前瞻性研究	46	51	下颌第一磨牙固定修复体	是	是	12个月	5例螺丝松动，49%的预成即刻固位修复体在微调后就位	100（94%即刻负重）

区植入轴向和倾斜种植体并进行即刻负重固定修复是有效的。Van de Velde等（2010）运用不翻瓣手术植入种植体，对比即刻负重、常规负重以及6周后负重的效果。在13名患者中，36颗种植体在立体快速成型导板的引导下，不翻瓣植入上颌后牙区，并通过临时基台进行固定桥即刻负重，种植体存留率达97.3%，但有3名患者的临时修复体发生折裂。

D'haese等（2013）在一项前瞻性研究中，在立体快速成型导板的引导下，为26名牙列缺损或牙列缺失患者植入114颗种植体。1年后随访结果显示，38.5%的无牙颌即刻负重受试者和15.4%的牙列缺损延期负重受试者出现种植失败。

骨愈合类型

如前所述，在多数研究中，种植体是植入愈合后的牙槽窝。然而，当进行即刻种植时，种植体需沿着拔牙窝腭侧壁植入，位于冠方的唇侧牙槽嵴下1.5mm（Tallarico et al.2016）。Meloni等（2013b）在一项运用计算机辅助引导种植手术的临床研究中，植入72颗种植体并进行即刻负重（其中26颗种植体为即刻种植）。随访24个月，种植体的累计存留率为100%。Polizzi和Cantoni（2015）对接受上颌即刻或延期种植并采用放射导板辅助进行即刻固定修复的患者进行了中期随访。27名患者接受了全牙列或部分牙列的即刻修复，共植入160颗种植体，5年累积存留率为97.3%。植入2年后，即刻种植和延期种植的种植体平均骨吸收为0.85mm；从术后到最后一次随访（4～5年），骨吸收为1.39mm；从术后2年到最后一次随访，骨吸收为0.64mm。即刻植入的种植体与延期植入相比，其骨吸收无显著差异。

Ciabattoni等（2017）报道了一项为期3年的临床和放射学研究，32名患者被分为拔牙后即刻种植组和拔牙窝愈合后延期种植组，两组患者均进行不翻瓣种植手术和全牙弓即刻修复。该研究采用双导板引导种植技术，共植入285颗种植体，其中，197颗种植体为即刻种植（上颌137颗，下颌60颗），88颗种植体为延期种植（上颌58颗，下颌30颗）。种植体的总体累积存留率（CISR）为97.54%。上颌延期种植病例中有2颗种植体失败（CISR 96.55%），上颌即刻种植病例中有3颗种植体失败（CISR 97.81%），下颌即刻种植病例中共两颗种植体失败（CISR 96.66%），下颌延期种植无失败（CISR 100%）。所以，在引导种植手术中使用双导板技术（DTT），其中期效果是可预期的，同时可缩短治疗时间、减少患者的不适感。

边缘骨吸收

尽管计算机引导的不翻瓣种植手术结合即刻负重在一些文献中表现出良好的治疗效果，但文献报道数据主要为种植体和固定修复体的存留率/成功率，仅有少数研究评估了种植体周围支持组织的情况，如边缘骨吸收等。Komiyama等（2012）评估了29名无牙颌患者共165颗种植体周围软组织情况以及影像学的边缘骨变化。种植体周围探诊出血率平均为81.9%。42%和27%的测量位点分别观察到超过1.5mm和2.0mm的边缘骨吸收。虽然种植体行使功能后的边缘骨吸收平均值保持在多数报道的范围内，但患者在多个部位表现出广泛的骨吸收，其骨吸收水平（>1.5mm）超过了常用的成功标准。

Landázuri-Del Barrio等（2013）在一项前瞻性研究中，遵循"All-on-4"理念对16名患者行不翻瓣引导种植手术，在下颌骨中共植入64颗种植体，种植体存留率为90%。12个月后的平均骨吸收量为0.83mm，其中最大值为1.07mm。83%种植体周围软组织情况稳定，种植体周龈袋浅，且未出现颊侧中份龈退缩。种植体周围菌斑（<27%）和探诊出血率（<30%）较低，种植体周围骨吸收也较少（<1mm）。

目前，我们仍需要进一步开展前瞻性研究以及更多中长期的随机对照临床试验，以寻找最佳引导系统或提高准确性的重要参数。此外，我们还必须考虑成本效益，并以患者为中心进行评估（如问卷调查、谈话沟通）。

第15章　数字化全口种植即刻负重i2操作方案：基础

The i2 Protocol for Digital Immediate Loading in Totally Edentulous Patients: The Basics

Luis Cuadrado, Cristina Canals Salinas,
Cristina Cuadrado Canals, Andrea Sánchez Becerra,
Luis Cuadrado Canals

关键信息

　　数字化技术引入牙科以后，对建立更快、更简单、可复制的新工作流程提出了需求。数字化口腔技术意味着新知识和新工具，可为治疗成功提供保障。该技术不仅涉及新的设备（口内扫描仪、Osstell等），还包括严格的操作规范，以确保我们日常临床工作的最佳效果。

引言

　　现代科技已经成为我们生活的一部分，也是我们自身发展的一个基本要素。它使我们能够更好、更快地进行一些新的尝试。事实上，如果没有技术进步，目前的生活水平是无法维持的。口腔种植学也不例外，在未来数年，这门学科现有的技术无疑将迅猛发展。

　　一旦发现新技术优于传统技术，我们就会将其应用于医疗卫生领域，为我们患者提供更优质的治疗。近年来，口腔医学有了很大的发展，这在很大程度上归功于功能强大的设计软件和现代制造系统的引入，这些技术的引入大大提升了口腔修复的美学效果和功能，并且缩短了治疗时间，使患者能在短时间内恢复咀嚼功能和美学。

　　将口内扫描技术应用于种植修复是印模技术的一次变革，现在它已经能够取代传统印模技术。但这并不单是从一种操作流程切换到另一种操作流程这么简单，口内扫描技术具有更多的优势。事实上，口内扫描技术凭借更高的准确性和更快的扫描速度，为种植治疗开辟了新的前景，并为数字化设计和制作提供了可能性，从而实现前所未有的种植精度和质量标准。我们认为数字化技术的应用不仅仅达到了经典操作流程的效果，其特有的优点提供了比传统操作更优化的治疗程序。在这个全新的数字世界里，基于数字化信息开创新的数字化治疗流程是我们的首要任务，为21世纪的患者提供最好的治疗效果。

　　口内扫描技术可以精确记录口腔组织的表面形态，例如：牙龈、牙齿、种植基台、修复体、口腔黏膜和舌。术者可以对这些数据进行调整，从而适应临床需要。相对于传统印模技术，口内扫描技术可以更快、更精准地获取口腔印模，减轻患者的不适感。此外，口内扫描技术简单易学，临床医生稍加训练就可以掌握。口内扫描技术的应用可以使患者、医疗团队以及技师之间的交流沟通更为方便有效（图15-1）。

　　将口内扫描数据导入软件系统并加以分析规划，可以使种植方案设计更加精准高效。该软件不仅可以设计和制作外科导板，而且能设计制作临时修复体，以便在引导种植体植入后进行即刻修复。这些工具软件可称之为修复导向软件。

　　这项新技术也可用于种植取模、单冠修复以及全牙弓即刻负重修复，并可在椅旁操作完成。此

L. Cuadrado (✉) · C. C. Salinas · C. C. Canals · A. S. Becerra
L. C. Canals
i2 Implantologia Dental and Learning Center, Madrid, Spain
e-mail: andrea.sanchez@i2-implantologia.com

© Springer Nature Switzerland AG 2019
M. Peñarrocha-Diago et al. (eds.), *Atlas of Immediate Dental Implant Loading*, https://doi.org/10.1007/978-3-030-05546-2_15

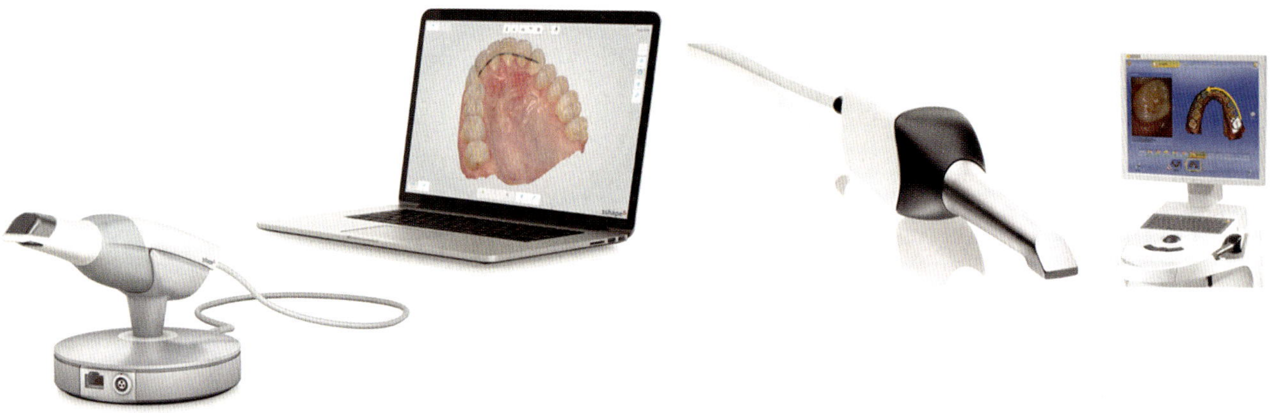

图15-1　各种口内扫描仪和工具软件

外，我们可以利用该技术优化重建方案，更好地与患者及其他专业人员进行沟通，甚至实现多学科专家联合会诊。

从患者的角度来看，口内扫描比传统印模更舒适。一些研究报告指出：相对于传统印模技术，使用口内扫描仪取模，患者舒适感更佳，精准度也更高（Yuzbasioglu et al. 2014a; Gjelvold et al. 2016; Ender and Mehl 2013a; Müller et al. 2016）。口内扫描技术缩短了修复过程中的椅旁操作时间，减少患者的复诊次数，越来越高的精确度使其逐步取代传统印模技术。

从口腔扫描仪收集三维图像，经过多个步骤的转化，最终为CAD/CAM设备完成修复体制作提供了必要信息，这一整套工作流程称为"全数字化"。该数字化工作流程为牙科医生、技师和患者提供高品质（精准、快速）的治疗效果（Yuzbasioglu et al. 2014a; Gjelvold et al. 2016; Hack and Patzelt 2015）。

使用口内扫描仪取模比传统的取模方式更加快捷，通过屏幕将修复效果形象化，增进与患者和技师的沟通。该技术能即时传输文件，使远程诊治成为可能，从而为牙科治疗带来根本性的变革，能更好地服务于患者和医疗团队。数字化技术在口腔诊疗的应用中，最重要的是开发专用操作规范，以保证其精准度和可重复性。此外，这些技术的应用能有效减少诊疗过程中人为操作造成的失误和误差，提高精确度和准确性。

任何采集系统都存在误差。理论上来说，口内扫描技术通常不存在与传统印模材料有关的误差问题（Anh et al. 2016; Nedelcu et al. 2018）。然而，口内扫描过程中，尤其是用于种植修复时，可能会出现记录错误，我们必须知晓并预防其发生。

我们的目的并不是用数字化技术完全取代经典的工作流程，而是希望这两种方法共存并有效结合，使临床治疗效果和患者受益。这项技术最重要的部分是数字化在临床中的应用，不是简单地将传统操作过程转移到数字化系统中，而是需要利用其技术优势开发新的操作规范。

然而，重要的是，那些依赖经验的操作流程和当前技术的发展状态，在不久的将来会发生改变。

即刻负重

种植即刻固定修复的目的是种植手术当天进行种植体的上部修复。在骨结合期间，临时义齿修复提高了患者的生活质量。全数字化流程可以使这一过程变得更加精确、快速和可预期，走向更高的质量，并且使最终修复体更为精准（图15-2和图15-3）。

对于一些多单位数字化即刻修复病例，即便所有种植体均满足即刻负重条件，我们仍可选择部分种植体进行即刻负重，无论这些种植体是否采用引导手术植入。在第一阶段没有必要使所有种植体即刻负重，只要满足临时上部修复所需的负重要求即可。某些情况下，在后续阶段，患者可以继续使用

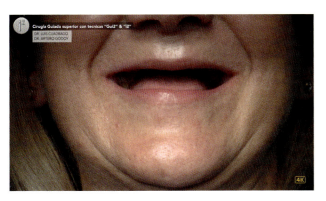

图15-2 患者术前照

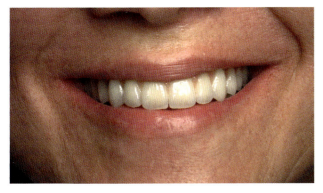

图15-3 该患者采用全数字化即刻负重并最终修复后

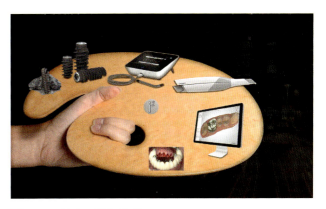

图15-4 治疗工具和要素

原有的临时固定义齿，待新植入的种植体骨愈合后再行最终修复。

本章将讨论全数字化即刻负重操作流程中的要点。这一治疗理念要求医生将系统中的所有工具正确应用于不同的治疗方案，以适应不同的无牙颌临床情况。

与治疗有关的要素（图15-4）

1. 口内扫描仪。
2. 合适的种植体。
3. 外科手术。
4. Osstell装置。
5. 技工室设计软件。
6. 制作设备和软件。
7. 临时修复体。

基于这些要素，治疗流程包括改良手术、种植体稳定性系数（ISQ）测量、正确的扫描流程、便

捷的临时义齿设计以及PMMA修复体的制作。

详细解析这些要素和工作流程不是本章的主要任务，我们将从实用性和临床操作角度来描述这一治疗流程。

口内扫描仪

临床实践中，医生常使用3shape公司的TRIOS 3扫描仪。该系统非常精确，可广泛应用于口内数字化印模的制取（Nedelcu et al. 2018; Basaki et al. 2017）（图15-5）。

它涵盖了种植学及其涉及的所有临床应用，从单颗牙种植到全牙弓种植、正畸、天然牙修复等。用口内扫描仪采集患者口腔内的数据，并生成文件，再将该文件导入修复设计软件进行处理。

与传统印模技术相比，口内扫描技术具有更高的精确度（Hack and Patzelt 2015; Anh et al. 2016; Basaki et al. 2017; Sahin and Cehreli 2001; Marghalani et al. 2018）。文献表明，用传统印模材料（硅橡胶和聚醚橡胶）取模和灌模过程中，取模技术、操作者技巧、种植体的位置/数目/角度、所用印模材料、铸造工艺、患者对印模的耐受性、材料的理化性质等因素造成的误差总和接近50~70μm（Hack and Patzelt 2015; Kim et al. 2017; Amin et al. 2017; Papaspyridakos et al. 2015; Andriessen et al. 2014a）。而根据现有文献，口内扫描技术将精确度和一致性分别提高至（6.9±0.9）μm和（4.5±0.9）μm（Hack and Patzelt 2015）。

图15-5　3shape TRIOS 3 口内扫描仪

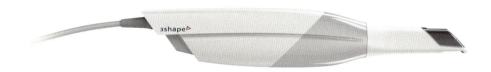

数字化印模应用于临床所需的精确度标准尚未达成共识。体外研究显示，临床可接受的种植体印模扫描误差应小于60μm（Basaki et al. 2017）。有一篇早期的综述讨论了种植体位置的精确度对于种植体支持式义齿达到被动就位的必要性，该研究者认为这一数值是临床上可探查到的最小误差（Sahin and Cehreli 2001）。

关于种植印模的扫描精确度，尚未有一项研究报道低于60μm（Basaki et al. 2017）。由于技术不断变化并快速改进，所以只纳入了近几年的文献（Gherlone et al. 2016; Lo Russo and Salamino 2017a; Lo Russo and Salamino 2017b; Goodacre and Goodacre 2018）。

因此，我们所建立的工作流程必须达到这一标准。

与牙弓完整和牙列缺损患者相比，无牙颌患者在数字化扫描方面存在不一样的困难和挑战。口内扫描仪需拍摄许多连续图像，并将它们拼接在一起，形成三维文件。这就要求口内存在易于识别的不规则/不对称的口腔组织标志点。而无牙颌患者的牙龈通常非常光滑，几乎没有标志点，或者软组织（尤其是下颌）非常松软，会在扫描过程中移动，这两个问题会造成图像拼接复杂从而导致获取数据不准确（Seelbach et al. 2013; Papaspyridakos et al. 2014; Yuzbasioglu et al. 2014b; Andriessen et al. 2014b）。

由此可见，口内扫描面临的主要难题是如何对口内标志不明显区域和可移动区域进行扫描。我们需要做充分的规划，尽可能避开那些不清晰或错误的区域。找到避免丢失重要解剖结构（便于更快速、更准确扫描）的工作流程，将使我们处于最佳位置，获得高精度的数据。

稳定的口内标志点有助于我们在扫描过程中保持最佳位置，更快、更精确地获取数据，从而形成有效的扫描文件（Ender and Mehl 2013b, 2015; Lee

2017; Fang et al. 2017）。

例如，当患者不能进行种植后即刻修复时，采用的策略是在口内扫描后拔牙，而不是扫描之前。制订治疗计划时应最大化地获取患者口内信息，以避免治疗过程中因口内情况变化而产生新的问题。此外，规划病例时要更多地思考，使用不同的思维方式，为数字化牙科创建新的工作流程。

为了使口内扫描软件发挥更大的优势，在获取口内扫描数据时，应该一次性完成主体扫描（包含治疗过程中的所有要素），中间不能有停顿。后续可进行附加扫描以完成对主体扫描的补充。在部分扫描困难或无效的情况下，建议删除数据后重新扫描，直到获得令人满意的主体扫描。

一系列被称为扫描体的附件被固定在种植体或基台，用来获得颌骨中种植体位置的数字化信息。扫描体取代了传统印模制取过程中的转移杆。它自带一些几何显著区域，可在技工室软件中通过配准构建数字化模型。使用口内扫描技术最大的优势是：扫描软件只需要我们采集几何显著区域的信息就可以获取种植体的位置。换句话说，没有必要记录整个扫描体就能确定种植体的位置。技工室软件

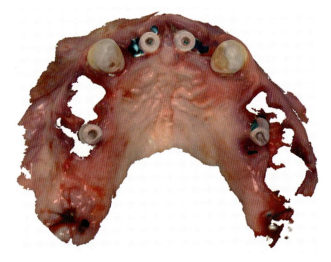

图15-6　患者口内同时有种植体（扫描体）和天然牙时的扫描数据

还能对口内扫描文件和扫描体的数字化副本（库）文件进行手动或自动比对。通过标记两者中相同位置的1～3个点，软件便能使用配准算法来定位种植体，从而允许我们开始进行修复设计（图15-6～图15-8）。

这种CAD设计软件的比对和配准功能是必不可少的，因为该功能可以对齐和叠加同一名患者在不同治疗步骤中的文件。这些文件包含相同结构的不同信息。将所有数据配准叠加生成一个工作文件，可以获得信息的统一，使精度和便捷性最大化。

这里需要强调的是，扫描体是修复设计的关键。每种扫描体都有独立的数据库，用以设计修复体。因此，尽管有例外，对于给定的扫描体，只能用其对应的附件和数据库进行设计。这意味着多数情况下，可以使用诊所或技工室内设（开放模式）的独立切削机床或三维打印机加工修复体，或在必要时送外包制作。

因此，在选择扫描体并开始扫描之前，我们要预先确定加工的修复体类型、使用的修复体附件和加工地点。

扫描工作流程

当实施口内扫描来设计和制作修复体时，通过口内扫描转移扫描体的空间位置，并借此转移种植体的信息，包括植体与上部修复体连接的方向、软组织形态、颌位关系以及患者的咬合情况等。我们的目标是，在所有病例中都能通过口内扫描将设计制作修复体所需的口内组织形态信息和功能信息精确地转移至软件中，用以制作精准的修复体。

工作流程通常包括扫描工作颌、对颌以及咬合关系。其中，扫描体被连接至种植体用以定位种植体，故扫描必须包含扫描体的图像。或者也可以在连接并对扫描体进行扫描之前，先扫描种植体的穿龈轮廓。正确的扫描流程选项取决于所涉及的临床病例。

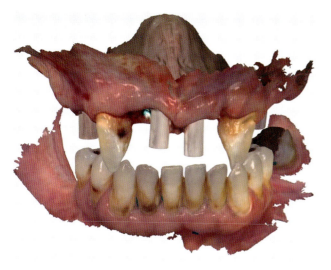

图15-7 同一病例的不同视角

图15-8 各种不同的扫描体

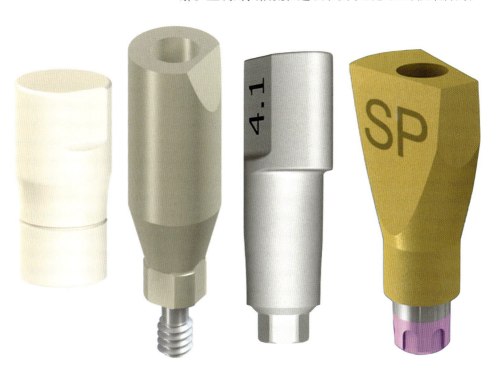

在某些情况下，为了方便技师设计，可以额外添加一个文件，即种植术前的扫描，该文件用来反映拔牙前的颌骨形态或美学诊断模型。

即刻负重的正确扫描内容如下：

1. 对颌牙弓扫描。
2. 预扫描（可选）。
3. 穿龈轮廓扫描（可选）。
4. 扫描体扫描。
5. 咬合关系扫描。

正确使用口内扫描仪对于获得精确的口腔数据至关重要。尽管看起来容易，但必须学会如何鉴别数字化印模正确与否。没有单个的最佳扫描方式，口内扫描的质量在很大程度上取决于操作者。关于扫描操作方面，我们建议不要垂直于咬合面扫描，而是与舌侧（或腭侧）内表面成约30°进行初始扫描，再完成整个扫描。在单牙种植修复时，通常不需要预扫描，而在美学区，穿龈轮廓扫描是非常重要的。然而，每个病例的临床情况有所不同。扫描过程中，要不断检查图像的拼接错误。一旦发现错误，必须停止扫描，删除错误部分并重新扫描（图15-9～图15-11）。

由于非对称标志有助于口内扫描图像的拼接，研究人员推测，在缺牙区牙槽嵴或腭部区域添加标记点可能会提高扫描精度。然而，研究结果模棱两可。有些学者报道添加标记点对口内扫描精度没有影响，而对连续多颗缺牙模型进行不同类型和位置的标记测试发现，置于缺牙间隙（连续3颗缺失牙）中间的标记会影响准确度，但影响程度各不相同，具体取决于所使用的口内扫描仪（Kim et al. 2017）。根据我们的临床经验，如果操作者有足够的经验并且工作流程仔细严谨，则没有必要放置任何额外的标记。

合适的种植体

我们必须选择操作简单、便于植入的种植体，换言之，该种植体要能适应各种类型的牙槽骨，使手术顺利进行（图15-12）。

当种植窝洞预备完成后，必须确保种植体以高扭矩植入。具有自攻性的根形宽螺纹种植体是一个理想的选择（Dard et al. 2016）。

使用表面粗化处理的种植体也很重要。与传统种植体相比，表面处理后的种植体具有微米级表面特性，使种植体周围的骨结合反应提升，承受更高

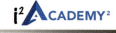

PROTOCOLO DE ESCANEADO
Arcada Superior

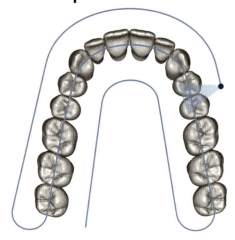

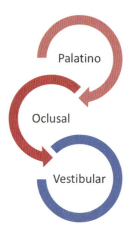

图15-9　上颌扫描路径

PROTOCOLO DE ESCANEADO
Arcada Inferior

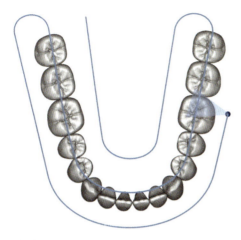

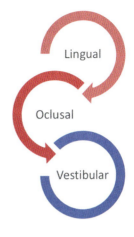

图15-10　下颌扫描路径

PROTOCOLO DE ESCANEADO
Oclusión

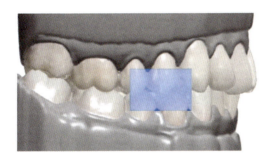

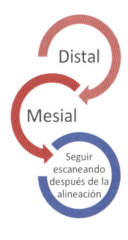

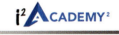

Adaptar: edéntulos parciales

图15-11　咬合扫描路径

的旋出扭矩（Gottlow et al. 2008, 2010），能够适用于即刻种植治疗方案（Buser et al. 2013a, b; Nicolau et al. 2016）。

　　此外，必须考量以下几点：

1. 种植体接口设计。用钛基台做种植联桥或者全牙弓修复时，种植体接口处需要有合适的锥度，以便将修复体直接安装至种植体上。即使口内扫描印模非常精确，锥度不佳意味着种植体之间的不平行度超出种植体接口的角度，从而使修复体无法就位。这还仅仅指2颗种植体，若不平行种植体的数量增加，情况将更为复杂。

2. 无牙颌患者进行种植修复时，建议放置复合基台，选择合适的扫描体进行基台水平扫描。

图15-12 适用于即刻负重的种植体

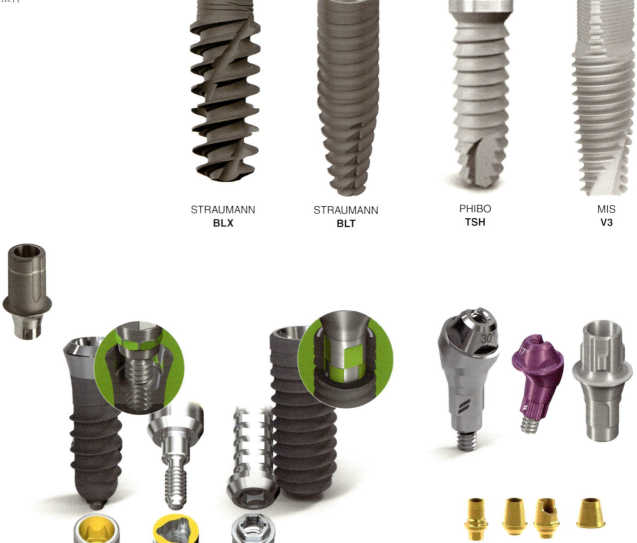

STRAUMANN **BLX**　　STRAUMANN **BLT**　　PHIBO **TSH**　　MIS **V3**

图15-13 钛基底和钛基台

3. 临时修复体的制作。医生可自行决定是在诊所、技工室制作，还是发送文件外包制作。因此，清楚地了解整个治疗流程非常重要，包括在制作过程中工作团队需要用到哪种扫描体（图15-13和图15-14）。

外科手术

我们必须对手术技术做出调整，适应采用口内扫描仪进行的即刻负重，最大限度地降低出现问题的可能性。在此提供以下建议：

1. 微创手术。尽可能不做翻瓣手术。口内扫描仪面临的最大问题是组织移动。由于软组织是连续变化的，扫描仪无法准确识别。因此，必须减少软组织移动的可能性（图15-15和图15-16）。

2. 当采用翻瓣术式时，在扫描之前需将软组织瓣固定缝合至下方骨面，以减小软组织瓣的移动。为此，需在牙槽骨上进行策略性备孔，用于锚定软组织瓣。该方法不仅可以防止组织瓣移动，而且有助于改善临床进程，减轻患者的不适和术后反应（图15-17～图15-20）。

3. 在手术过程中，应根据骨密度决定预备种植窝

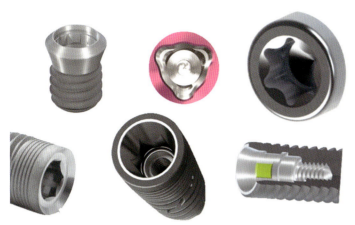

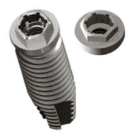

图15-14　种植体接口

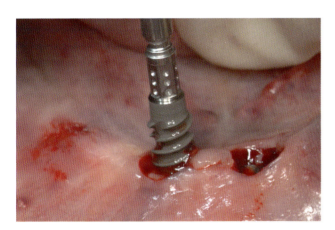

图15-15　不翻瓣植入种植体

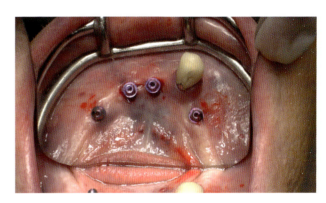

图15-16　不翻瓣手术

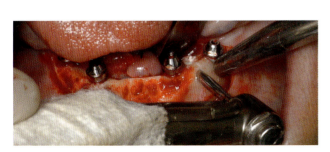

图15-17　骨面备洞，用以固定软组织瓣

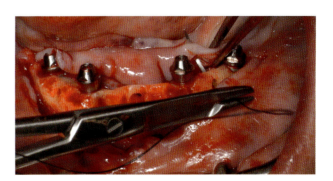

图15-18　软组织瓣固定缝合

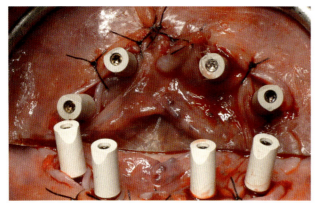

图15-19　固定缝合，口底黏膜紧贴骨面。放置扫描体准备扫描

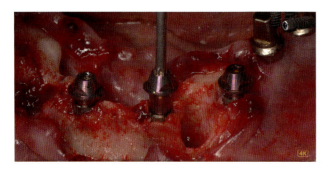

图15-20　连接复合基台

洞的直径，以确保种植体有足够的扭矩和初期稳定性。

4. 细心操作和微创手术可以减少软组织损伤。

5. 移植物的使用。在拔牙后即刻种植时，特别是前牙美学区的单牙即刻种植病例，无论拔牙间隙多大，都需要用骨替代材料填充间隙。在这些病例中，可视情况使用结缔组织移植或异种软组织增

量材料。据我们的经验，采用临时冠修复结合自体骨/生物材料填充骨间隙，足以确保唇侧边缘美学效果的长期稳定性（Beom-Park et al. 2006; Shin et al. 2014）。

6. 确保种植体之间的平行度，以避免修复问题。制订详细的种植计划，使用种植导板引导扩孔备洞并植入种植体，最后采用口内扫描获取组织信息，是保障最佳修复效果的有效策略。

7. 注意术后止血。

ISQ读数

通过使用Osstell装置测量种植体稳定性系数（implant stability quotient, ISQ）评判即刻负重能力是非常重要的，因为这是唯一可用的客观参数，可随时间推移进行评估。种植术后，若没有进一步的评估手段，我们可以随访跟踪ISQ值，并及时对比。

ISQ>65提示可以进行即刻负重。然而，当决定即刻负重时，还须评估患者的全身情况（如糖尿病）、局部因素（如错殆畸形）、术中情况、植入扭矩、用于支持即刻负重修复体的种植体数量以及即刻负重的替代方案。只有在详细分析了所有这些因素后，才能做出正确的临床选择。我们认为，即使出于医疗法律方面的考虑也有必要记录ISQ值。

一般情况下，我们记录种植体水平ISQ值，对安装穿龈复合基台的病例，则记录基台水平ISQ

图15-21　Osstell装置

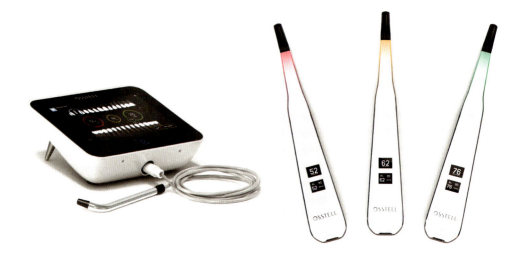

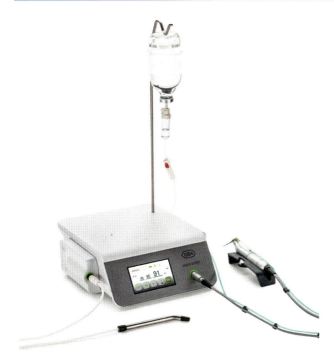

图15-22 种植机联合Osstell装置

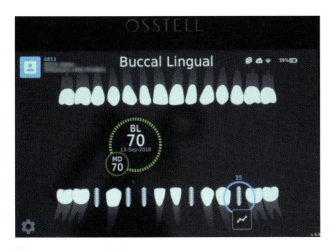

图15-23 Osstell界面

值。通过基台测量值推算种植体测量值，可避免拆卸复合基台来记录种植体水平ISQ值（Nakashima et al. 2018; Sciasci et al. 2018; Lages et al. 2017）（图15-21～图15-23）。

技工室设计软件

基于前期准备工作，技师可通过数据库在设计软件中进行修复体设计，通过匹配区域或点生成不同的文件（具体将在下文中阐释）。该软件必须包含口腔解剖结构和基台数据库。牙冠或桥体的穿龈轮廓是依据技工室操作指南和穿龈轮廓扫描信息设计的。总的来说，为了引导组织愈合和塑形，应完美封闭种植床与牙冠之间的界面。

数字化印模可直接从基台水平或种植体水平获取，取决于所使用的种植系统和CAD数据库。因此，在技工室中，有时需要将CAD库中呈现的机械加工钛基台粘接到PMMA修复体上。

CAD的最大优点是可以便捷地修改设计参数，例如，改变穿龈轮廓设计，增减外形以塑形组织并制作新的临时修复体。通过改变人工牙的位置和美学形态，可以获得良好的临床效果（Joda and Bragger 2015; Joda et al. 2015; Kapos et al. 2009; Kapos and Evans 2014）（图15-24和图15-25）。

制作设备和软件

修复体设计完成后，工作将转到制作设备及其自带的数控软件。目前的制作设备有数字化切削机和三维打印机两类。临时修复体可通过铣削聚甲基丙烯酸甲酯（PMMA）块或者打印混合树脂材料制作。

关于临时修复体的制作，要注意的是没有必要打印模型。PMMA临时修复体是整体切削制作的，技师无须模型，只需进行小范围的调改和桥体修整即可（图15-26～图15-29）。

临时修复体

临时修复体通常用聚甲基丙烯酸甲酯（PMMA）制作。其物理特性总结如下：

- 弹性模量：1800～1300MPa
- 挠曲强度：120～148MPa
- 结晶温度：105℃
- 熔化温度：160℃
- 工作温度：40～50℃
- 导热率：0.17～0.25W
- 热膨胀系数：$(50～90)×10^{-6}\cdot K^{-1}$（表15-1）

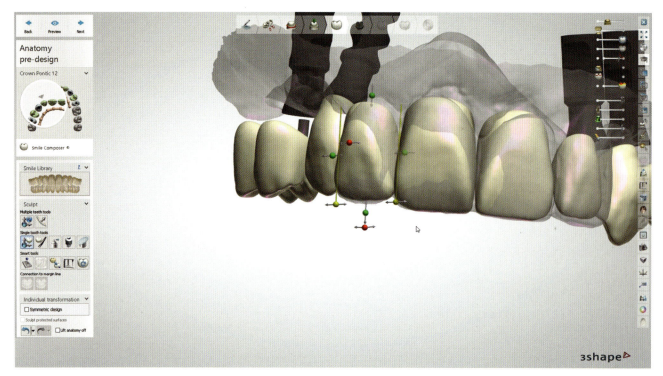

图15-24　CAD设计

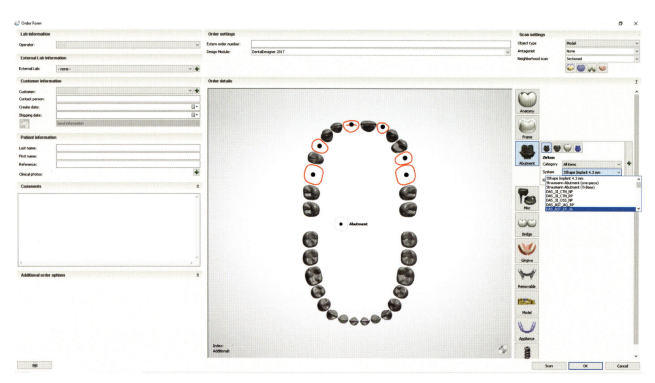

图15-25　CAD软件数据库

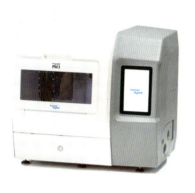
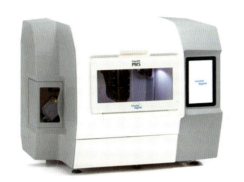
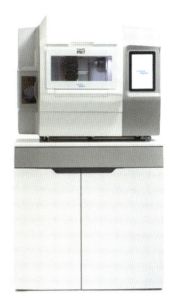
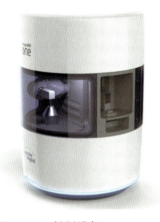
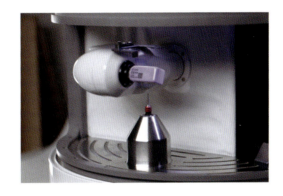
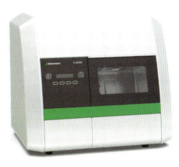

图15-26　铣削设备

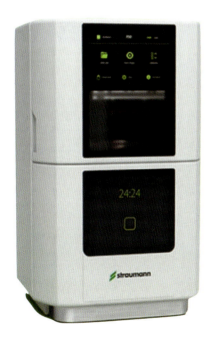
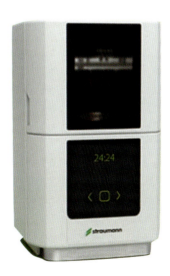
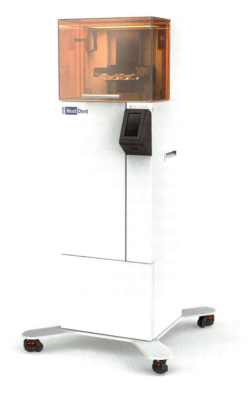

图15-27　打印设备

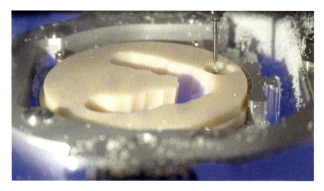

图15-28　在铣削设备上加工PMMA圆盘坯料

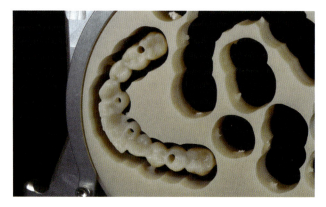

图15-29　切削完成的PMMA临时修复体

临时修复体不仅能在种植手术当天恢复患者的缺失牙，还能对美学效果和功能进行简单的评估。基于这种评估结果，特别是在全牙弓修复的情况下，通常需要不断调整临时修复体设计，不断完善其制作，直至最终的临时修复体，并作为确定最终修复体形态的参考（图15-30）。

要想尽可能完美地完成一个病例，理想的方法是为技工室提供制作修复体所需的所有病例信息。在多数情况下，我们制作的是种植体或天然牙上的修复体。这意味着我们需要预先制作满足临床治疗要求和患者期望的临时修复体。

面部扫描仪可以获得患者面部真实形貌的三维文件，该文件也可与患者的其他文件合并，这是正确探究设计初始临时修复体数字化蜡型的最佳且便捷的方法。基于"面流"概念，AFT牙科系统由面部扫描仪、面部扫描体和口内扫描体组成。

该工作流程使我们能从全新的视角看待患者，并能处理数年前制订的治疗计划和理念，而得益于这项技术，我们可以简单有效地将它们应用于日常工作中（Camper, Fox, Frankfurt planes）。我们以一种简便的方式引入新概念，例如"面流"概念，可

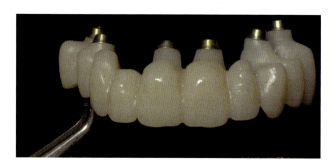

图15-30　将PMMA全牙弓临时修复体与钛基台粘接，准备戴入口内

表15-1　PMMA特性

TELIO CAD物理性能	数值	平均值	方法
挠曲强度（MPa）	≥100	135	ISO 10477
弹性模量（MPa）	≥2800	3106	ISO 10477
球压硬度（MPa）	≥140	176	内压球法
吸水性（μ/mm³）	≤40	21	ISO 10477
水溶性（μ/mm³）	≤7.5	0.0018	ISO 10477

以面部形态为导向进行口腔修复。

为了能将两个不同的面部动作形态精确配准，该系统应用了"Face Data"，它由两个校准器组成，带有特定的形状和颜色特征，可被任何三维扫描仪精确识别。它特殊的形状和尺寸确保了不同姿态之间的精准定位，也保证了颌骨与三维数字化面型的精确融合。

将面部扫描体固定于同一位置，嘱患者闭合嘴唇、微笑或大笑，分别进行面部扫描。然后使用口内牙齿扫描体，获得新的面部扫描数据。以上操作将获得多个面部扫描文件。

口内扫描完成后，应用软件合并所有这些文件，创建一个包含所有数据信息的多层次文件，甚至患者的CBCT文件也可以合并在内。

通过获取的面部三维数据，我们能记录患者的所有基本信息，例如肤色、面型、年龄、眼的位置及偏斜、鼻的位置及偏斜、下颌的位置及偏斜、嘴唇在休息或微笑时的位置及偏斜、髁突转动轴等。

使用面部扫描仪可获得与患者面部相协调的个性化水平面，能将颌骨精确安装在数字化半可调𬌗架上，记录患者的个性化颌骨运动，根据患者的面部美学在最终修复时再现这些运动。该工作流程相当于一个动态工具，能够从静态到动态的角度为患

者未来的修复体设计数字化蜡型，换言之，进行兼顾美学与功能的设计。一旦数字化蜡型设计完成，即可打印三维模型。如今，我们已能获取临时修复所需的所有三维信息。

图15-31～图15-64展示了使用AFT系统在手术当天进行的全数字化修复病例。该患者计划在手术当天进行上颌全牙弓即刻负重。AFT全数字化流程为手术设计了预制修复体蜡型。实施牙拔除术和种植体植入术，在手术开始后4小时内戴入全牙弓临时修复体（图15-65～图15-87）。

本章聚焦于无牙颌患者的全数字化即刻负重，也在此展示了两颗单个种植体和固定桥即刻负重的病例。

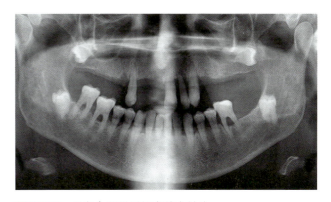

图15-32　患者余留牙列的术前全景片

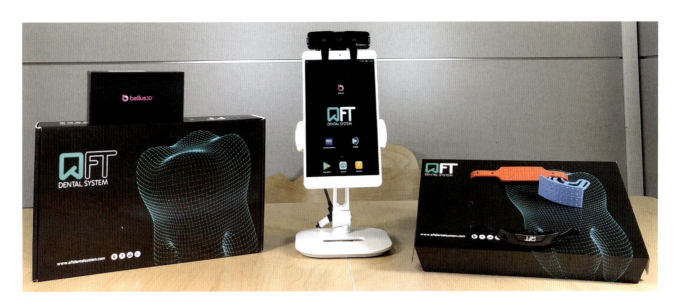

图15-31　AFT Facial Flow概念系统

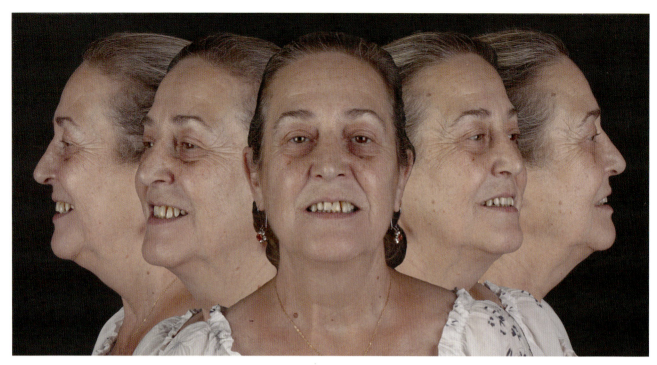

图15-33 患者佩戴可摘义齿的初始面貌

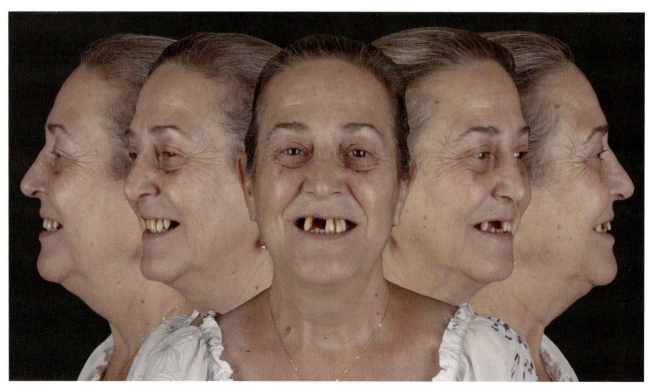

图15-34 患者未佩戴可摘义齿的初始面貌

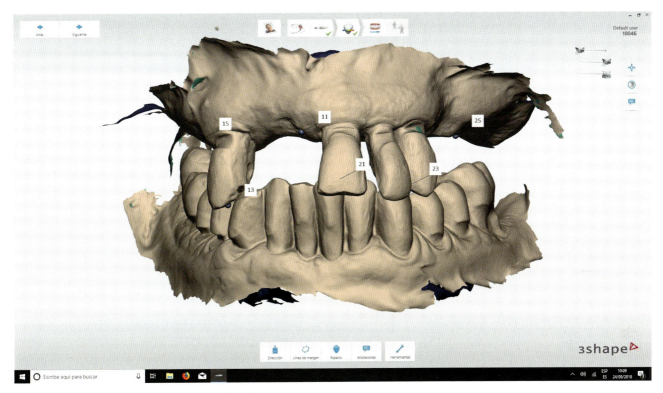

图15-35 患者未佩戴可摘义齿的口内扫描图像

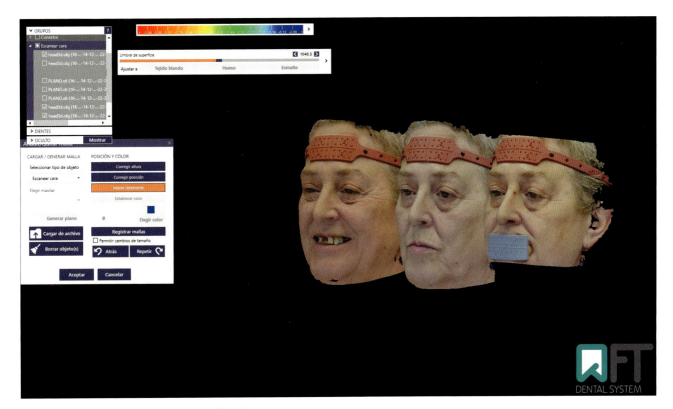

图15-36 在技工室软件中导入面部扫描数据

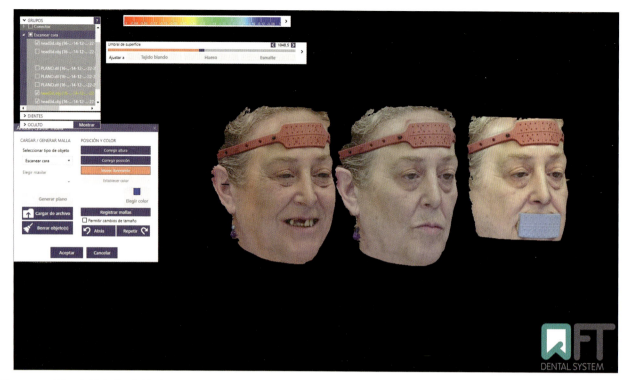

图15-37   同一文件中的不同视角

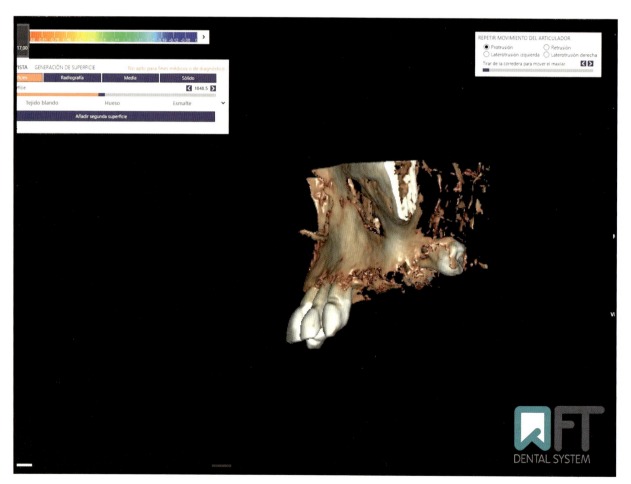

图15-38   导入患者的CBCT数据

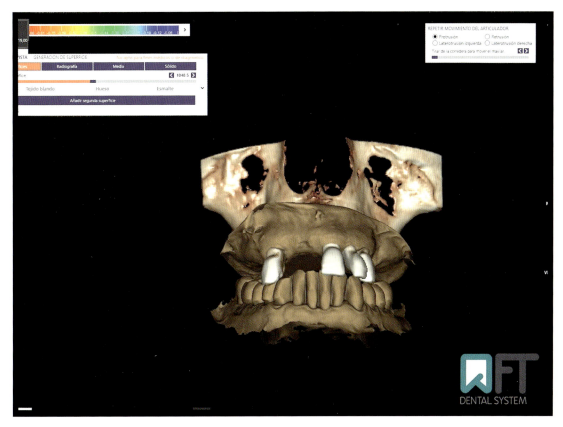

图15-39 合并口内扫描文件与CBCT文件

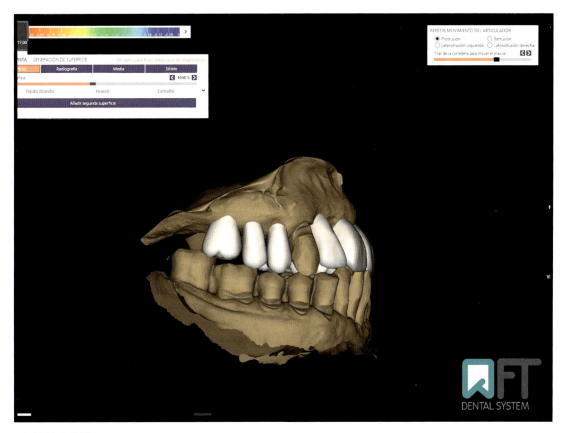

图15-40 初始数字化蜡型

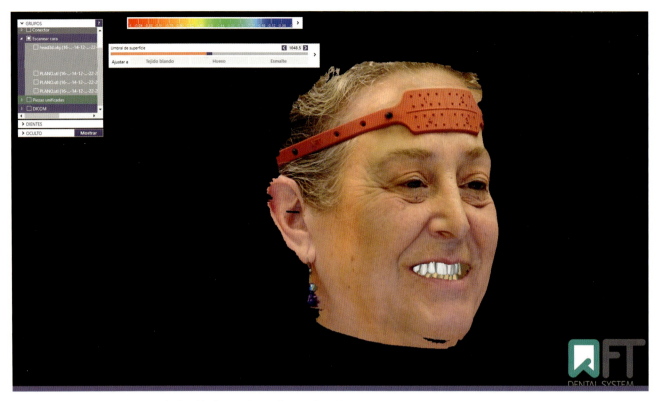

图15-41　蜡型在患者口内就位并微笑时的面貌，已合并所有文件

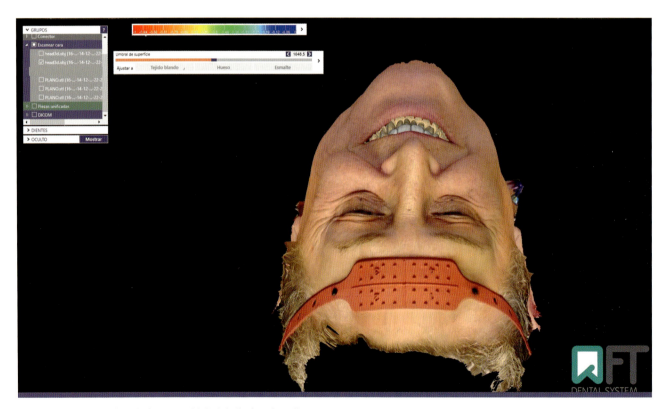

图15-42　寻找最佳中线位置，必须从该方位检查实际位置

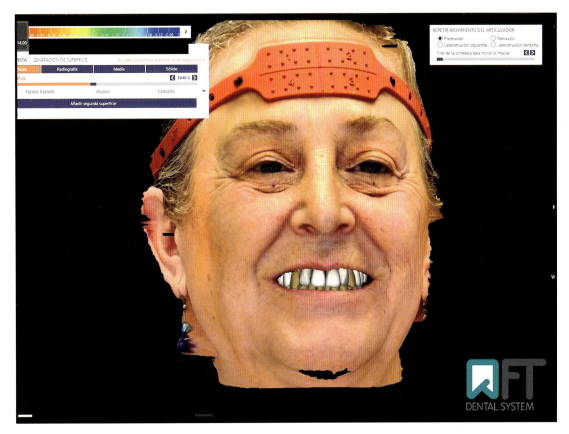

图15-43　蜡型就位后患者大笑的面貌

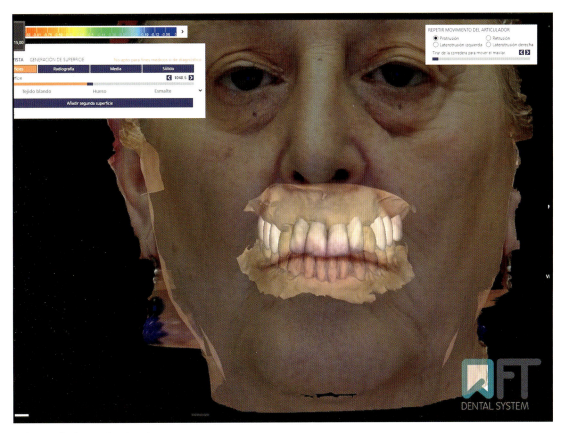

图15-44　嘴唇闭合时的面貌透视图

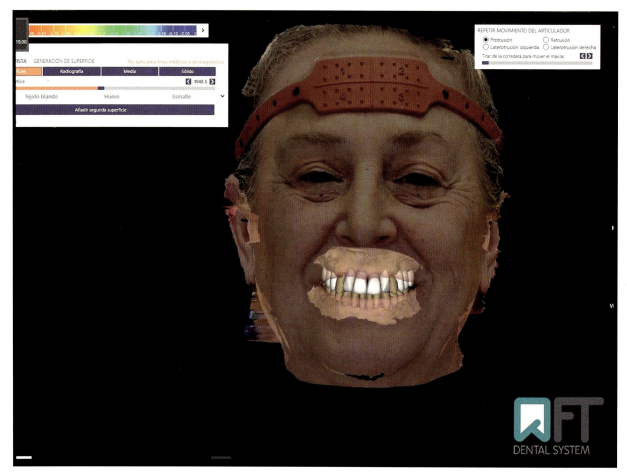

图15-45　大笑时的面貌透视图

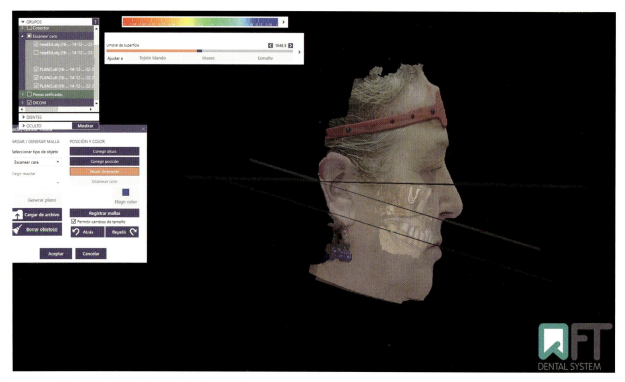

图15-46　所有平面与面部皮肤参考标记点相匹配

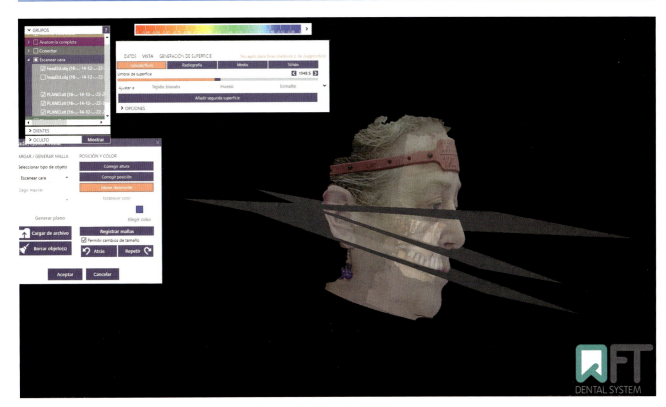

图15-47　所有平面的不同视图，开始在美学蜡型上进行功能和咬合设计

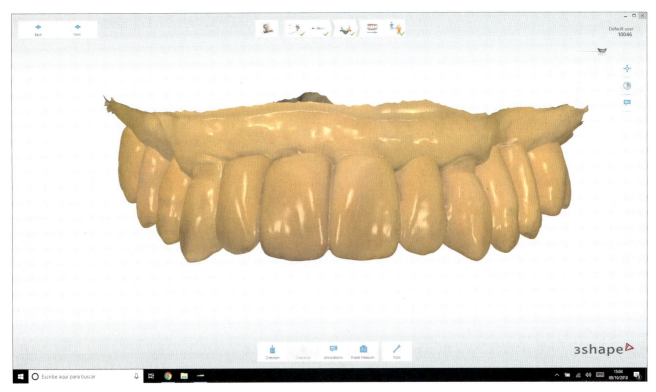

图15-48　设计完成后三维打印模型，这是待打印的口内扫描文件

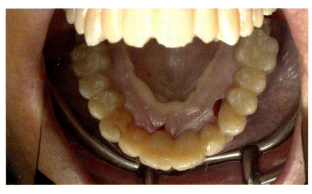

图15-49　手术开始后，拔除一些余留牙并保留尖牙后，将依据三维打印模型复制的传统蜡型在患者口内就位，再次口内扫描

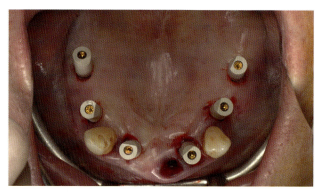

图15-50　仅保留尖牙，植入种植体，安装复合基台（监测植入扭矩和ISQ值），在基台上放置扫描体，完成不翻瓣微创手术

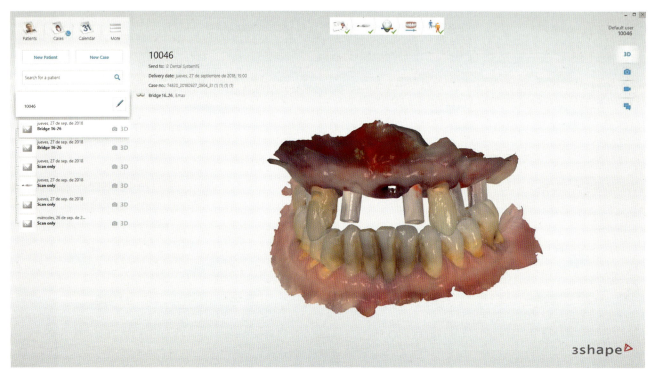

图15-51　术后口内扫描文件

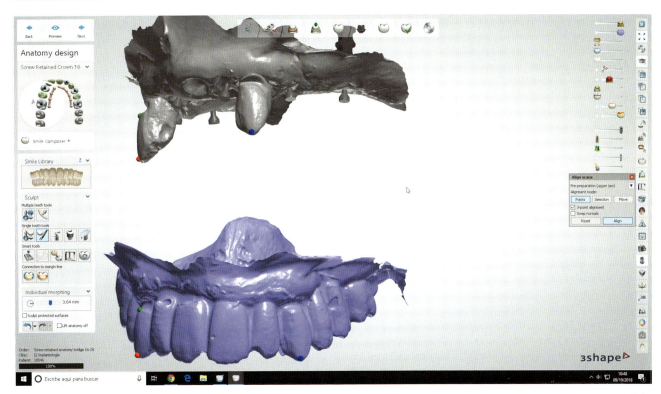

图15-52　技工室软件中的两个文件：蓝色是前期的蜡型扫描文件、灰色是种植后扫描文件，在两个文件的尖牙上设置融合标记点，用于两个文件的合并

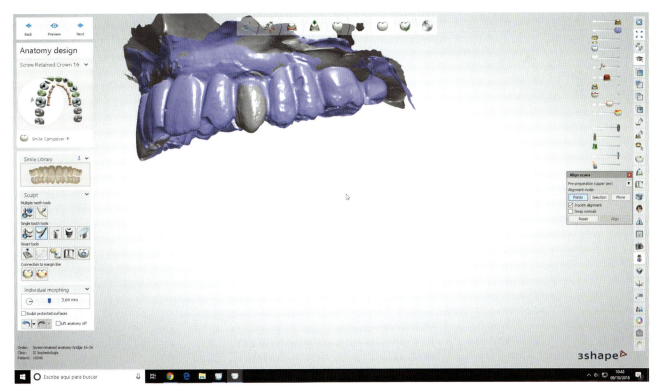

图15-53　合并两个文件，以蜡型文件为参照，设计全牙弓临时修复体

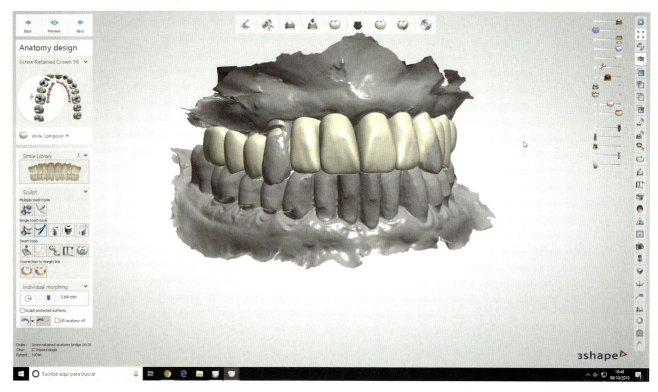

图15-54 技工室只需复制与预设模型几何形态相同的蜡型，用于扫描获得蓝色文件

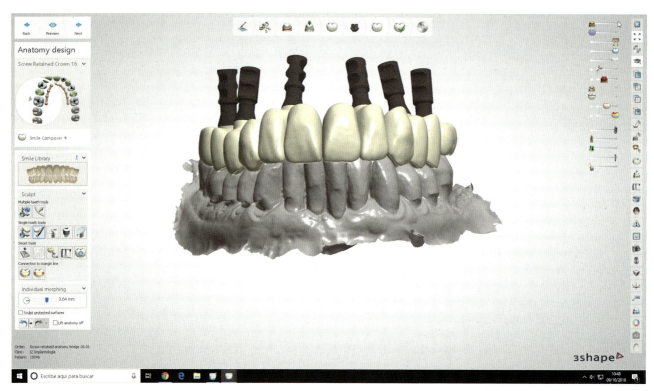

图15-55 设计全牙弓临时修复体的穿龈轮廓

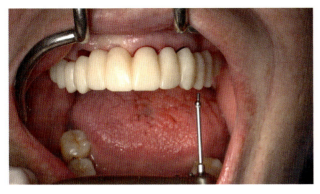

图15-56　设计完成后，切削或打印临时修复体，拔除尖牙后在患者口内试戴

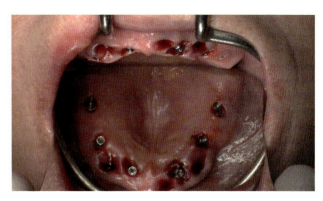

图15-59　手术当天安装复合基台后的口内照

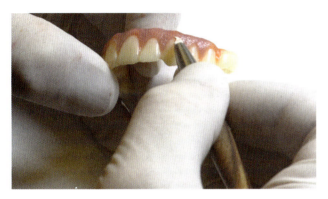

图15-57　在临时修复体上添加人工牙龈

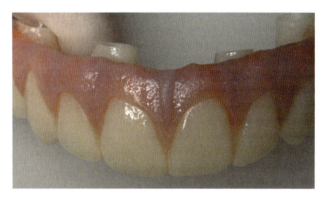

图15-60　全牙弓临时修复体的特写

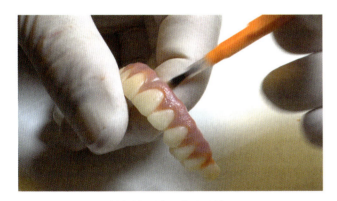

图15-58　为临时修复体制作最佳美学外观

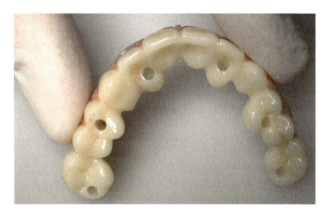

图15-61　𬌗面观

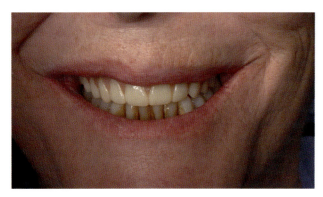

图15-62 患者手术当天即刻负重后的微笑照

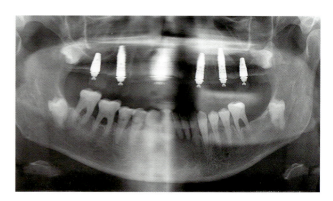

图15-63 术后全景片

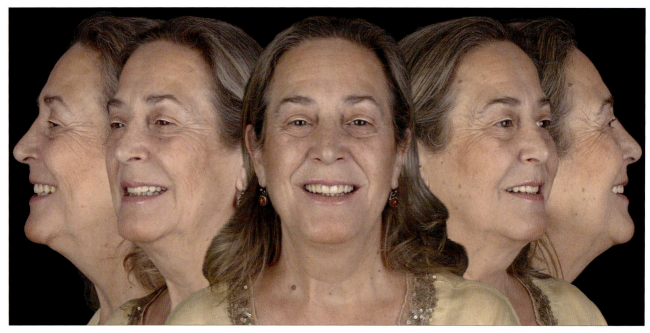

图15-64 术后当天完成全牙弓临时修复的最终效果

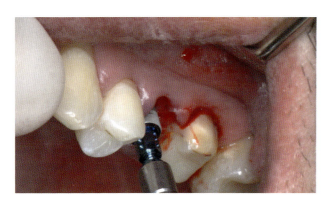

图15-65 单颗牙病例：25行即刻种植，种植体植入；26已预备完成，扫描后椅旁切削制作二硅酸锂全冠；在牙冠切削的同时进行种植手术

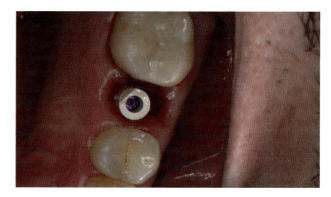

图15-66 25扫描体就位（镜面像）。26全瓷冠就位

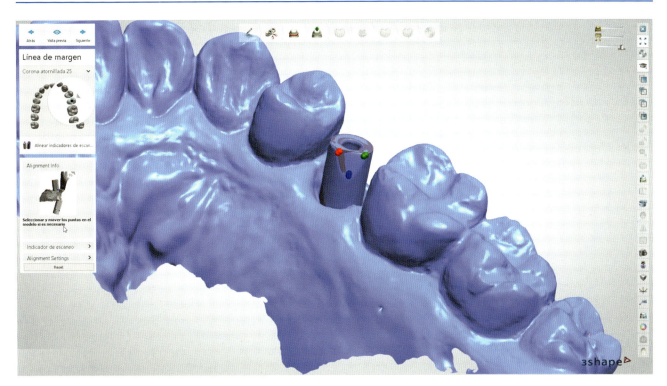

图15-67　在技工室软件中进行扫描体的准确配准

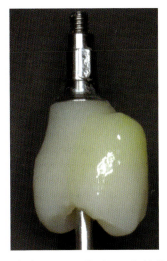

图15-68　切削完成的PMMA临时冠，与钛基台粘接45分钟
后准备戴入口内

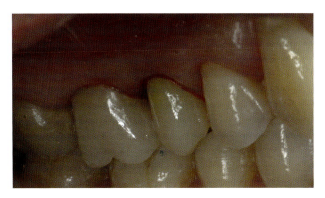

图15-69　25的PMMA临时冠和26的全瓷冠（镜面像）

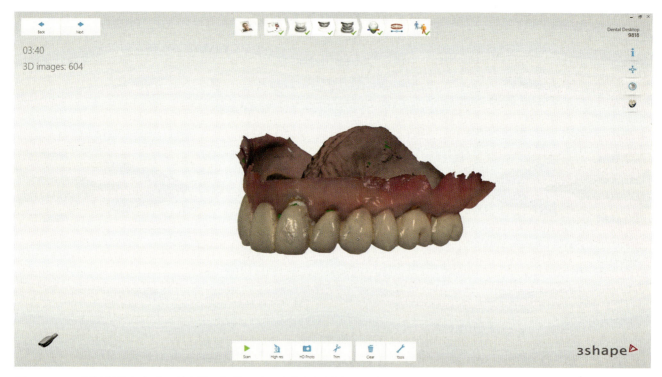

图15-70　上颌长桥修复失败；研究模型扫描显示了患者的初始情况，该文件被技工室用于功能与美学的参考

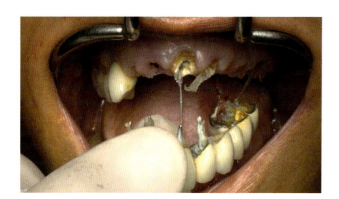

图15-71　拆除固定桥，拔除残根，准备植入种植体

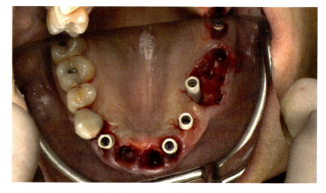

图15-73　安装扫描体；因ISQ值较低，28不进行负重，21做结缔组织移植（镜面像）

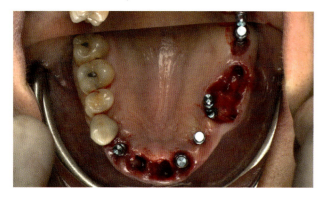

图15-72　植入种植体（镜面像）

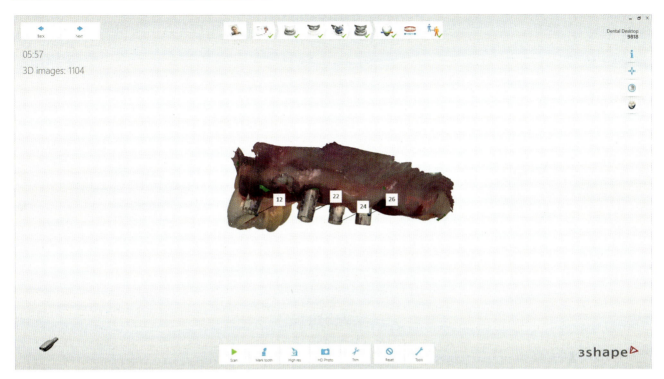

图15-74 种植体扫描文件，注意右上颌余留牙也出现在该文件的模型中

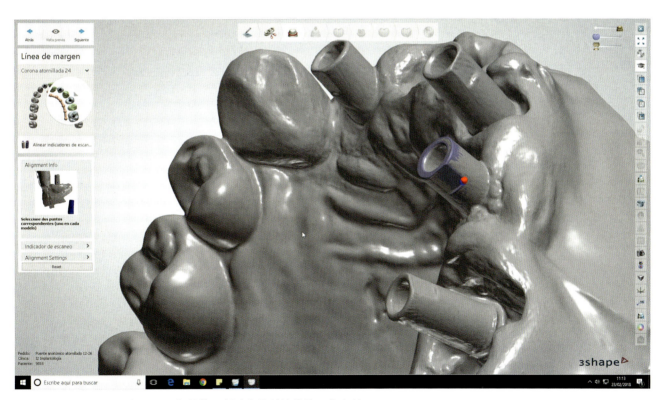

图15-75 在技工室软件中配准扫描体，创建定位种植体的工作文件

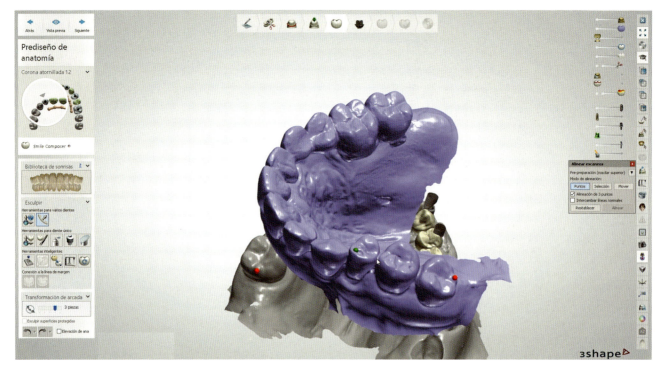

图15-76　在研究模型（蓝色）和工作模型（灰色）上标出相同的配准标记点

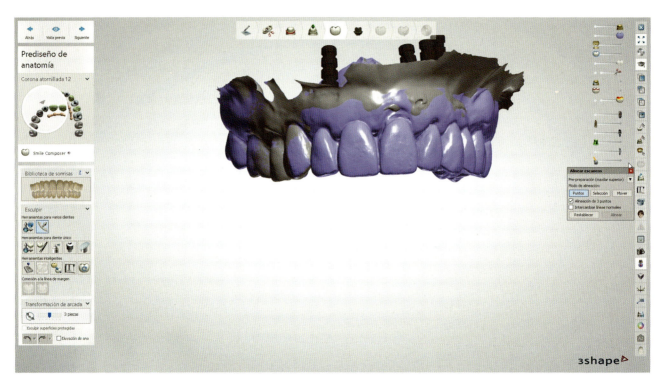

图15-77　合并两个文件，创建为一个单独的工作文件（研究模型被用作前期准备）

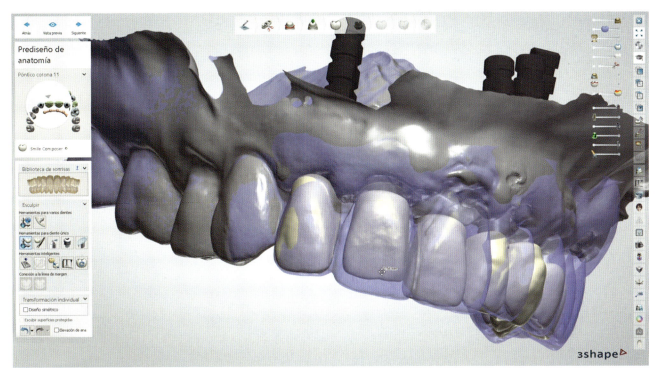

图15-78 技工室使用该工作文件进行临时修复体的简易设计，只需参照术前的失败固定桥形态，即可在手术当天制作精确的临时修复体。失败固定桥的中线略有偏斜

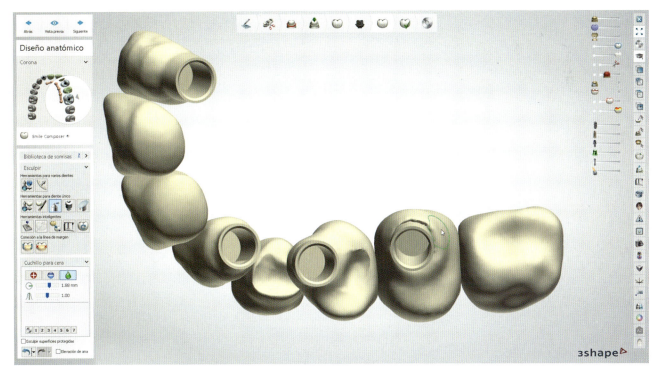

图15-79 准备发送至切削设备的临时修复体文件

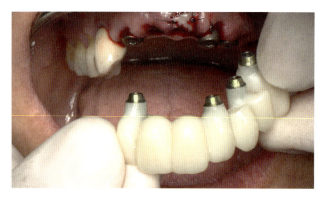

图15-80 术后当天戴入与粘接了钛基台的临时修复体

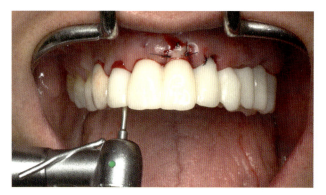

图15-81 临时修复体就位，直接连接种植体。以速度10rpm、扭矩5N·cm安装螺丝。旋紧所有螺丝后，将扭矩加至15～25N·cm

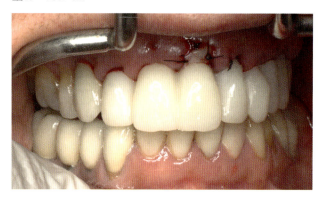

图15-82 即刻负重修复后的口内照

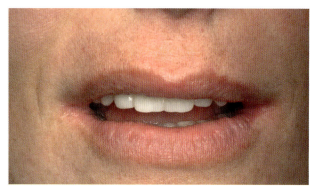

图15-83 种植术后4小时完成即刻负重修复的微笑照。通过调整13的牙冠，重新分配修复空间，解决了临时修复体中线偏斜的问题

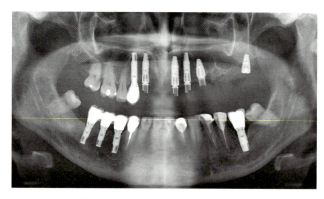

图15-84 全景片显示临时修复体在种植体上完全就位

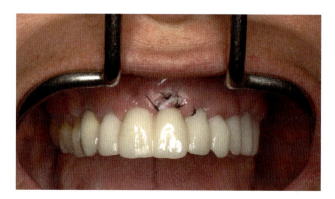

图15-85 术后第4天口内照

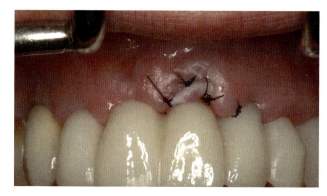

图15-86 术后第4天的口内特写。可观察到Telio CAD临时修复体周围的软组织愈合良好

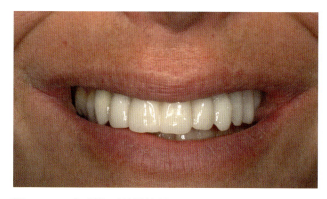

图15-87 术后第4天的微笑照

第16章　数字化全口种植即刻负重i2操作方案：非引导治疗技术

The i2 Protocol for Digital Immediate Loading in Totally Edentulous Patients:Non–guided Treatment Protocols

Luis Cuadrado, Cristina Canals Salinas,
Cristina Cuadrado Canals, Andrea Sánchez Becerra,
Luis Cuadrado Canals

关键信息

无牙颌患者已成为口腔临床诊疗中的最常见情况之一，患者为了尽快恢复口腔健康和身心健康前来咨询。为了给患者提供切实可行的解决方案，我们设计了3种新的临床操作规范，可为患者以及医疗团队带来即刻有效的临床效果。

本章我们将针对无牙颌患者或即将成为无牙颌的患者，阐述其全数字化修复重建的工作流程和相关技术。

数字化治疗流程旨在将几何形态参考标志和所有待治疗牙颌的口内扫描模型始终保持在相同的空间位置上。

---

i2 Standard技术（图16–1和图16–2）

适用于计划拔牙的晚期牙周病患者（也适用于诸如种植失败等情况）。

在这种情况下，治疗方案包括种植和策略性地拔除部分牙齿，并暂时保留关键牙。对新植入的种植体进行口内扫描时，这些关键牙可以提供与美学、垂直高度以及修复体牙弓等相关患者信息。保留的牙齿会出现在研究模型（诊断性扫描）和术后模型（种植体扫描）上。

扫描体和天然牙形态的扫描往往迅速而准确。

事实上，口腔内的显著性三维结构越多，扫描过程越容易，获得的精度也越高。这是由于几何形态非显著区（例如缺牙区段和活动性软组织）越少，就越容易消除数据拼接问题，从而提升总体扫描精度。

该技术方案包括如下内容（图16–2蓝色区域）：

1. 术前进行口内扫描（研究模型），术前扫描仍在治疗中的所有预拔除牙齿，并扫描对颌及咬合关系。这是需发送至技工室的第一个文件（文件1）。

2. 手术阶段。依照术前研究方案有选择地拔牙，暂时保留那些处于有利位置的牙齿，它们可作为参考点，同时存在于术前扫描文件（文件1）和种植术后扫描文件（文件2）中。

3. 种植体植入后进行以下操作：

   （1）复制术前扫描文件（文件1）的副本，删除待治疗牙颌的数据，保留对颌及术前咬合数据。

   （2）扫描术后牙颌。口内扫描记录了策略性保留的牙齿以及连接到种植体上的扫描体，产生一个新的文件，包含种植体扫描体和暂时保留牙齿的几何形态（文件2）。将文件发送至牙科技工室。

4. 确认技工室接收到两个文件后，拔除剩余牙齿。

因此，技工室接收的文件1记录了对颌数据、

L. Cuadrado (✉) · C. C. Salinas · C. C. Canals · A. S. Becerra
L. C. Canals
i2 Implantologia Dental and Learning Center, Madrid, Spain
e-mail: luiscuadrado@me.com; andrea.sanchez@i2-implantologia.
com

图16-1　i2治疗方案

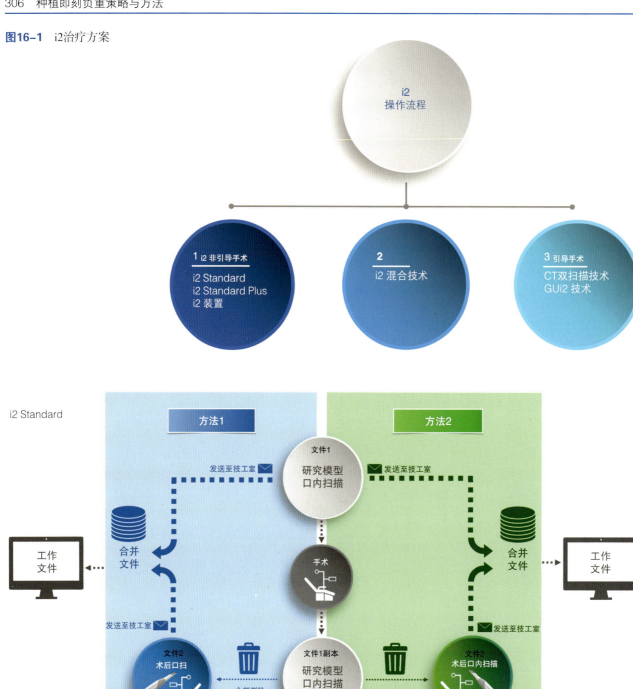

图16-2　i2 Standard技术流程图：按照是否全部删除待治疗牙颌数据分为两种方法

术前扫描形态（可用于随后解剖形态复制）及术前咬合和颌位关系；文件2记录了术后扫描形态，包括新植入的种植体和保留牙齿的形态。

将文件导入设计软件，使用文件2进行设计，文件1用作前期准备，利用术中保留牙齿上的解剖标志点将两个文件叠加配准。技师可以通过这种方式获得患者术前所有的功能和美学信息，并与术后情况进行配准，从而能在术前复制功能和美学状况或根据需要修改。技师利用技工室软件，对种植体上的扫描体进行匹配，根据所创建的虚拟模型设计上部修复体的穿龈轮廓及其美学和功能特征。

设计完成后，制作临时修复体，戴入患者口内。

第二种方法（图16-2绿色区域）是复制文件

1，在副本上删除受植颌的治疗区域（种植区）。然后在该文件基础上扫描种植体的扫描体。这种方法的主要缺点是，由于软组织肿胀和扫描体暴露有限，往往难以获得精确的扫描；主要优点是，可以预先从研究模型中获取患者的咬合信息（图16-3~图16-32）。

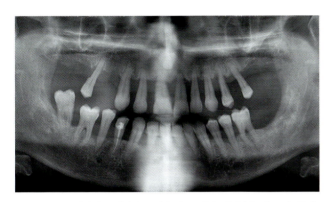

图16-3　双颌种植病例，手术当天进行即刻负重，术前全景片

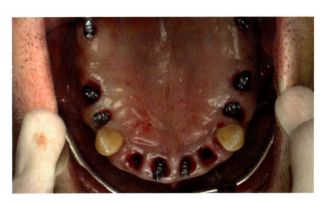

图16-5　上颌：拔牙，保留关键牙，植入种植体

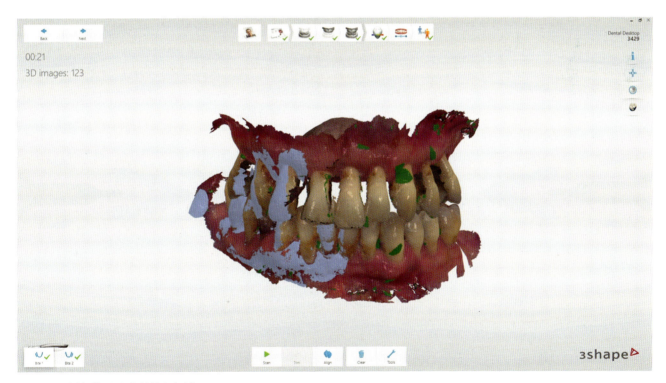

图16-4　研究模型（诊断性）扫描

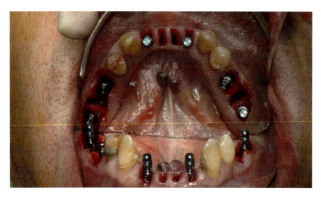

图16-6　下颌：拔牙，保留关键牙，植入种植体

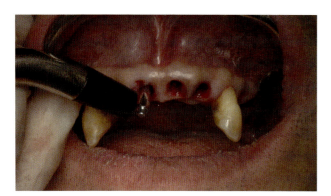

图16-7　检测上颌种植体的ISQ值

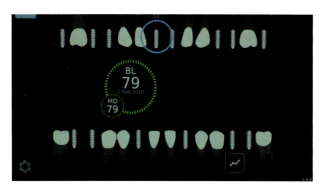

图16-8　检测上颌ISQ值

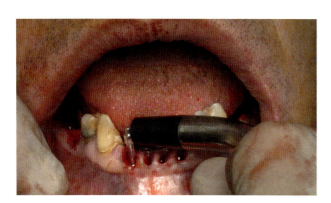

图16-9　检测下颌种植体的ISQ值

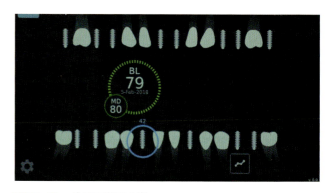

图16-10　检测下颌ISQ值

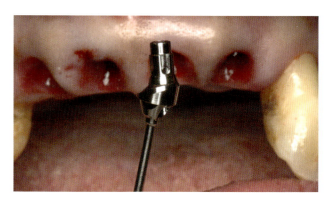

图16-11　11和21放置角度复合基台

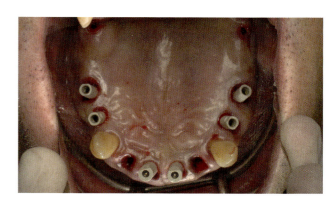

图16-12　上颌放置扫描体

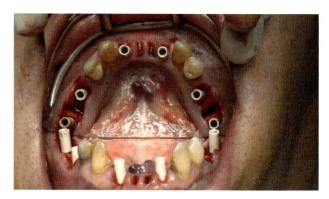

图16-13　下颌放置扫描体

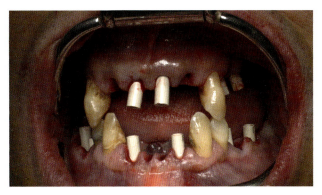

图16-14 在扫描之前检查咬合

i2 Standard Plus技术

Standard Plus技术是前述技术的变体，适用于种植体需植入策略性保留牙齿所在位点的情况。

该技术同样需进行术前扫描以生成研究模型（文件1），然后拔除牙齿，植入种植体，并连接扫描体进行口内扫描。

复制文件1，在副本中删除牙齿的腭/舌面数据，保留牙齿的大部分唇颊面。

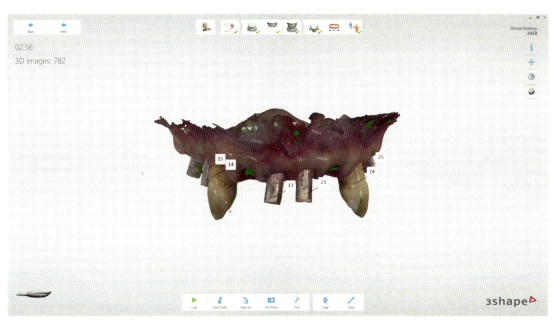

图16-15 上颌种植体扫描文件

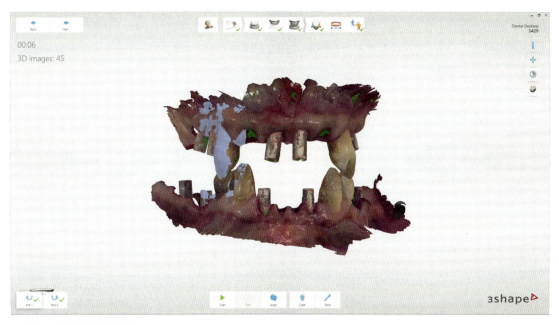

图16-16 咬合及种植体扫描文件

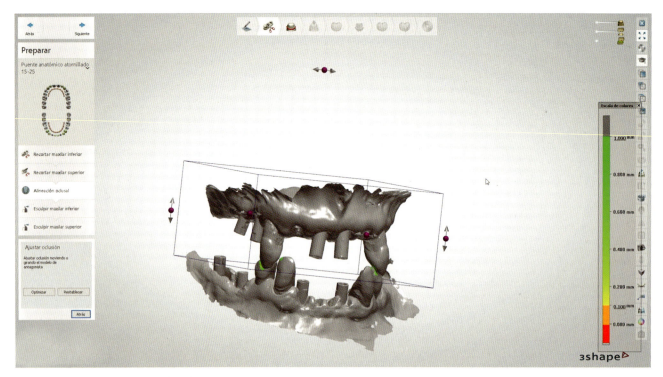

图16-17 技工室软件中的工作文件

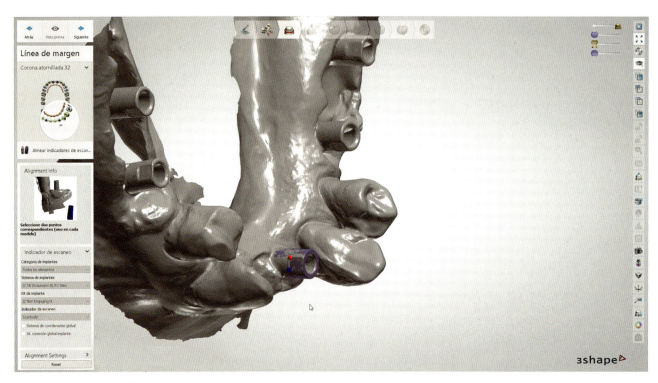

图16-18 种植体扫描体的匹配

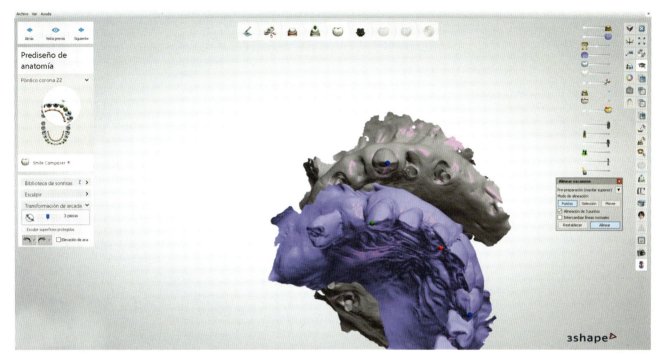

图16–19 叠加研究模型（术前诊断）扫描文件（蓝色）与种植术后扫描文件。在两次扫描文件中标记相同点进行配准，从而在最终的工作文件中导入作为前期参考的研究模型扫描文件

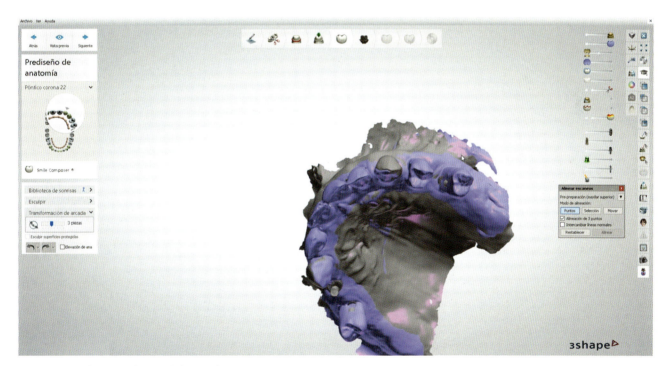

图16–20 叠加配准上颌的两个扫描文件

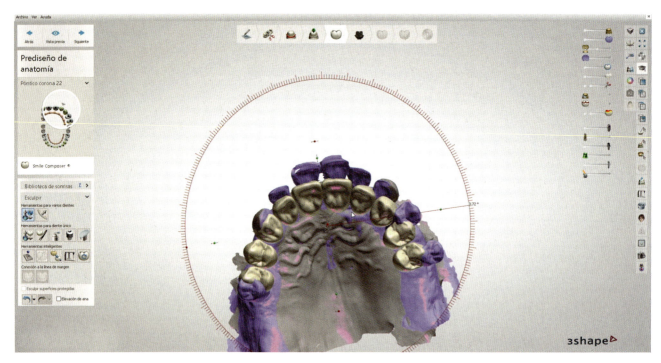

图16-21　设计过程相对简单，只需复制术前情况或修改美学效果，保留术前扫描提供的功能信息即可

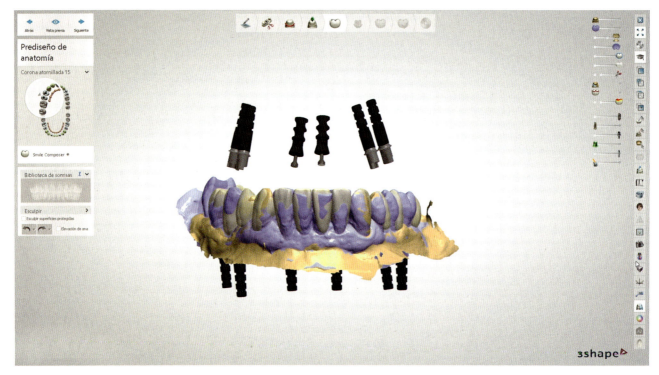

图16-22　下颌进行同样的操作

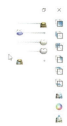

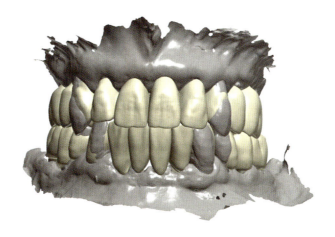

图16-23 准备设计，保留相同的功能信息

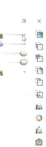

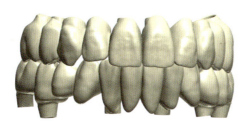

图16-24 完成上下颌全牙弓临时修复体的设计，准备铣削

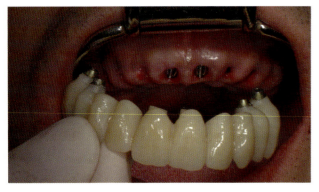

图16-25 上颌全牙弓临时修复体就位的正面观

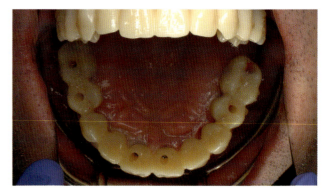

图16-28 上颌全牙弓临时修复体就位的正面与殆面观

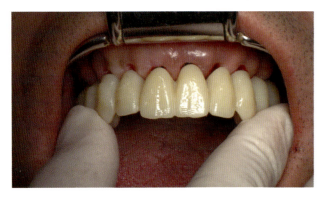

图16-26 上颌全牙弓临时修复体就位的正面观

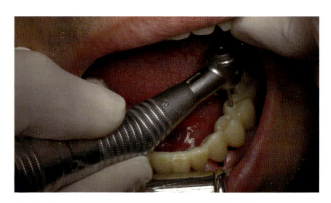

图16-29 下颌全牙弓临时修复体就位的殆面观

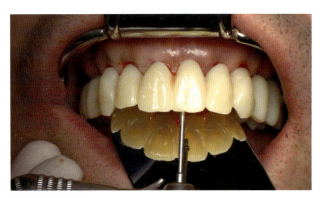

图16-27 上颌全牙弓临时修复体就位的正面与殆面观

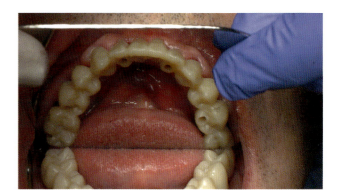

图16-30 下颌全牙弓临时修复体就位的正面与殆面观

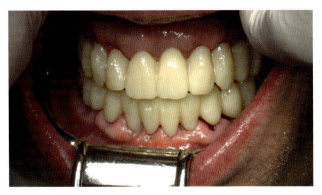

图16-31　手术当天完成即刻修复的最终效果

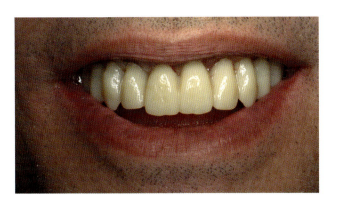

图16-32　术后当天患者的微笑照

在种植术后扫描受治疗颌的扫描体。正确定位种植体上的扫描体非常重要，这样可确保用于适配的区域被扫描仪完整记录。

其余步骤同Standard技术（图16-33～图16-50）。

i2元件和工作流程

与上述情况相反，在无牙颌或其他情况下（如牙齿过于松动），没有可用于叠加配准口内扫描文件的参考标记物。

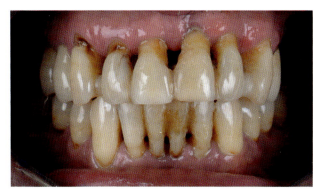

图16-34　术前情况：上颌牙列晚期牙周病

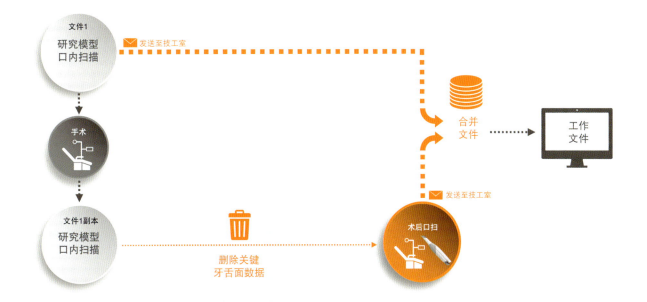

图16-33　i2 Standard Plus技术流程图

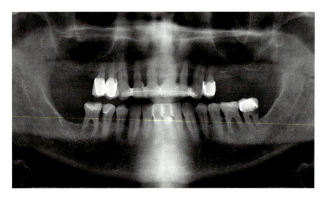

图16-35　术前全景片

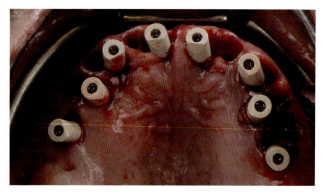

图16-37　植入种植体，安装复合基台，连接基台水平扫描体

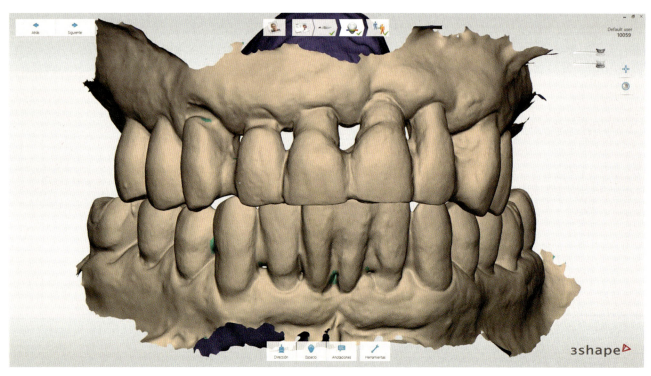

图16-36　术前研究模型扫描

　　为解决上述情况，我们开发了i2元件，可放置在牙颌上作为参考标记，以便根据术者标准对全口无牙颌患者进行治疗，也可在许多其他临床情况中使用。i2元件仍在开发中，受知识产权保护，很快将形成一个完整的治疗体系（包括设备、工作流程、种植体和基台）。如有需要可与笔者联系。

　　i2元件最初设计为一种固定于显著解剖结构上的自攻螺丝。可将i2组件策略性植入颌骨，再以其为参考配准口内扫描仪生成的各个文件。为了实现这一功能，i2组件必须出现在所有需要合并文件的相同空间位置（图16-51～图16-61）。

　　因此，以i2元件为参考标记物，可对不同的虚

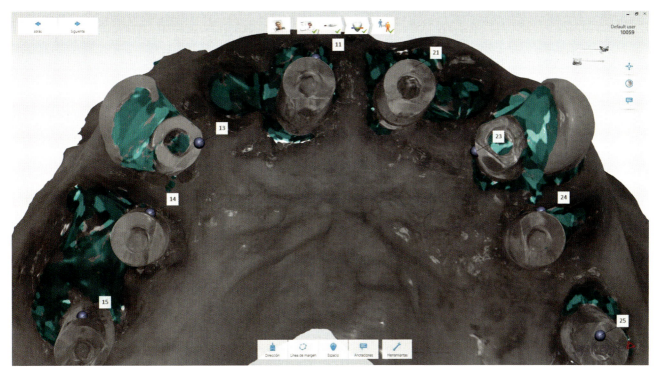

图16-38 术后扫描，注意只有尖牙唇侧未被删除，完成工作文件

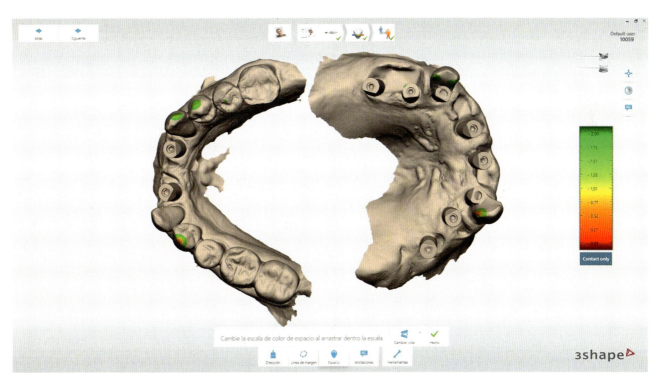

图16-39 术后扫描咬合接触和修复空间

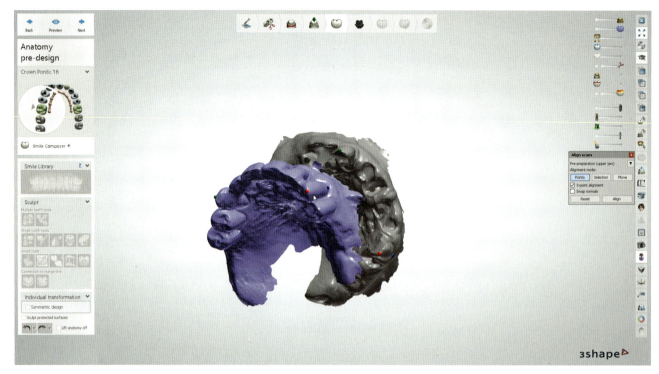

图16-40 匹配术后扫描文件与研究模型中的标记点，合并两个文件

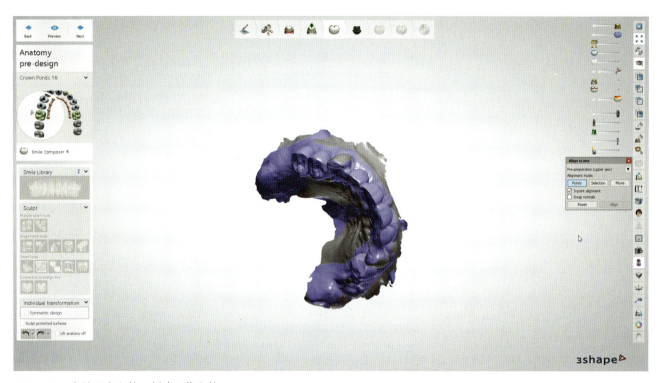

图16-41 合并两个文件，创建工作文件

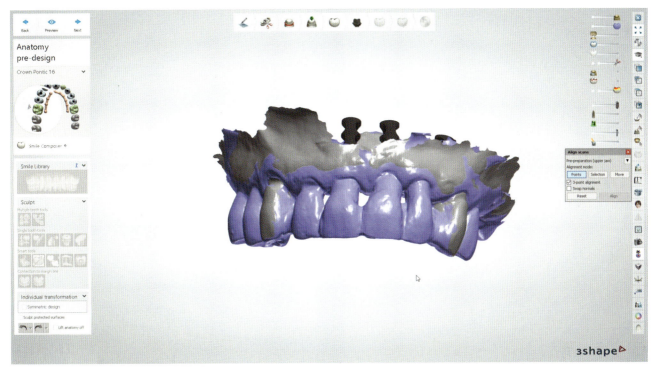

图16-42　在工作文件上设计修复体

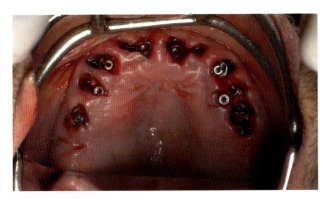

图16-43　上颌全牙弓临时修复体就位前的口内照

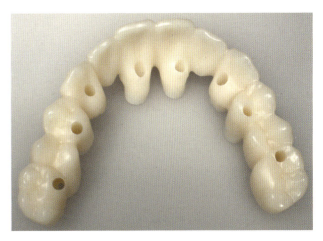

图16-45　临时修复体殆面观

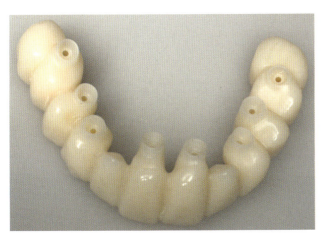

图16-44　完成上颌全牙弓临时修复体

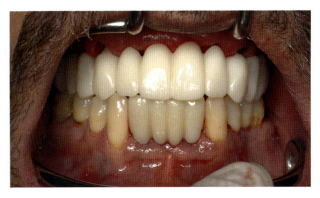

图16-46　手术当天临时修复体就位

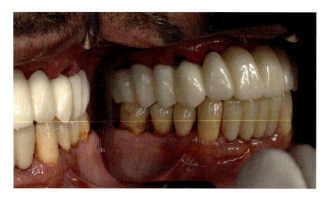

图16-47 左侧面观（镜面像）

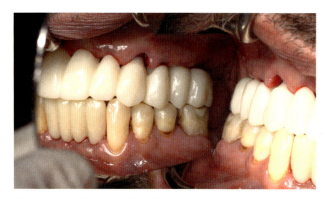

图16-48 右侧面观（镜面像）

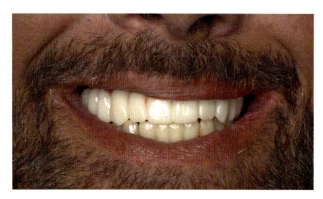

图16-49 术后当天即刻修复后的微笑照

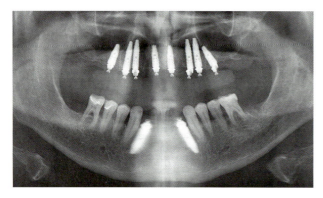

图16-50 术后全景片

拟文件进行叠加配准，以应对各种临床情况，这样便能在技工室工作文件中复制患者的术前情况。

i2元件的用途如下：

- 复制修复体（局部、全口、固定或活动）
- 在种植修正手术中复制信息
- 复制临时义齿、诊断模型或试牙情况至工作文件，以便制作最终修复体
- 拔牙前复制患者术前临床情况，用以传递美学和功能信息
- 复制诊断模型或蜡型的形态或天然牙上的牙冠、贴面、固定桥形态
- 在全口无牙颌患者的引导手术和上部修复过程中生成GUi2元件
- 全口无牙颌患者的全数字化即刻修复
- 引导种植手术
- 正畸治疗

总之，对同一患者进行口内扫描获取的数字化文件中均存在i2元件（假设i2元件位于所有文件的相同空间位置），技师可利用CAD软件将患者的各个文件叠加配准。

因此，i2元件便于向技师传输数据，缩短了整体治疗时间，提高了精确度，并创建了新的CAD设计和临床工作流程，直接造福于患者。在这方面，整个CAD/CAM流程在功能和美学参数上都变得更加精确。

举一个在治疗中使用i2元件的实例，对有总义齿的全口无牙颌患者，我们首先复制患者的义齿，然后导入CAD设计阶段所需美学和功能信息，或在术前试戴并修改义齿。换言之，我们既可以复制患者的全口义齿，也可以复制试牙蜡型。

i2元件参与的工作流程如下：

1. 放置i2元件。基于患者检查结果，我们先确定即刻负重种植体可能位置，再选择i2元件可能放置的位置。i2元件既不能影响种植体植入位点，也不能影响手术进程，还需易于扫描读取信息。

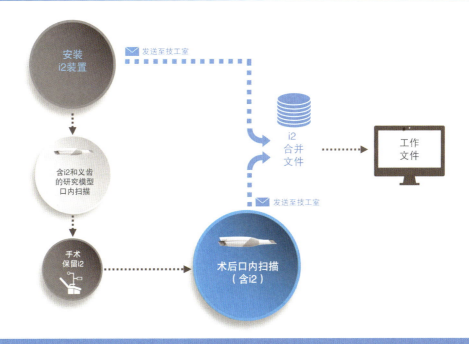

图16-51 i2装置使用流程图

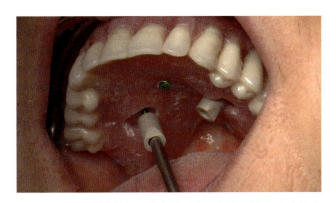

图16-52 无牙颌患者口内安装两个i2装置。注意治疗前先试戴义齿

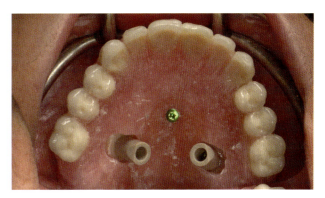

图16-53 殆面观。用螺丝将试戴的义齿固定于上颌骨

i2元件由于其自攻能力，无须切开牙龈，可直接用牙科手机机动放置。建议植入速度为25～45rpm，扭矩为45N·cm。如有必要，最终可采用手动方式，使i2元件的平面部分（用于配准的结构）易于定位并完全固定不移动。确保i2元件不以任何方式移动是至关重要的。

2. 戴入全口义齿，为防止其阻挡已放置的i2元件，必要时需进行调磨。

3. 进行第一次口内扫描，记录受植颌、对颌和咬合信息。生成一个包含全口义齿（或试牙蜡型）、i2元件、对颌和咬合信息的文件（文件1）。

4. 取下义齿，开始手术，在不移除i2元件的情况下植入种植体，最后在种植体上连接扫描体。

5. 复制文件1，删除待种植牙颌的扫描部分，然后口内扫描受植颌，生成包含种植扫描体和i2元件的口内扫描文件（文件2）。

6. 将两个文件（文件1和文件2）发送至技工室，确认接收后，移除患者口内的i2元件。

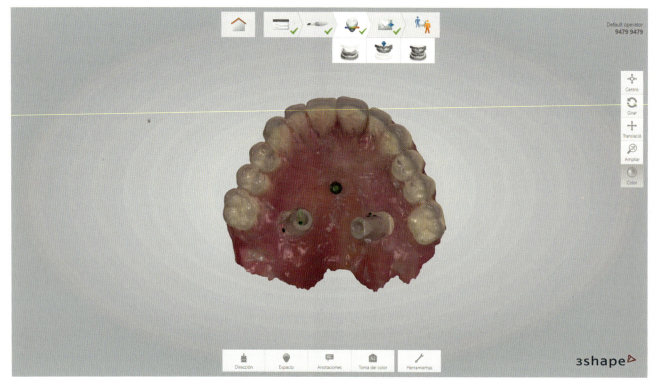

图16-54 口内扫描生成文件1，显示i2元件和试戴的义齿

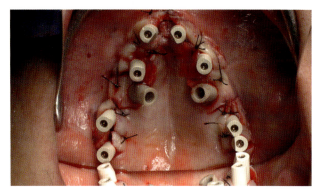

图16-55 术后殆面观。植入种植体，连接扫描体。i2装置的位置与文件1相同

7. 技工室利用文件2创建工作模型，匹配种植体上的实体扫描体与虚拟扫描体。导入文件1作为此模型的术前参考。以两个文件（1和2）中相同位置的i2元件为参照，配准文件1和文件2。重叠i2元件的匹配区和对齐标记点即可配准两个文件。

该工作流程可以整合两个文件中包含的所有信息。例如，该技术可以整合患者术前修复体（或试戴蜡牙）的信息和患者种植术后的信息。正因如此，设计和制作即刻固定临时义齿变得十分简单。

设计的固定临时修复体包含了患者全口义齿或试牙的全部信息。

几个月后，进入最终修复阶段时若临时修复体使用良好（正确的功能和美学参数），将以同样的方式使用i2元件复制种植体的口内扫描信息，以设计最终修复体。

将i2元件安装于受植颌，并戴入临时修复体，口内扫描受植颌上的临时修复体和i2元件。取下临

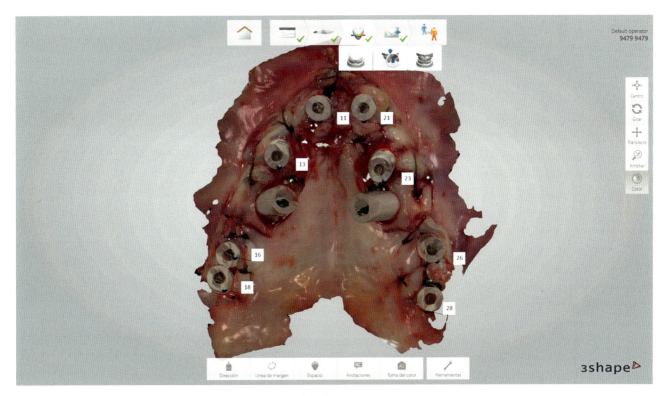

图16-56　术后口内扫描（文件2），包含图55所示的所有元件

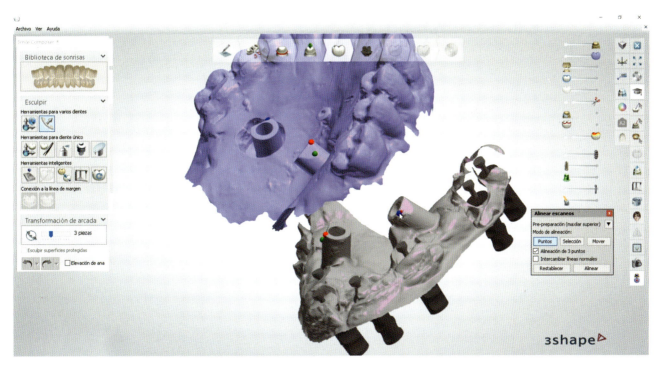

图16-57　配准两个文件中i2上的标记点，合并文件1和文件2

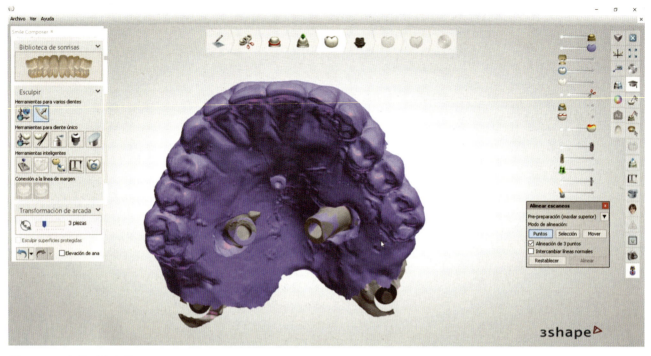

图16-58 合并两个文件

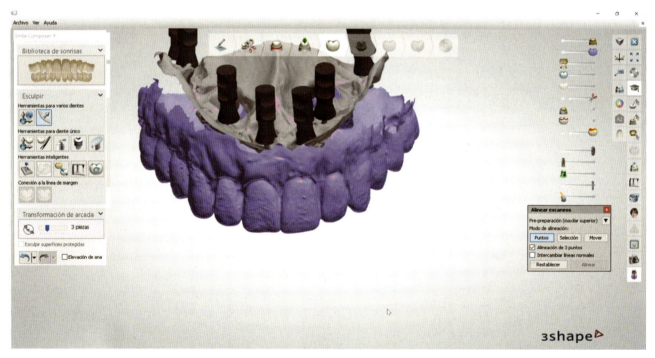

图16-59 合并两个文件，创建带有种植体位置的工作文件

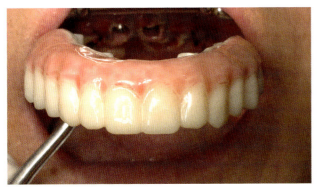

图16-60　完成数字化设计，手术当天采用Telio CAD铣削全牙弓临时修复体，着色后准备戴入患者口内

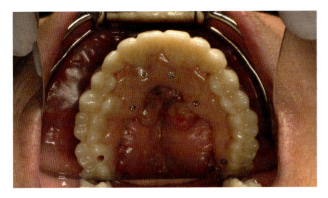

图16-61　手术当天戴牙完成后的殆面观

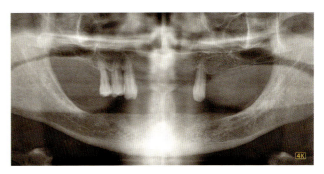

图16-62　术前全景片

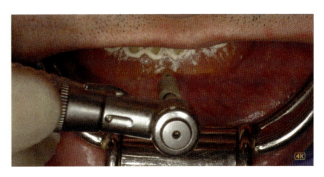

图16-63　放置i2装置

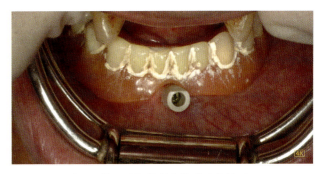

图16-64　放置i2装置后扫描研究模型（文件1）

时修复体，保持不i2元件位置不变，将扫描体连接至种植体上，再次对扫描体和i2元件进行扫描。技师利用i2元件很便捷地叠加配准两次扫描的文件，再依据临时修复体提供的信息，设计最终修复体。

病例介绍：患者，46岁，上颌晚期牙周病，无任何修复体。下颌有旧全口义齿。计划进行上下颌种植即刻固定义齿修复。

由于下颌存在旧义齿，故先对下颌采用i2方案进行种植治疗，上颌则采用i2混合方案进行治疗（图16-62～图16-96）。

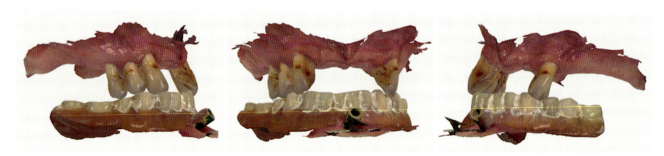

图16-65 第一次口内扫描文件的不同视图（文件1）

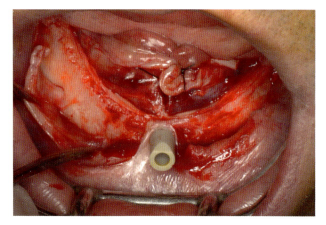

图16-66 翻瓣，定位双侧颏神经。i2装置保持原位

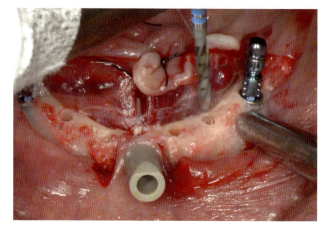

图16-69 两侧远中种植体植入后，预备其余种植窝洞

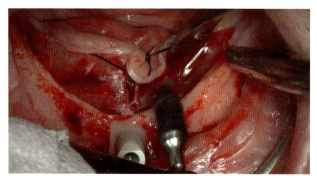

图16-67 修整牙槽嵴

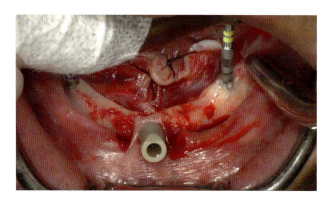

图16-70 植入6颗种植体，注意控制种植体的平行度

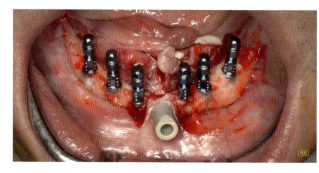

图16-68 从两侧远中种植体开始预备，评估解剖结构、骨密度和植入角度

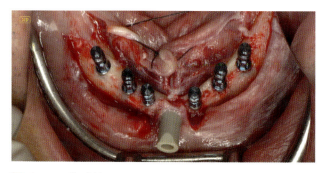

图16-71 𬌗面观

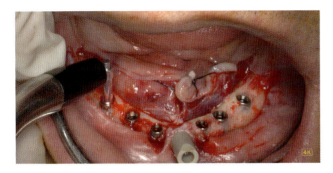

图16-72 记录种植体水平的ISQ值

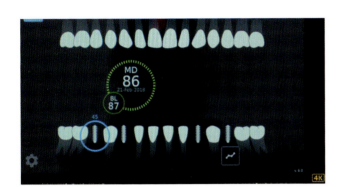

图16-73 所有种植体均达到较高的ISQ值

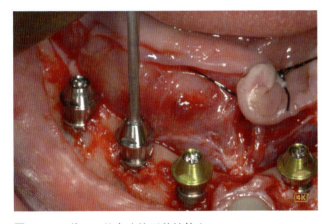

图16-74 将SRA基台连接至种植体上

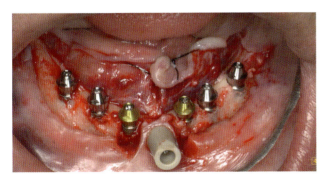

图16-75 连接SRA基台后的正面观

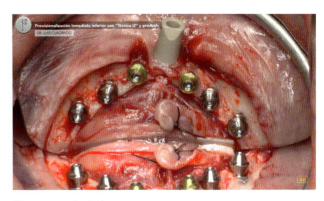

图16-76 殆面观

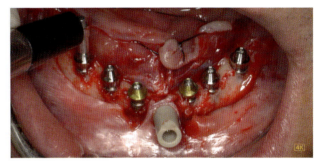

图16-77 记录SRA基台水平的ISQ值

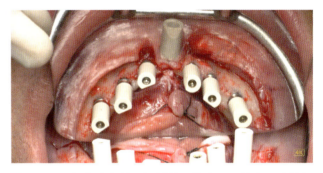

图16-78 复位缝合软组织瓣前，将在SRA基台上连接扫描体

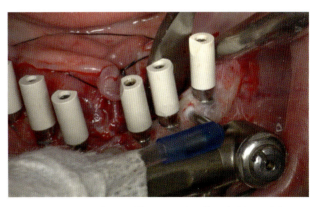

图16-79 用球钻在骨面钻孔，悬吊缝合固定软组织瓣

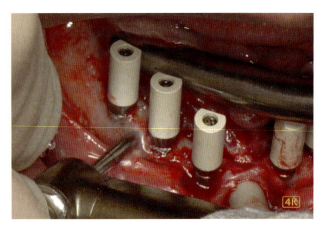

图16-80　在对侧进行同样的操作

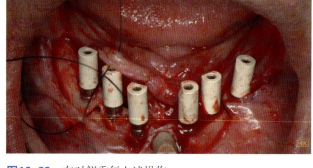

图16-83　在对侧重复上述操作

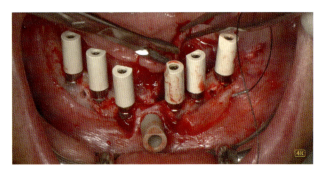

图16-81　将缝线从颊侧穿过骨孔至舌侧缝合软组织瓣

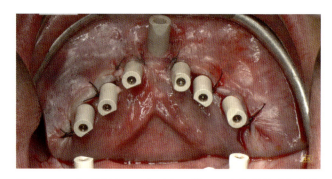

图16-84　术后效果，口底固定于骨上，准备就绪进行最终的口内扫描

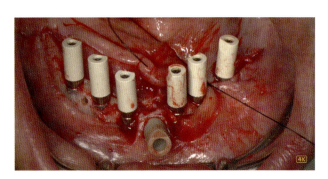

图16-82　扎紧针线

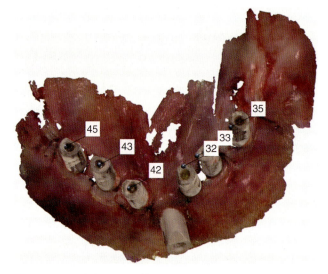

图16-85　口内扫描种植体及i2装置（文件2）

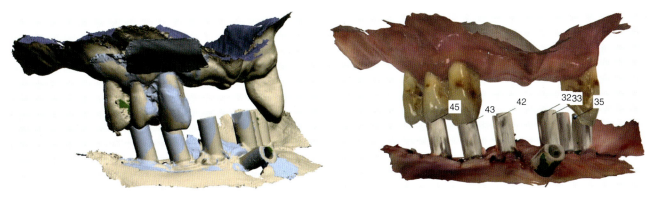

图16-86　口内扫描殆关系（文件2）

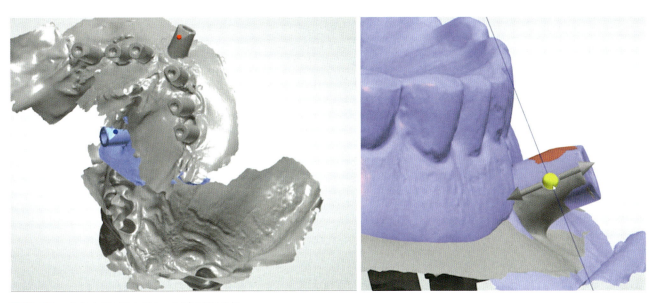

图16-87　合并文件1和文件2，创建工作文件

图16-88　技工室在工作文件上设计全牙弓临时义齿，文件1作为前期准备被复制（或修改）

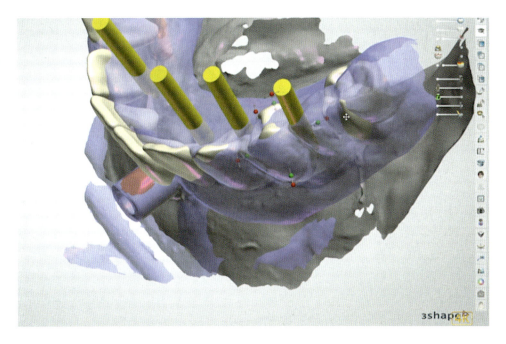

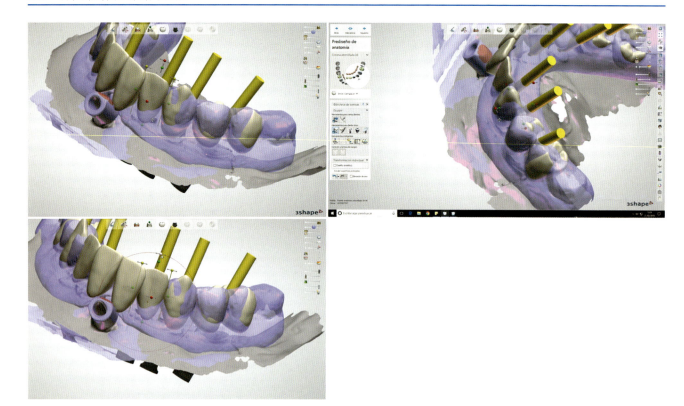

图16-89　通过i2装置，技师可以掌握患者旧义齿的所有信息

图16-90　设计穿龈轮廓是
重要的一步

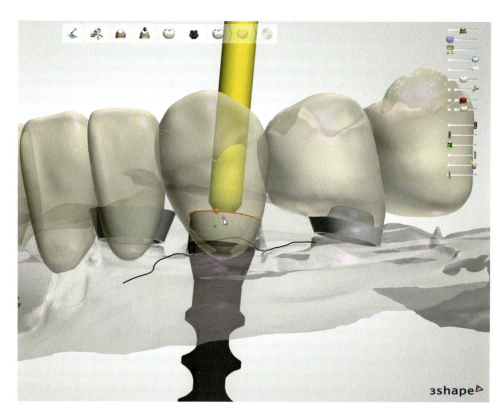

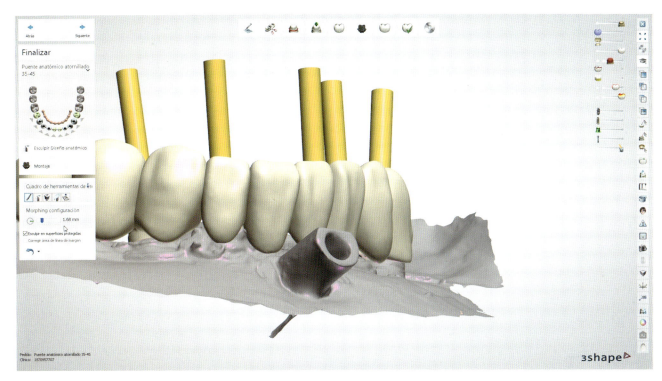

图16-91　在包含i2装置的虚拟模型上设计临时修复体

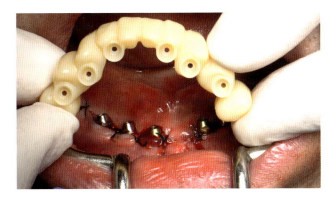

图16-92　利用Telio CAD铣削加工临时修复体，准备戴入口内

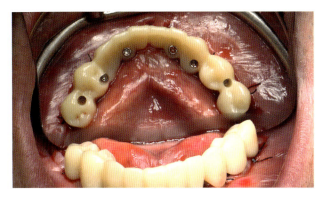

图16-94　手术当天戴入全牙弓临时固定修复体

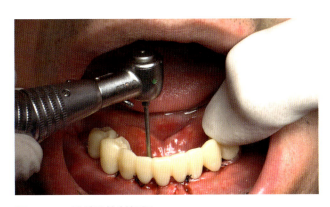

图16-93　用手机控制扭矩

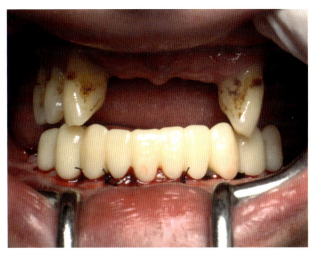

图16-95　即刻修复完成后的正面观

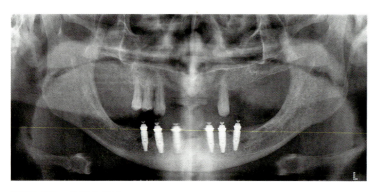

图16-96 术后全景片

第17章 数字化全口种植即刻负重i2操作方案：引导治疗技术

The i2 Protocol for Digital Immediate Loading in Totally Edentulous Patients:Guided Treatment Protocols

Luis Cuadrado, Cristina Canals Salinas,
Cristina Cuadrado Canals, Andrea Sánchez Becerra,
Luis Cuadrado Canals

关键信息

无牙颌患者的牙列修复重建有多种方法，可以通过引导或非引导种植手术同期即刻负重来实现。引导种植手术现已经成为修复无牙颌患者最常用的治疗方案。为满足患者对功能和美学方面的需求，各种元件和工具被应用于引导种植手术中，并辅助我们成功制作修复体，使治疗趋于简化。

经典CT双扫描技术

传统无牙颌患者引导种植手术是基于CT双扫描技术完成的。首先将X线阻射材料固定在修复体上制成放射导板，再将其戴入患者口内进行CT扫描，生成第一个DICOM文件。然后单独CT扫描放射导板，生成第二个DICOM文件。在引导手术软件中，利用上述阻射标记点叠加配准两个DICOM文件，用于后续的种植手术导板设计。我们认为，由于手术导板是基于DICOM文件设计的，种植体的植入和适配修复体（也基于DICOM数据制作）的调改可能并不精确。因此，为了确保临时修复体的完全就位，必要时可在术中进行调整。

病例展示

患者，72岁，上下颌种植失败，拟再次进行种植治疗，无种植禁忌证。计划在上颌进行始于引导种植手术的分阶段种植治疗。患者原有的全口义齿非常合适，省去了额外的费用，因而考虑采用CT双扫描技术。在义齿上放置阻射标记制成放射导板，将其戴入患者口内进行CT扫描，再单独对放射导板进行CT扫描（图17-1～图17-23）。

目前，我们认为，在口内扫描所得的STL文件基础上设计种植手术导板，能够大大提升引导手术软件的精确度。

Gui2元件是在对无牙颌患者进行口内扫描时使用的配件，以设计手术导板及其适配的修复体。

Gui2元件和操作流程

无牙颌患者临时修复的目的是获得一个能满足所有功能和美学需求的固定修复体"模型"，而该"模型"可引导我们进行最终修复。对于这类患者，我们的治疗方案发挥了引导种植手术的优势，而GUi2元件的应用从根本上改变了工作流程。

本章节中的操作流程提升了无牙颌患者引导种植手术的精度。其治疗目的也不仅仅是引导手术，而是基于术前制订的引导治疗计划，使即刻固定义齿能直接与种植体连接，无须做间接调改。实际上，这种方法是一种新型的引导种植治疗，我们称之为引导修复。

L. Cuadrado (✉) · C. C. Salinas · C. C. Canals · A. S. Becerra
L. C. Canals
i2 Implantologia Dental and Learning Center, Madrid, Spain
e-mail: luiscuadrado@me.com; andrea.sanchez@i2-implantologia.com

© Springer Nature Switzerland AG 2019
M. Peñarrocha-Diago et al. (eds.), *Atlas of Immediate Dental Implant Loading*, https://doi.org/10.1007/978-3-030-05546-2_17

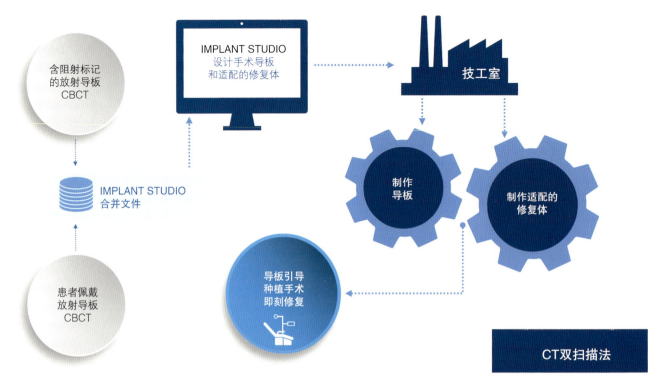

图17-1 CT双扫描技术流程图

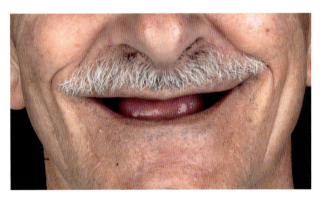

图17-2 患者术前正面观

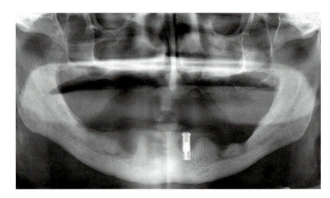

图17-3 患者术前全景片

在引导种植修复的概念和工作流程中，Gui2元件是一个单独的阻射性丙烯酸结构，由连接2颗或3颗牙的连接体组成，以实现对无牙颌患者全口义齿中牙齿的精确三维复制（图17-24和图17-25）。

总之，Gui2元件可将患者口内的牙列缺失状态转变为牙列缺损。口内扫描完成后需将口内扫描文件导入引导手术软件，在软件中通过匹配口内扫描STL文件和CT扫描DICOM文件中均存在的Gui2元件，将两个文件配准，再进行种植治疗规划。

因此，Gui2元件是一个部分复制患者全口义齿的阻射夹板，仅含有我们认为在临床策略上具有重要意义的牙齿，以便获得如下功能：

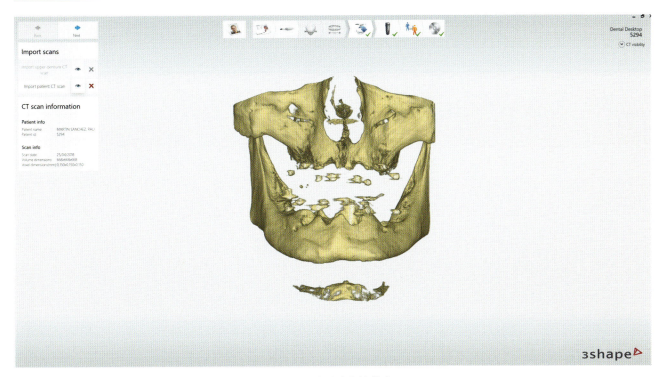

图17-4 将患者的CT扫描数据（口内佩戴放射导板）导入引导手术软件中

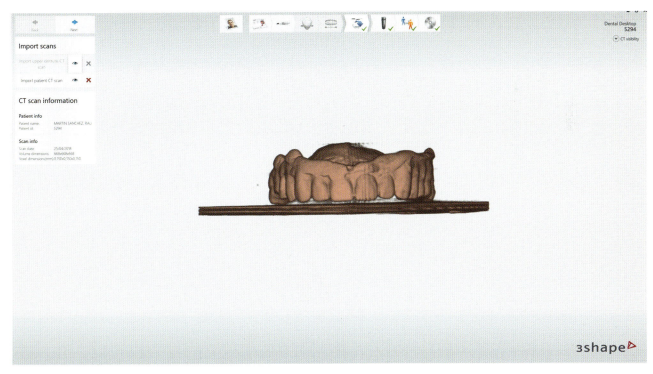

图17-5 将带阻射标记的放射导板CT扫描数据导入引导手术软件中

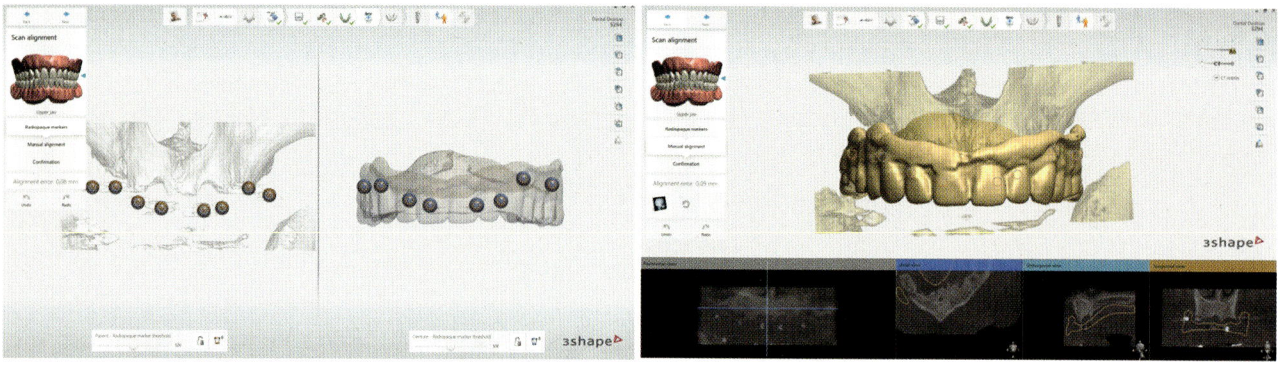

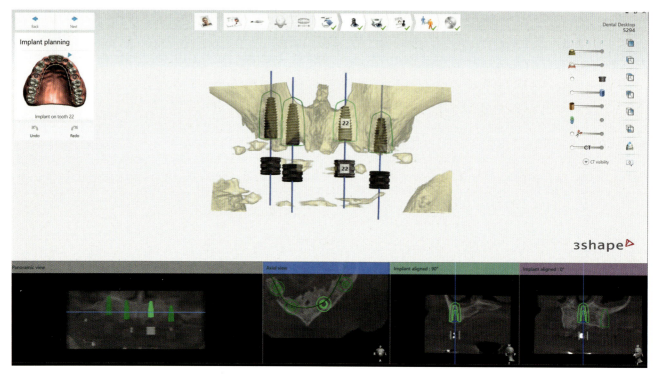

图17-6　利用两次CT扫描数据中均有的阻射标记，将两个文件配准融合

图17-7　在最终生成的工作文件上进行虚拟种植。选择种植体位置时，必须考虑可用骨量、与全口义齿的关系、骨密度、引导环位置以及所有种植体之间的最佳平行度等因素

1. 将患者的美学和功能信息传递给技工室和引导手术软件。
2. 匹配患者配戴Gui2元件时的口内扫描数据与CT扫描数据。换句话说，通过STL文件和DICOM文件中共有的Gui2元件，将两个文件配准。

　　Gui2元件的制作从设计全口义齿开始，要能与黏膜完全贴合，并兼顾美学与功能。只有满足了患者对义齿美学与功能的要求后，才能进入制作Gui2元件的初始工作流程。

　　制作Gui2元件有以下两种方法：

1. 常规方法：Gui2元件通过复制患者全口义齿并去除义齿覆盖的拟种植区域和非关键牙制作而成。Gui2元件可以手工制作，也可CAD/CAM制作。
2. 为确保最大限度的精确度，建议采用全数字化工

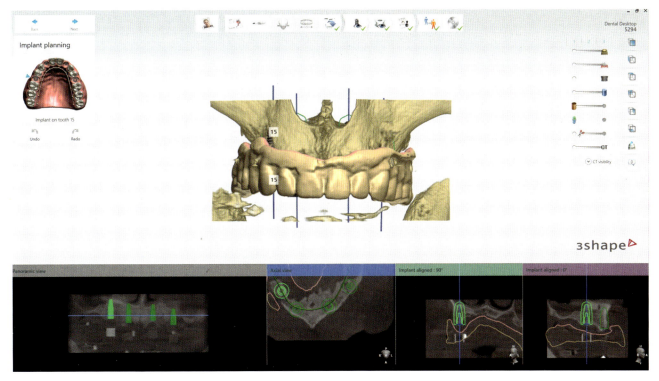

图17-8　工作文件包含患者的全口义齿，能够可视化修复体螺丝的穿出孔位置

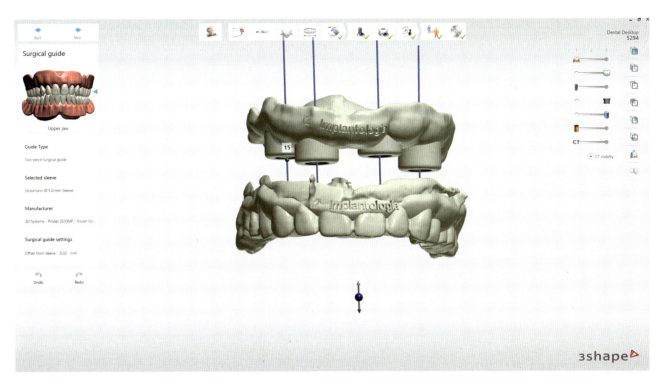

图17-9　导板设计为两部分。通过复制义齿CT数据生成导板，再通过患者的咬合将其固定至受植颌上。在手术中，嘱患者咬紧导板，以便于将导板的主体部分（包含引导环的部分）固定在受植颌上

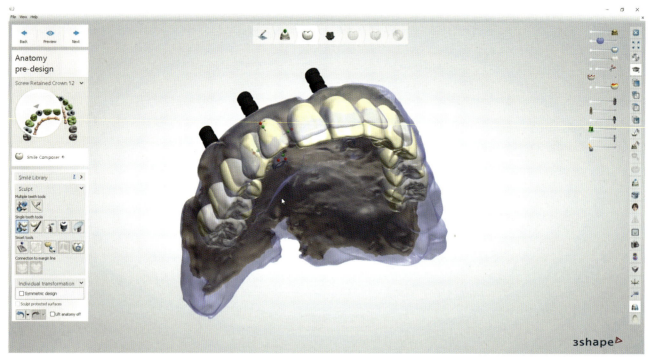

图17-10　将包含最终种植体位置的文件发送至技工室，技师以全口义齿为模板设计临时修复体

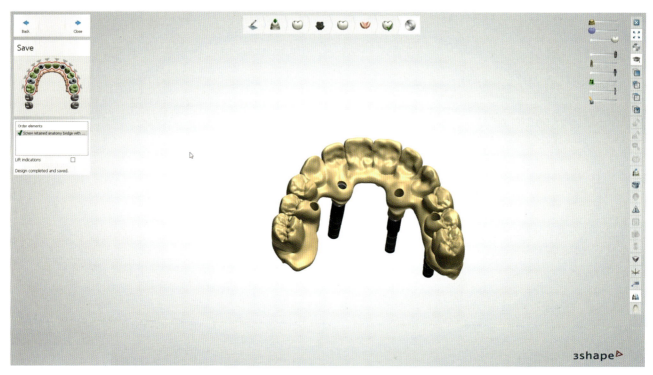

图17-11　待铣削的临时修复体文件

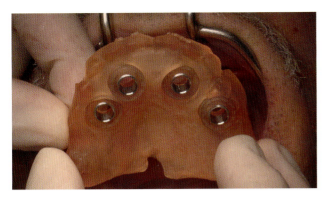

图17-12 三维打印制作的导板，分为可拼装的两部分

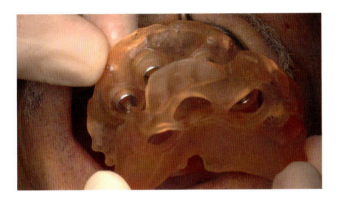

图17-13 分体式导板的两个部分

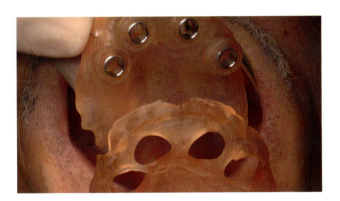

图17-14 分体式导板

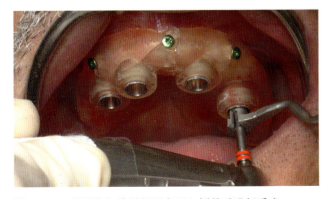

图17-15 用固位钉将导板固定于上颌骨后进行手术

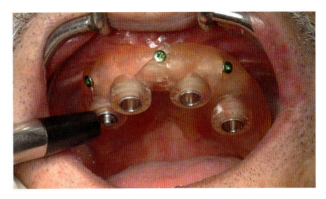

图17-16 在引导种植体植入后、移除导板之前，记录每颗种植体的ISQ值

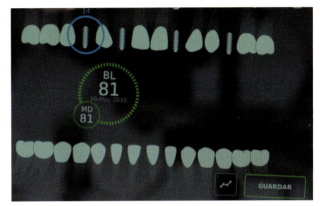

图17-17 手术后获得较高的ISQ值，可即刻负重

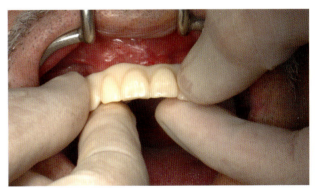

图17-18 术前预制适配的临时修复体，在移除导板后，立即将临时修复体安放在种植体上，检查被动就位

作流程。为此，我们可以结合使用i2元件（请参阅第16章）作为口内扫描的配准组件（图17-26和图17-27）。

首先，在患者的上颌全口义齿上开1~2个小孔，小孔开在放置i2元件区域的上方。通过小孔，在患者口内定位修复体并在对应黏膜上标记i2元件

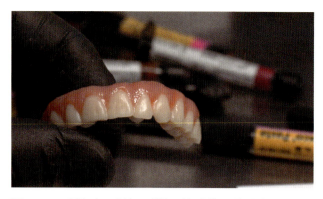

图17-19　添加人工牙龈以增加唇部支撑和美学效果，完成临时修复体的制作

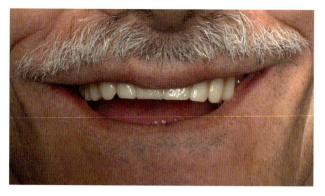

图17-22　临时修复体戴入后的患者面貌

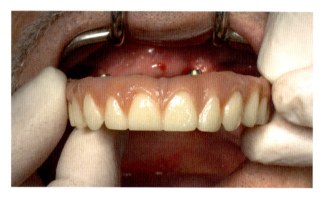

图17-20　临时修复体经打磨抛光后戴入患者口内

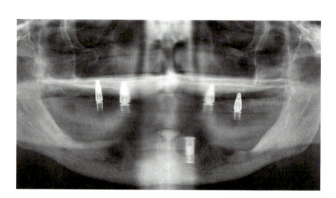

图17-23　术后全景片示所有钛基台均完全就位

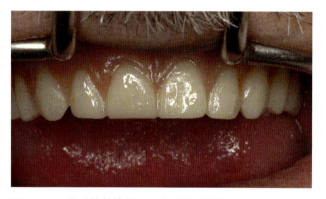

图17-21　临时修复体戴入口内后的最终效果

的位置。然后取出修复体，在上颌安装i2元件，进行口内扫描（文件1）。

　　在不拆除i2元件的情况下，将修复体戴入患者口内，进行口内扫描（文件2）。文件2包含定位的i2元件（或多个元件）、修复体、对颌和咬合关系。

　　将两个文件（文件1和文件2）发送至技工室，

技师以i2元件为参考配准两个文件。

　　通过上述方法，技师所用的软件获得了患者的无牙颌以及全口义齿的扫描数据，并进行了配准。这样，技师就能通过选择和复制新的阻射夹板所需的美学和功能牙位信息来设计Gui2元件。牙齿可通过连接体相连接，但连接体不能覆盖引导手术中种植体植入位点的牙龈。此外，理想情况下，应选择非种植位点的牙齿。

　　Gui2元件的制作可以采用铣削含钡树脂盘，也可以用含钡树脂进行三维打印制作。

　　通过上述方法，我们获得了与上颌适配的阻射元件，将患者由牙列缺失转化为牙列缺损，从而为引导种植手术前的口内扫描和CT扫描做好准备。

　　用粘接剂或骨钉将Gui2元件固定于患者上颌，口内扫描上颌、对颌以及𬌗关系。然后，在不拆除Gui2元件的情况下，对患者进行CT扫描。

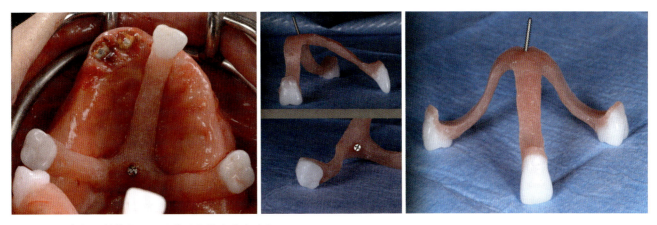

图17-24 常规法制作的Gui2元件（非数字化方法）

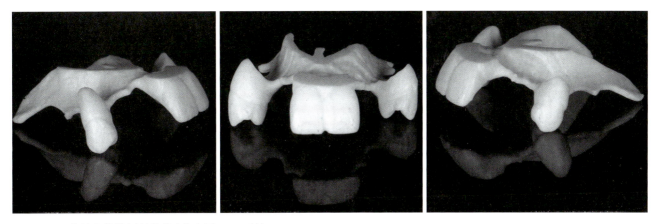

图17-25 全数字化铣削制作的含钡树脂Gui2元件

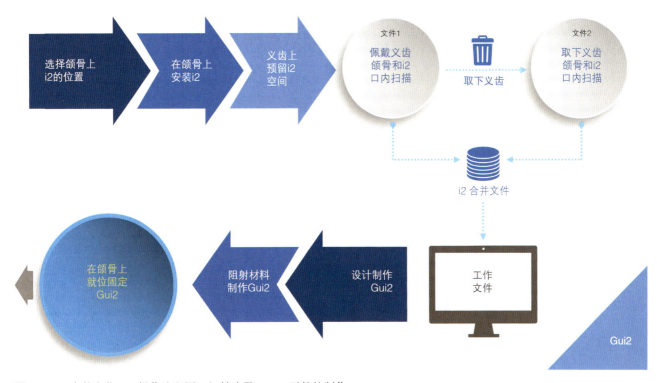

图17-26 全数字化Gui2操作流程图。初始步骤：Gui2元件的制作

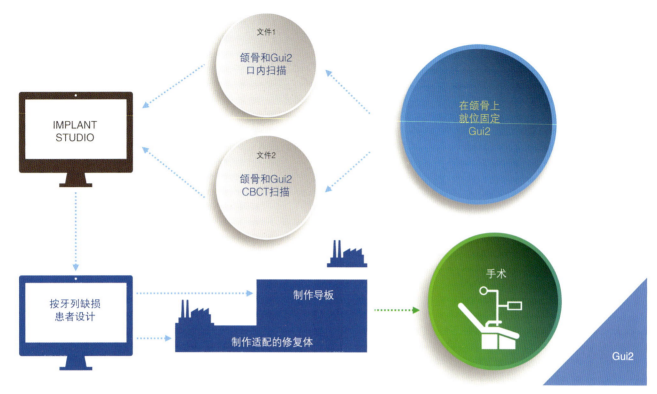

图17-27　全数字化Gui2操作流程图。最终步骤：Gui2元件就位后进行口内扫描和手术规划

将两个文件（口内扫描和CT扫描）导入引导手术软件中。由于使用Gui2元件进行口内扫描，我们获得了牙龈形态信息，并且不会失真。我们也因此获得了患者的所有信息，如功能、垂直距离、殆关系、美学（牙齿相对于其余结构的空间位置）。最后，由于CT扫描数据中存在Gui2元件，我们获得了待治疗上颌的骨结构信息。

在引导手术软件中将两个文件（口内扫描和CT扫描）配准以进行术前规划。由于两个文件均包含Gui2元件（Gui2元件的几何形态和放射学影像在两个文件中均可见），两者的最佳拼接点定位于这些几何形态和放射学影像的显著区，通过它们可以将两个文件完美配准，以便开始治疗规划。

然后，根据患者的口内扫描模型设计手术导板，使导板与牙龈完美贴合，在引导种植体植入时获得很高的精确度。

治疗规划完成后生成两个文件：一个用于打印手术导板，另一个发送至技工室软件，用于设计适配的临时修复体——根据由Gui2元件输入的信息，构建解剖结构、美学和穿龈轮廓。

这样，在手术开始之前，我们已制作完成种植导板及其适配的临时固定修复体。在种植体植入后，临时修复体可直接螺丝固定就位，无须调改或重衬。戴入临时修复体后，拍全景片检查其在种植体或基台上的就位情况。

用这种方式制作的即刻固定临时修复体，包含患者牙列的所有功能和美学信息，可作为患者的初始模型，在之后的最终修复阶段对该模型做适当的修改以达到患者对功能和美观的需求。

病例展示

患者，女，68岁，因上下颌种植失败就诊。计划行上颌全数字化Gui2引导种植修复术（图17-28～图17-58）。

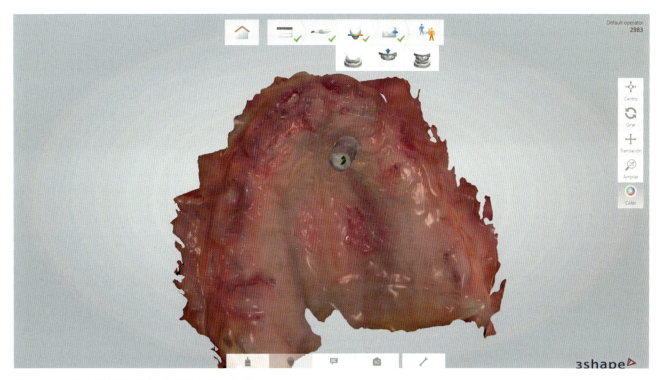

图17-28　在上颌安装i2元件后进行全牙弓扫描

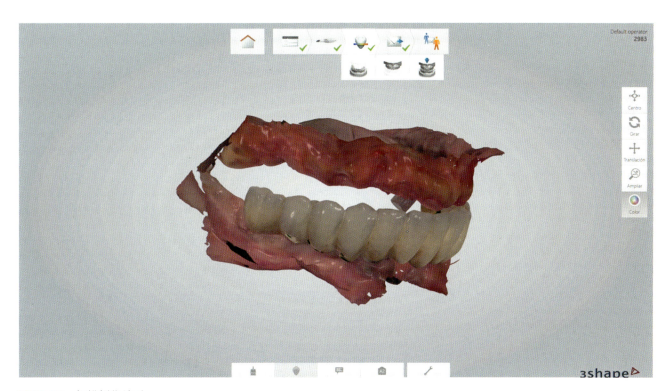

图17-29　扫描颌位关系

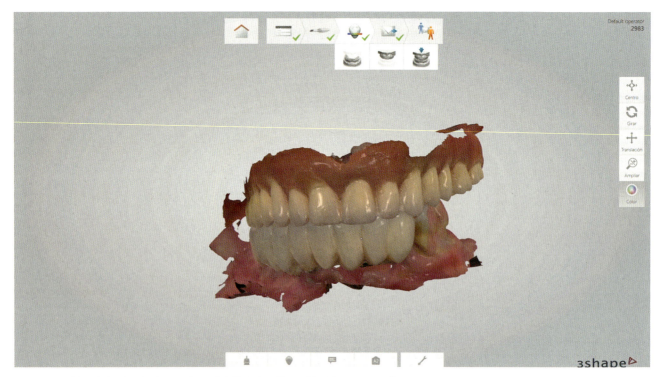

图17-30　第二次扫描包括全口义齿（适当修整为i2装置预留空间）和i2元件

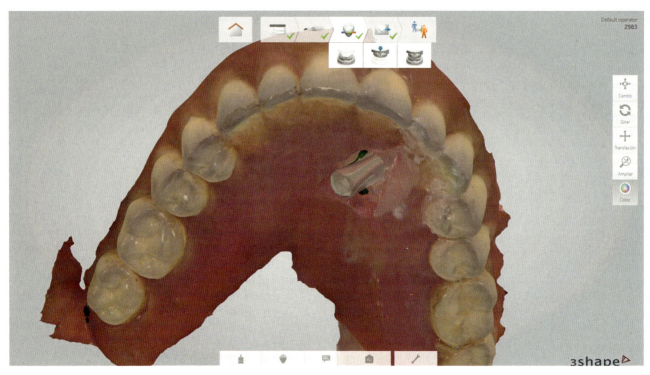

图17-31　同一文件的不同视图，i2元件的位置与前一次扫描相同

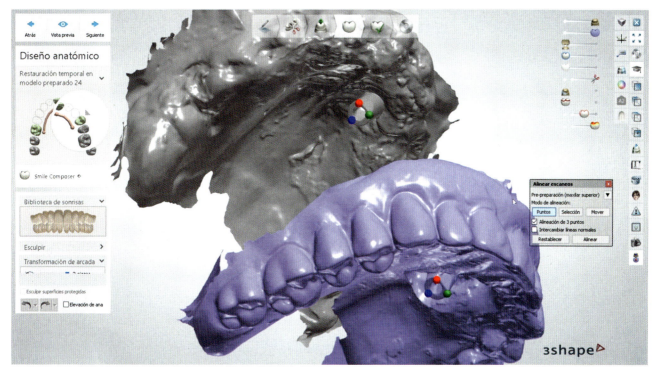

图17-32 在技工室软件中，通过标记同一位置上的3个参照点，将两个扫描文件（具有同一位置的i2元件）配准融合

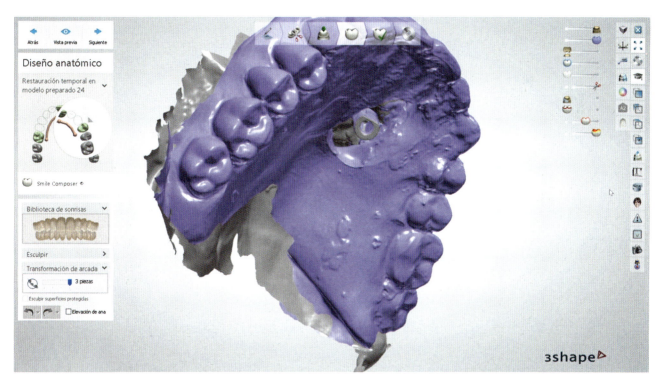

图17-33 合并两个文件，创建工作文件

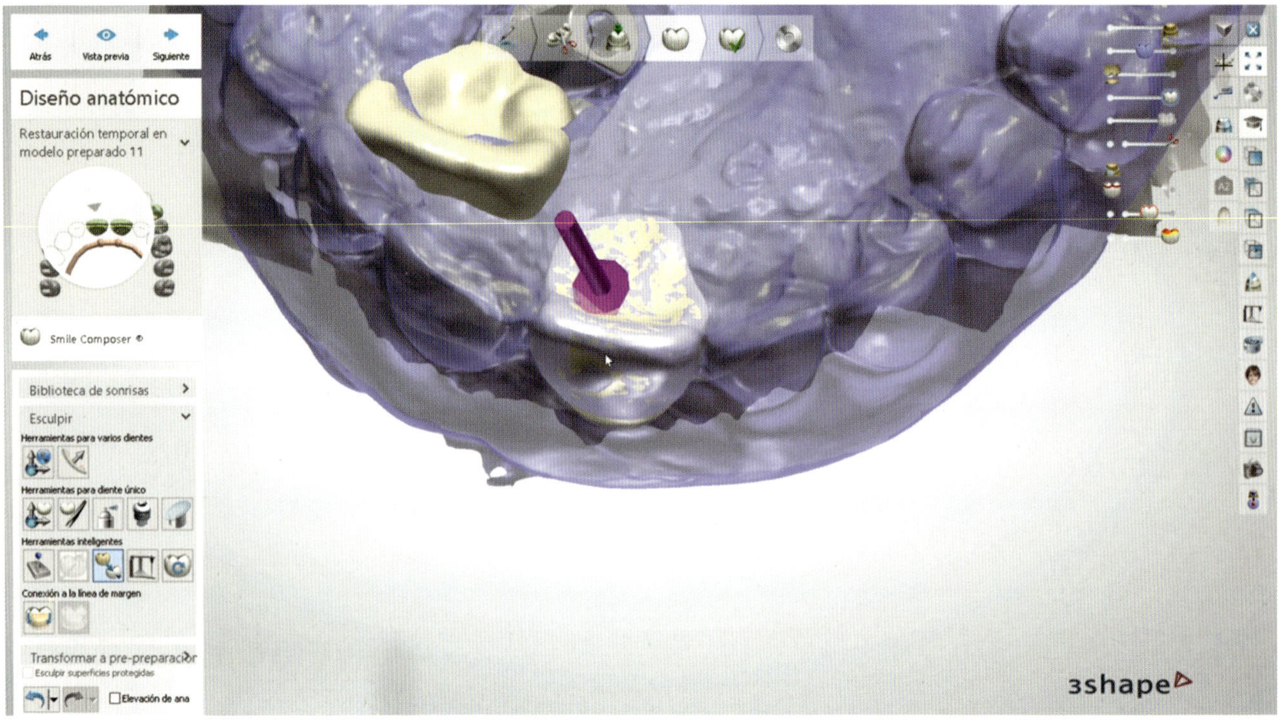

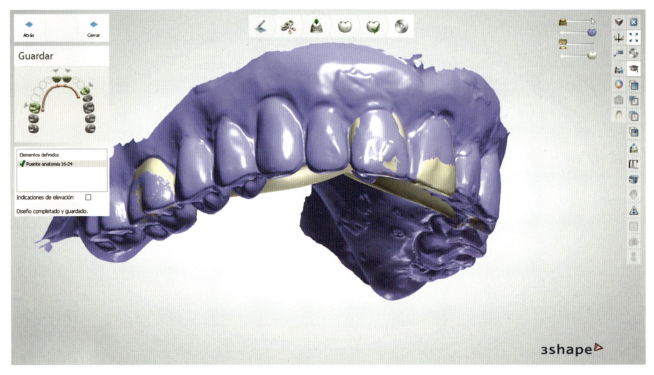

图17-34 技师利用作为前期准备的全口义齿扫描文件设计Gui2元件，仅用到其中3~4颗牙

图17-35 在全口义齿扫描文件上设计Gui2元件

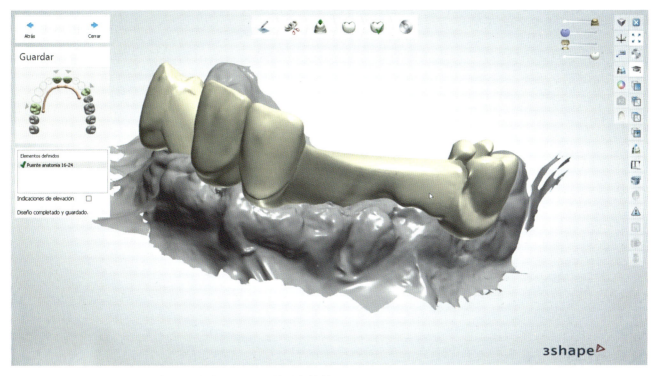

图17-36 完成Gui2设计，准备用含硫酸钡的PMMA块进行铣削

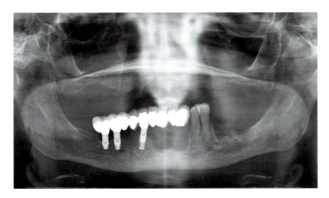

图17-37 患者术前全景片

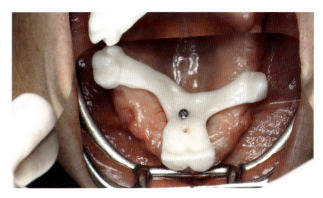

图17-38 用固位钉将Gui2元件固定于上颌骨

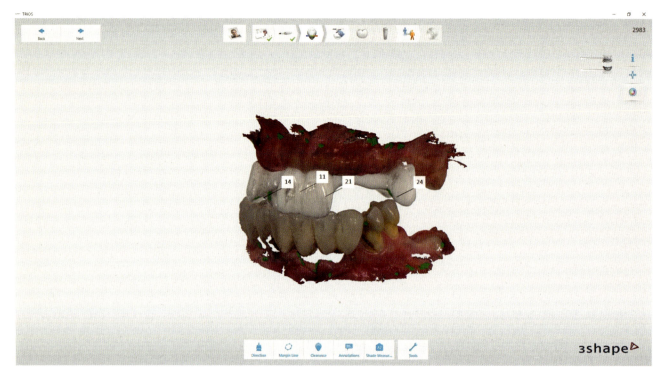

图17-39 Gui2就位后的口内扫描文件，现在可将患者视为牙列缺损状态进行手术和修复体设计

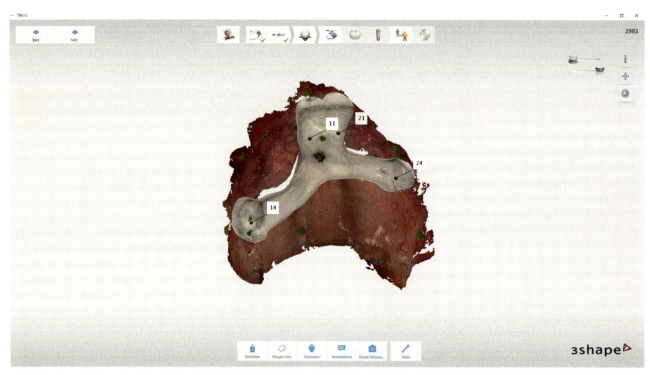

图17-40 口内扫描文件的秴面观

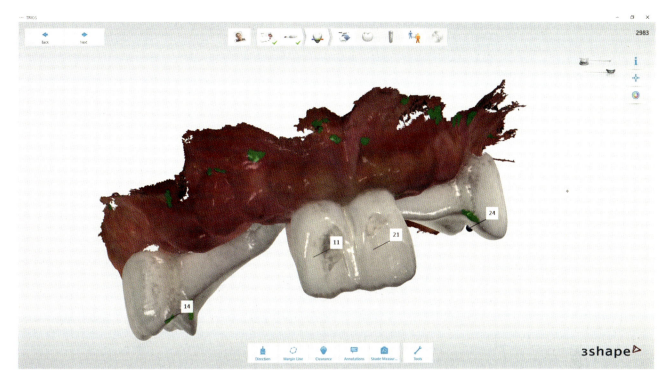

图17-41　口内扫描文件的正面观

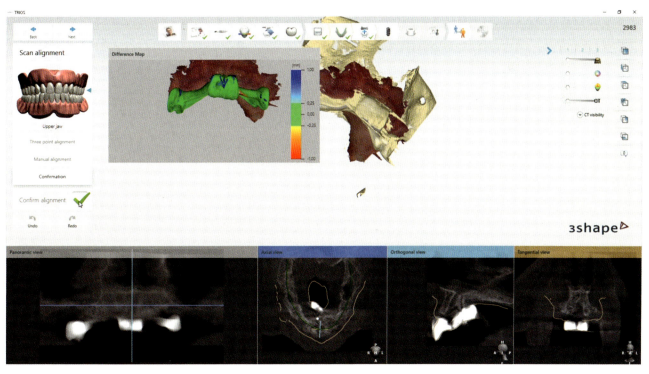

图17-42　通过Gui2将CT文件与相应的口内扫描文件合并后，可以轻松完成虚拟种植体植入设计

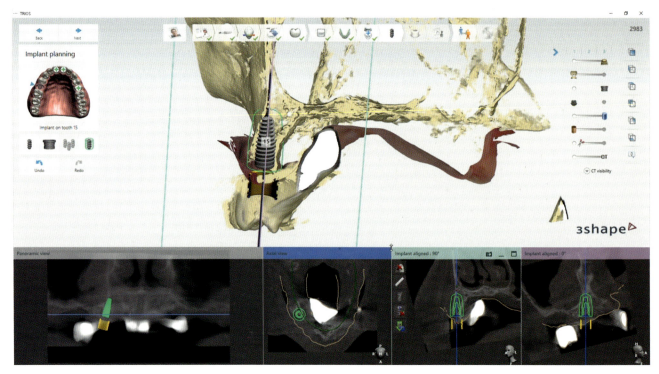

图17-43 根据骨形态、可用骨量、骨密度以及修复导向理念，确定种植体的最佳平行度与植入位点

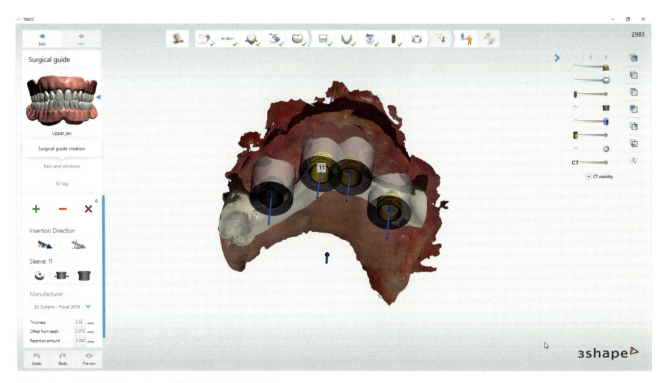

图17-44 虚拟移除Gui2后，在软件中设计手术导板

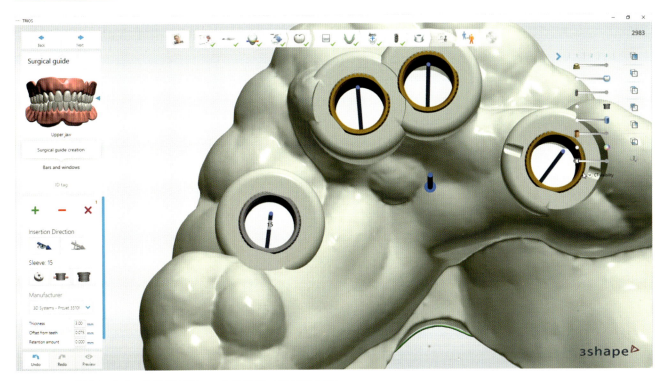

图17-45 设计完成后，发送导板的STL文件进行三维打印制作

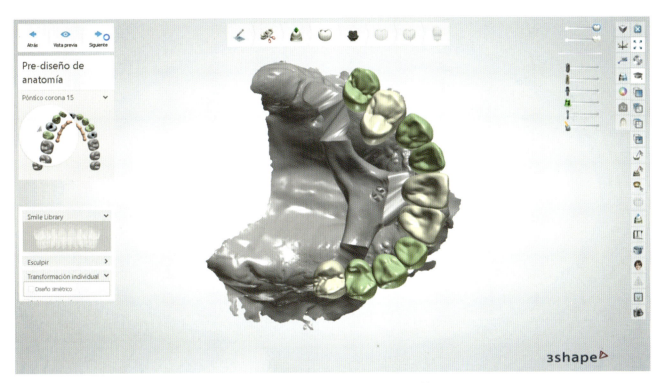

图17-46 将包含种植体位置的文件发送至技工室，设计适配的全牙弓临时修复体

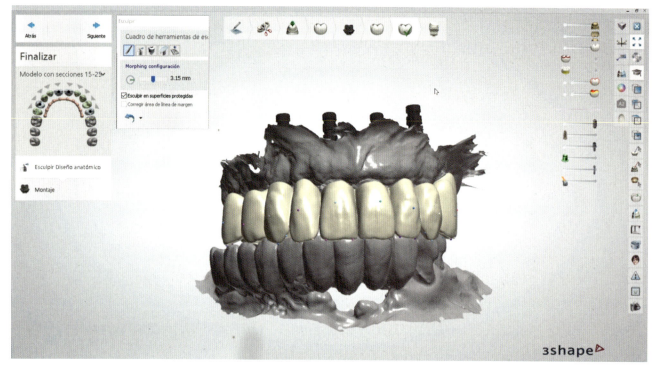

图17-47 完成临时修复体设计

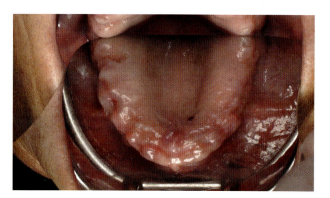

图17-48 手术：待种植的上颌

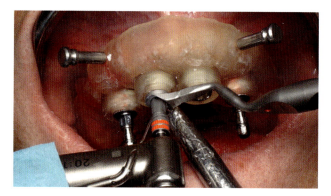

图17-50 引导种植窝洞预备

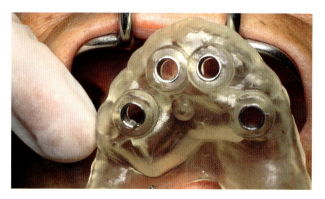

图17-49 手术导板

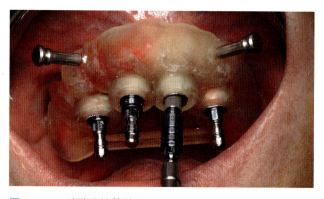

图17-51 引导种植体植入

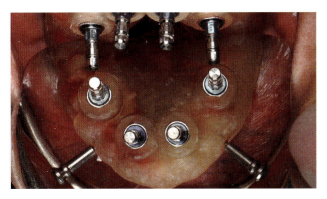

图17-52　植入4颗种植体

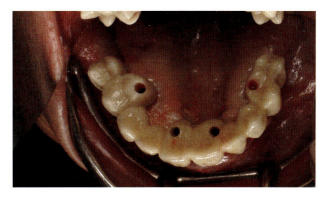

图17-55　全牙弓临时修复体就位后的𬌗面观

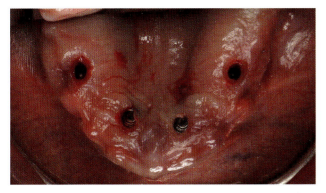

图17-53　移除手术导板后，检查穿龈轮廓

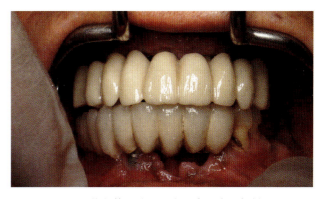

图17-56　临时修复体就位后患者咬合正常，仅做微调

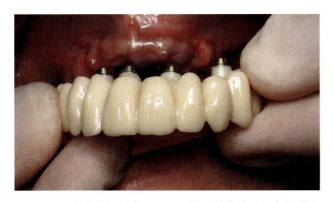

图17-54　将术前铣削的Telio CAD临时修复体（已与钛基台粘接）就位于刚植入的种植体上，无须调改。检查软组织干扰情况

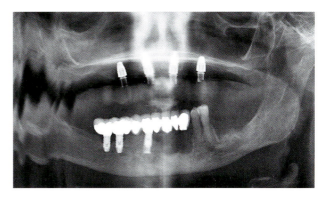

图17-57　术后全景片显示钛基台在种植体上完全就位

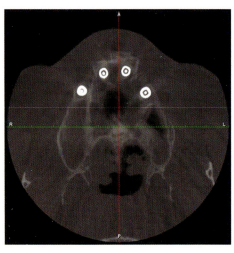
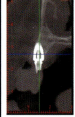
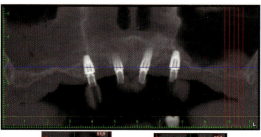
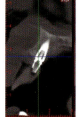
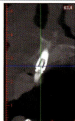
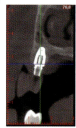

图17-58　CT扫描确认完全的被动就位

i2元件混合技术：i2元件在引导种植体窝洞预备和植入术中的应用

混合技术包括以下内容：

1. 使用引导手术软件设计病例，制作先锋钻导板或种植体植入导板，确保在不翻瓣手术中更好地控制种植体的角度和平行度。

2. 无须预先制作适配的临时修复体，而是采用"数字化全口种植即刻负重i2操作方案：非引导治疗技术"章节所述方案对种植体进行最终的口内扫描（i2 Standard、i2 Standard Plus或i2元件技术）。

总之，混合技术意味着更好地保证种植体正确

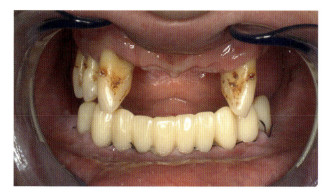

图17-59　图16-62同一病例（见第16章）。进行上颌治疗，术前口内观

植入以及在更多病例中进行不翻瓣手术的可能性。

回顾第16章节中图16-62展示的病例，采用混合技术对上颌进行治疗（图17-59～图17- 77）。

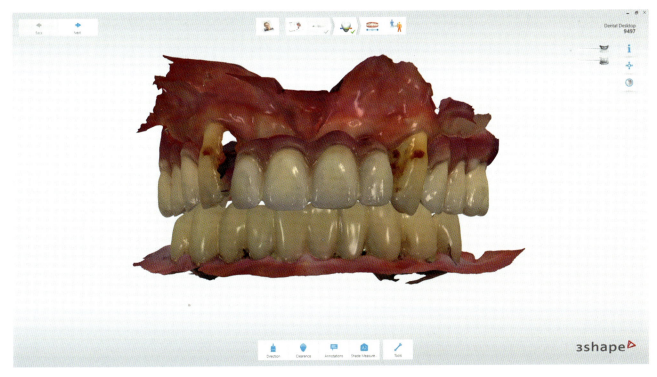

图17-60　制作传统义齿并在口内试戴，扫描研究模型

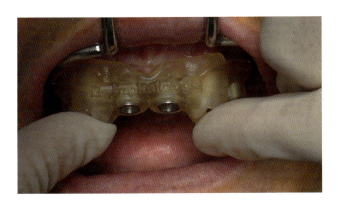

图17-61　手术过程。通过引导手术软件打印制作导板在口内就位。该病例保留了两颗上颌尖牙，故采用混合支持式导板

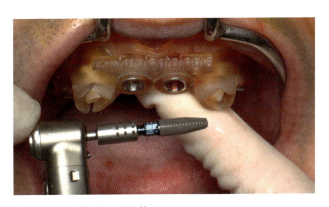

图17-63　准备植入种植体

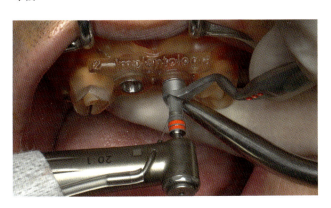

图17-62　引导种植窝洞预备

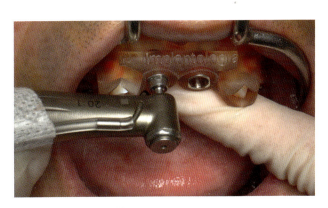

图17-64　引导种植体植入

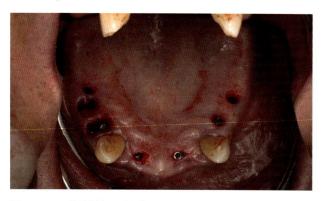

图17-65   移除导板后的牙合面观

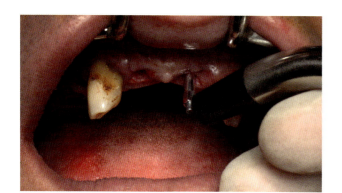

图17-66   测量所有种植体的ISQ值

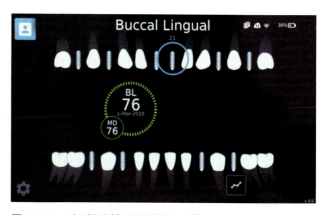

图17-67   达到即刻负重所需的ISQ值

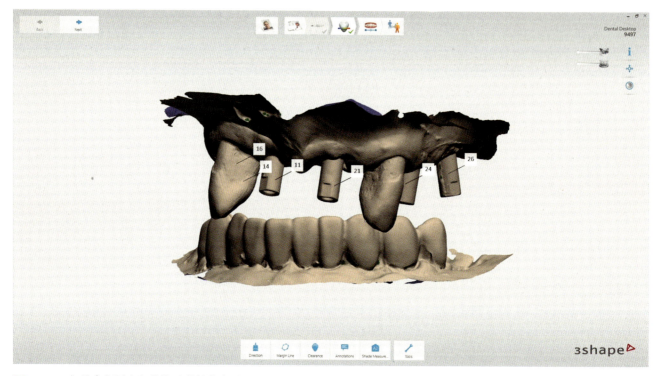

图17-68   扫描余留牙和扫描体（种植体水平）

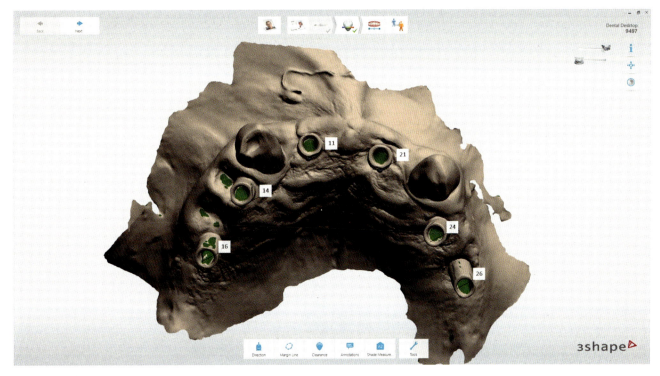

图17-69 𬌗面观

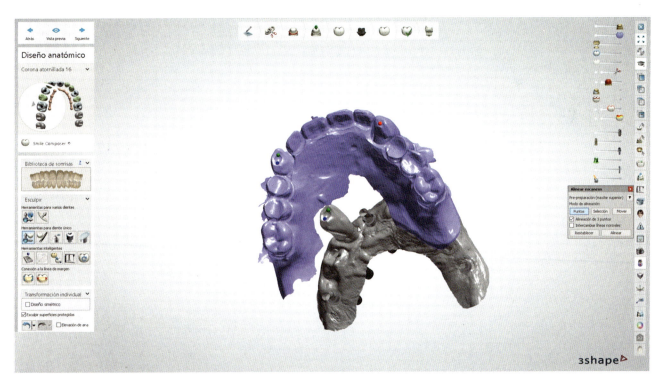

图17-70 以余留牙为参照，合并试戴义齿的研究模型和术后扫描文件

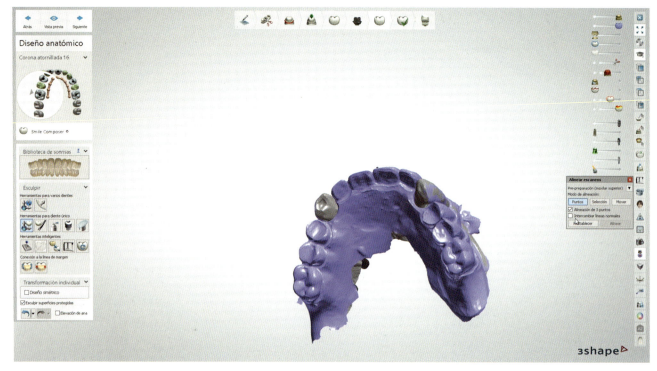

图17-71 在技工室软件中合并文件

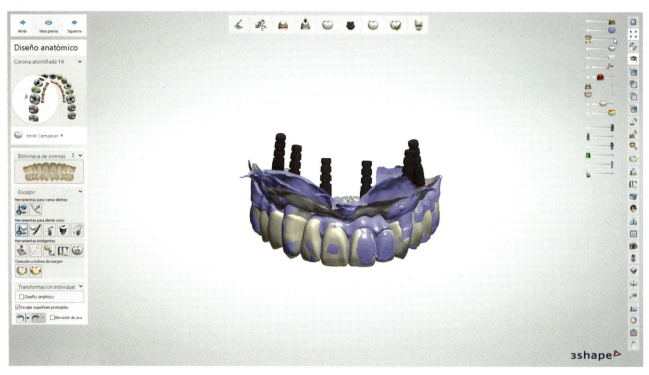

图17-72 以研究模型扫描文件为基础，设计全牙弓即刻固定修复体

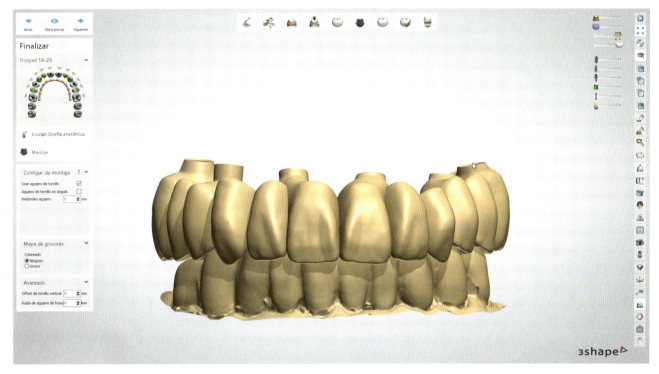

图17-73 临时修复体设计完成，准备铣削

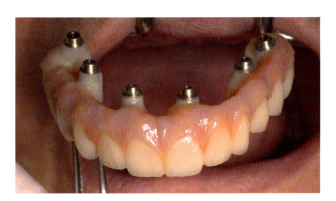

图17-74 铣削完成后，技师在修复体上添加人工牙龈，并与钛基台粘接

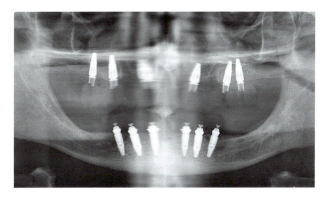

图17-76 术后全景片

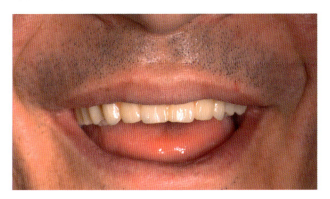

图17-75 术后当天戴入全牙弓临时修复体的面貌

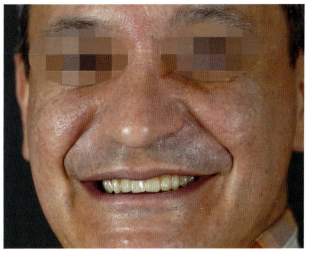

图17-77 患者戴入上下颌临时修复体1周后的面貌